# 太极启示录

——论中医理论"天人合一"的构造性和能量几何学

罗广英 著

中国中医药出版社
·北 京·

**图书在版编目（CIP）数据**

太极启示录：论中医理论"天人合一"的构造性和能量几何学/罗广英著 . —北京：中国中医药出版社，2018.6

ISBN 978 – 7 – 5132 – 4677 – 4

Ⅰ.①太…　Ⅱ.①罗…　Ⅲ.①中医医学基础 – 研究　Ⅳ.①R22

中国版本图书馆 CIP 数据核字（2017）第 310263 号

**中国中医药出版社出版**

北京市朝阳区北三环东路 28 号易亨大厦 16 层
邮政编码　100013
传真　010 – 64405750
山东百润本色印刷有限公司印刷
各地新华书店经销

开本 787 × 1092　1/16　印张 11.25　彩插 0.5　字数 271 千字
2018 年 6 月第 1 版　2018 年 6 月第 1 次印刷
书号　ISBN 978 – 7 – 5132 – 4677 – 4

定价　78.00 元
网址　www. cptcm. com

**社 长 热 线　010 – 64405720**
**购 书 热 线　010 – 89535836**
**侵 权 打 假　010 – 64405753**

**微信服务号　zgzyycbs**
**微商城网址　https://kdt. im/LIdUGr**
**官 方 微 博　http://e. weibo. com/cptcm**
**天猫旗舰店网址　https://zgzyycbs. tmall. com**

如有印装质量问题请与本社出版部联系（010 – 64405510）

本书献给

教诲过我的师长

和真诚待我的朋友们

# 封面说明

当物理学公式对应成人类一个形而上的认识论维度时，人们就能够将这些各自独立的认识论维度按照能量、物质、信息的基础属性做出符合仿射几何学和投影几何学的不变性原理抽象投影构成一个人类认识论三维、符合自然真实空间三维的、主客观等价的统一物理学的整体表达。

封面是三维几何图形与三维自然真实的宇宙照片的和谐重叠，能够非常雄辩地说明几何形式最终还是能够准确地以终极抽象的方式完整承载、表达自然本质的真实。

图中白色虚线圆球表示相关的自然全息总量(先天宇宙)，红色实线椭圆球为全息总量能够形成的自组织系统的全息总量，对应宇宙蛋（后天宇宙）。上下直线（Z轴）表示自然全息总量的波能量总量边界值，东西直线（X轴）为自然全息总量的质量总量边界值，南北直线（Y轴）表示自然全息总量的热能总量边界值，宇宙蛋之外白色圆球之内为自组织系统与外界纠缠的相互作用，实际的能量、物质相互作用状态最终聚敛趋中范围在红色宇宙蛋边界值之内，宇宙蛋之外为波的干涉。红色虚线箭头表示自组织系外纠缠总量，黄色虚线箭头表示内纠缠总量，内外呈平衡状态方可、也是必然形成宇宙蛋的自然条件。

东南西北上下封闭为中国的认识论"大一"，其整体均衡稳定状态为"中"。东西南北平面为全息圆球的纬平面，是中国道家"六合"的概念，上下连线为纬平面的几何经轴，是中国道家在长期自然天文观察中认定的形而上和能量属性的"虚极"和"所行为经"，在虚极上有"覆冒阴阳之道"的内外顺逆内涵的承载表达。经纬纵横构成符合客观自然三维时空的主观三维认识论对于自然本质的构造性表达。在最终的认识论的自然属性抽象投影关系上，波色的投影落实在上下的经（Z）轴，对应普朗克定理$E = hv$的认识论维度；热能的投影落实在南北纵（Y）轴上，对应热力学$E = kT^4$的认识论维度；质量的投影落实在东西横（X）轴上，对应爱因斯坦质能公式$E = mc^2$。因所有点都有对应，三维大一中所有的空间信息均能够投影仿射到六合纬平面成为二维的表达等价，六合纬平面二维空间表达实际上是中国道家的"气"的概念。大一的整体认识最终可以抽象仿射成六合纬平面二维的一个能量、物质、信息勾股弦直角三角形能够表达"冲气以为和"相互作用的整体恒动关系。因为经轴承载无形无质的信息，有形有质信息的承载表达只能由纬平面的太极图承载加以能动表达，太极图的S曲线是过程（时间内涵寓于其中）和温度曲线，其各点斜率为熵和相关的自组织系统的序（即五行关系），属热力学理论范畴的表达，S曲线本身就是波色，纬平面上各点状态又都会有相关波信息的量子理论的波色对应关系，构成明暗显隐的纠缠，这种纠缠在实验室研究中因为仪器设备的测量局限而捉襟见肘，因此造成了科学的复杂性，但在大一结构中是可以做出综合承载表达的。这就是中国道家和中医惟象思维的大道至简整体论的优势。

至于如何建构以上大一六合结构和通过大一六合结构来认识和把握自然本质的真实，在本书中做了既符合中国历史真实又符合现代科学的展开描述。

# 中华传统文化之纲领

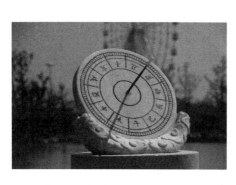 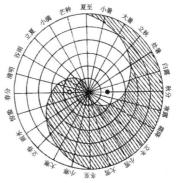

## 礼记·礼运

　　是故夫礼，必本于大一，分而为天地，转而为阴阳，变而为四时，列而为鬼神。其降曰命，其官于天也。

## 素问六气玄珠密语卷之一·五运圆通纪篇

### （唐代）王冰

　　夫运者，司气也，故居中位也。在天之下，地之上，当气交之内，万化之中，人物生化之间也。故运者，动也，转动也，即轮流运动往来不歇也。于是太极始判，横五运于中，轮流至今，终而复始。圣人望而详之。

## 太极图说

### （宋代）周敦颐

　　无极而太极。

　　太极动而生阳，动极而静；静而生阴，静极复动。一动一静，互为其根。

　　分阴分阳，两仪立焉。阳变阴合，而生水火木金土。五气顺布，四时行焉。

　　五行一阴阳也，阴阳一太极也，太极本无极也。五行之生也，各一其性，无极之真，二五之精，妙合而凝。

　　乾道成男，坤道成女。二气交感，化生万物，万物生生而变化无穷焉。唯人也，得其秀而最灵，形既生矣，神发知矣，五性感动，而善恶分，万事出矣。

　　圣人定之以中正仁义而主静，立人极焉。故圣人与天地合其德，日月合其明，四时合其序，鬼神合其吉凶。君子修之吉，小人悖之凶。

　　故曰：立天之道，曰阴与阳；立地之道，曰柔与刚；立人之道，曰仁与义。又曰：原始反终，故知死生之说，大哉易也，斯其至矣。

## 钱学森

　　中医是前科学，中医将决定将来科学的发展。

## 习近平

　　中医是开启中华文明宝库的钥匙。

# 源·序

众宇间万物同，酉眼，乃孕，极为候，有余无为太极鱼，水火济激五运六气生，物苏苍生复……

阳（道）乃一成，一乃乘之象也，无一不承，不清不浊，阴阳不分，五运六气不开，紫气东来何物也……有道生化无也……

阴（德）乃抱一守中（而归），魂魄坎离而伏，得阳而温煦，五行运化始乃兼，阴平阳秘德滋养，乃和谐而常（寿壃），五行昶，形而无，触而简，明而虚，虚而序，序而实，实而初，虚虚实实初乃始，乃和谐之玄德，阴阳也而太极图明也……

庆词太极乃阴阳道德理法释疑，平千年中医解惑，徒此一人广英智人也！

（一）三　贺笋 * 柳正一门！

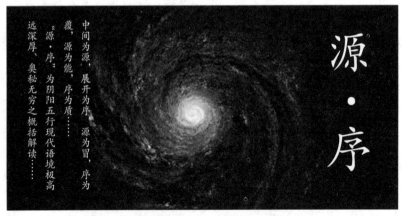

源·序

中间为源，展开为序。源为圆，序为覆。源为能，序为质……

源·序：为阴阳五行现代语境极高远深厚、奥秘无穷之概括解读……

# 源·序

众序词万物同，西眠乃孕，极为候，有孕无为太极宝．水火济激五运六气生．物亦孽生矣……！

阳（道）乃一成．一瘝之象也．无一不象．不清不虚．阴阳不分．五运六气不开 紫气来何物也…！向道生化元也…！

阴（德）乃抱一守虚（而归）．魂魄坎离而伏．得阳而温照．五行运化始乃兼．阴平阳秘必德滋养．乃和谐而常（寿焉）．五行运遥．形而无．●●出而简．明而盈．虚而序．序而实．实而神．崔崔窦窦 初乃始．乃和●●主皆之玄德．阴阳也太极图明也…！

庆词太极乃阴阳道德理法释疑．平辛中医解惑．徒此一人了英智人也！

（一一三：贺草·柳江一门

# 《太极启示录》序

罗广英兄给我其近作《太极启示录》，嘱我写序。坦白说，要看懂这本书并不容易，这本书的信息量太大。看书是为了增长学问，从西方文化来讲，学问大致分科学、哲学、艺术三类，但这本《太极启示录》秉承了中国传统文化特点，将上述三者汇通于一体，跨越了宇宙、天象、西方科学、东方文化的各个层面来诠释中国传统文化核心：太极。这本书从人类思维特点开始，通过与西方文化对比，用无可争议的理由，让阅读者可以获得对太极、对中国文化精粹的理解。

人活着的意义是什么，是解惑，是理解我们自身与我们生存的世界之间的关系，为此我们创造了文化，创造了科学。即使世界各地各民族人种不同，但都是人，人同此心，心同此理，不同地区的人创造了不同文化，人们用不同语言，从不同角度、不同层次解读世界、解读生命。每一种语言，每一种文化都有偏颇，只有将不同文化组合起来，才能呈现出比较完满的宇宙、生命的答案。因此，不同文明之间没有谁对谁错、没有先进落后之分。

中国近代通过不同方式引入了西方文化，同时将西方文化那种二元对立文化引入中国。在二元对立思维中，就有了先进与落后、对与错之分，然后开始觉得中国文化太久了，落后了，似乎只有舍弃中国传统文化才能发展进步。为了达到这一目的，我们全盘接受了西方科学、西方价值观，甚至用西方科学来改造中医，在政府积极推行之下，西方医学已成为中国人的基础医学，中医反而成为配角。

但是经过百年的实践，西方文化开始在各个方面显现出其不足。首先表现出人和大自然的冲突，然后表现出在不同文化间的冲突，最后又表现出在处理医学问题的冲突。许多疾病不减反增，除了疾病带来的痛苦外，更增加了医源性痛苦。此时人们才发现中医，以及孕育中医的传统文化的迷人之处，几千年来中国长期处于全球先进位置，从来没有遭遇西方科学的问题。现代人开始将消弥人和大自然冲突、消弥民族和民族之间的冲突、消弥医学和人之间的冲突的希望寄托在中医和中国传统文化上。在西方先进国家带领下，全世界都竞相引入中医。人们开始明白，中医的传统文化都是了不起的，习近平主席提出了要将宏扬传统文化和落实中医作为战略部署，要圆中国梦，首先从恢复中医和传统文化开始。

但百年来中国传统文化几近失传，中医的优势何在？传统文化的精粹何在？数千年留下的中医和传统文化书籍汗牛充栋，各时期演化出不同的流派，各门各派都以自己的学说为正统，什么才是可容纳和统一中国传统文化和中医核心？看懂和看通了罗广英《太极启示录》的人便得到了答案，太极就是贯通于整个中华文明的精粹。

太极何以是中医和传统文化的精粹？曾几何时，太极被说成是中国传统文化中的糟粕，是迷信，所以多数中国人并不理解太极是什么，甚至中医教科书也没有正规的太极内容。这对我们理解中医和理解传统文化造成障碍。《太极启示录》从哲学、科学

1

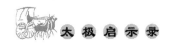 

两个层次，破释了中医医学体系，中医核心的阴阳、五行、经络、五运六气等原理都在太极所描述的天人关系之中。一直以来，中医针灸用穴原理、中药的处方原理，如果缺乏了太极原理，就只是经验的总结。有了太极原理，就可以理解每一味中药、每一个经络穴位，都在太极的某一位置。同时，我们体内的每一个脏腑、器官、组织也都在太极中的某一位置，他们都处于太极统一调度下，呈现高度和谐有序状态。那么我们很容易理解中医的疾病其实就是太极不正常、不和谐状态，通过对太极的理解，我们便很容易明白中医背后的科学原理。可以说，明白了太极原理，就明白了生命，明白了中医。

是太极破译了生命密码，同时也破译了中国传统文化。要理解生命，必先从理解太极着手。看了《太极启示录》给我的第一印象是，中国人是以宇宙本位来探索和处理人世间的问题，而西方科学却以人本位试图探索宇宙问题。

必须提出，中国这近百年来处于文化断层，造成了大众对中医和中国传统文化的陌生，去书店一看，这方面的著作何其多，但都只在很少一部分人中流通，普通百姓自小都接受西方文化，用西方文化是无法理解中国传统文化和中医的。我们中国近代推行的现代中医和中西医结合都基于西方文化来认识中医、应用中医，效果却不尽如人意。原因在西方文化有不同于中国传统文化的宇宙观、物质观和生命观。中医基于太极，太极源自于自然天象，对许多代人来说太极图和《易经》又是说不清、讲不明的东西，和我们现代人思维方法差距太远。《太极启示录》的贡献在于，用西方哲学和物理学方法带我们进入太极中去，以无可挑剔的分析、推理揭示了太极更全面的和深层的视野，使任何文化背景的人都可以从中获得启示。也就是说，任何西方科技（包括量子力学．牛顿力学）在太极时空原理规范下应用于医学便不会错，太极中包含了能量、物质的往覆循环过程，也具备了熵与负熵的交换过程，在简单中寓复杂，由简单控制复杂，保持生命持久发展的可能性。至今为止，任何西方科技还无法建立起如此完善的生命模型。

中医需要它，看了这本书的中医会拍手称快，原来中医治病原理在和宇宙规律相应的太极中，可以帮助中医人从新的角度来理解和应用中医学术。这对中医的教育和发展将起到无穷尽的推动力。

西方科学工作者会需要它，通过对太极的理解，将会意识到整个西方科学都只是用片面视野或狭窄视野下的各不相关的学科的各自描述，若无太极以整体、以宇宙演化动力源相应的完备理论配合，任何物理学定律和方法，在处理复杂性问题时就会出现捉襟见肘、顾此失彼的情况。而目前世界最主要的问题、最造成困惑的问题恰恰都是复杂性问题，在复杂性问题上，例如对生命、对社会、对经济、对政治文化、对生态等问题来说，没有太极文化的支撑和配合将无法完满处理。

例如医学问题都是复杂性问题，复杂性问题是需要用整体的、网络的思维和方法来处理，但西方科学正是因为缺乏了太极思维的能力，才造成了错误百出，各种严重疾病的大爆发。如果有朝一日，西医学引入了太极科学原理来认识生命，那么就会获得处理疾病的全视野，许多目前处理得不好，或不可能解决的问题将会获得完满解决。可见太极并非是一个中国文化中的哲学范畴，而是全人类的科学原理。太极是中国特殊的文化形式，它既是哲学，但却不属于西方哲学的范畴；它既是科学，但亦不属于西方科学的范畴；它既是美学，但亦非西方美学意义上的美学。它集科学、哲学和美学于一体，将人世间一切问题包容在一个科学模型中。《太极启示录》通过各种不同视野，将这个整体性原理显示出来了。

《太极启示录》还对未来世界的趋势提出了新的观点，在太极原理下，世界是一个不可分割的整体，而且是一个宇宙法则下的生命共同体，各种文化既有竞争又有融合，我们中国历史就是一部和各民族、各文化汇通融合的历史。在网络科技的建构下，世界变得很小，中西文化始终要汇通，中国已全面西化，在缺乏对自身文化深刻理解下，失落了传统文化后，我们拿什么来和西方文化汇通？只有通过不同文化之间不断交流，才能获得世界文明的进步，进一步达到整个人类文明的飞跃。这就显示出中国亟待全民承接传统文化，但传统文化曾经被认为是僵化我们思想的学问，我们怎能既学传统文化又不被僵化呢？中国传统文化根于太极，只要理解了太极原理，再理解儒、释、道三家文化就变得圆融了。在太极原理指导下，传统文化是活的，儒、释、道三家是一个整体，没有太极原理的传统文化是各自表述，相互矛盾的僵化教条。

非常感谢罗广英先生将这本著作让我先睹为快，这本书虽然篇幅不大，但内含的信息量非同任何书籍，我期待该书出版后可以一纸风行，在推动中国达成振兴国家中国梦过程中起到极大的推动力。

中国香港　秦鸿
2017 年 8 月 19 日
（秦鸿先生为香港首席针灸师、香港国际中医砭石学会会长）

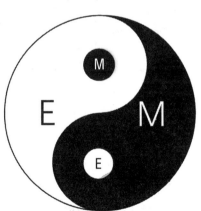

**秦鸿先生太极之现代标格解读**
**E (energy、能量)**
**M (material、物质)**

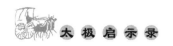

# 中医当自立自强

我开始了解罗广英先生是因为张维波教授组织的微信讨论，因时间少，我一般不在微信中发言，但对微信的讨论会认真看。罗先生在微信中时常会发表一些很好的观点，这引起了我的关注。去年 11 月下旬，我去深圳讲学的时候，罗先生应邀前往，我们见面认识了。由于在此之前罗先生已经看过我写的《中医太极观》和《太极黄金分割》两本书，所以在短促的接触中，除了简要交流表达了我们对于中医形而上和太极图的思考的共识之外，我们还可以彼此直接对于中医的太极观及其在中医理论实践的基础作用做了一些各自体会的新的交流，更加确认了中医太极观的重要意义。为此，罗先生请我为他的新书《太极启示录》写序，我答应了。

我一直以为，中医的问题就是自强和认识论与认知理念的问题，如果没有量子力学与耗散结构的认知理念，是很难理解与讲清楚中医的气与经络实质的。我 1967 年开始学中医，下乡为农民针灸治病，1977 年恢复高考，以第一名成绩考入天津中医学院中医系，对于中医经典和诸子百家的学习下了一番功夫，认识到中医有西方思想体系无法比拟之丰富深厚底蕴，从来就是一个自成一体的完整体系。所以，在美国行医教学的十几年时间里，我一直坚持和发挥中医的独立性优势，同时也十分关注西方科学的新发展。我虽不是学理工出身，但仍然十分注意传统中医思想理论与西方科学整体思想理论的对接问题，在不断提高中医思想理论水平的过程中，确实尝试和做到了很多西医做不到的事情，不仅使中医在美国的医疗界得到了应有的尊重和关注，而且令一些美国医学的名人权威刮目相看。在深圳的交流中，我感到罗先生也有强调中医自身实力的认识，以后从他的新书书稿中也可以得到证明，这点又一次形成了我们之间的共识。

和罗先生深圳分手告别时，我对罗先生讲到了法国思想家卢梭的一句名言："总是仰视别人是因为自己是跪着的。"这句话代表了我对中医自强的认识，当然也引起了罗先生强烈的思想共鸣，以至后来还多次提到。在此，我把与罗先生深圳告别的时刻记录下来作为对《太极启示录》的序言与罗先生和全体中医人共享！

最后，期待罗先生的著作成功！

美国　吴奇

2018 年 1 月 18 日

（吴奇 Andrew Qi Wu，1948 年生人。1967 年随孔伯华先生的入室弟子，中医王季儒学习中医针灸。1982 年毕业于天津中医学院中医系，之后分配到天津中医药大学第一附属医院中医内科急诊工作。1968 年开始用中医为人行医治病，1988 年受聘来美教授中医，1989 年正式在美国用中医行医治病。2001 年获天津中医药大学医学博士学位，聘为客座教授。2006 年获加州南湾大学东方医学博士学位。现任加州五系中医药大学教授、副校长。曾两次受邀在哈佛大学医学院中医论坛做专题演讲）

# 谌南辉序

本人认识罗广英贤弟，早于20世纪60年代，那还是我与他在南昌二中读中学的时候。他哥哥罗小朋与我是自初中到高中的同窗，并且是玩得颇好的朋友，也常常会到他们家串门，那时我们叫他的原名小鹰。不过能真正了解这个广英贤弟还是在本世纪的事。

那还是2013年春的事，与老伴同行寻得机会去美利坚列游，就在那时与在美国定居的罗小朋联系上了。通过电话聊天，方知广英在生物医学方面有论著，这使我深感兴趣，决心要读一下他的书。回国后不久就联系上广英贤弟，而且马上就获得他的著书：《释译中医——能量医学导论》《中医启示录——对生命统一物理学的一元化诠释》这样两本。尔后他又馈赠了《破解东方神秘主义——〈道德经〉真注》一书。看过之后可以说，一部比一部精彩。

读广英贤弟的书不是一件怡悦之事，开始读书时更多的是艰涩。本人中国古文底子薄，读下来的那种"痛苦"是可想而知的，加上广英思维方式与他的语境又是过去从来没有接触过的，可以说几乎是费尽极大的努力，最后还是把这两本书读到最后一页。其中不乏有许许多多是囫囵吞枣，还有的是先读过去，因为读不懂，读好后面的，又返回来读刚才不懂的。这样反反复复读，加上常常会与广英贤弟通话沟通，谈感觉和体会，逐渐有了一些新的感受。这确是有生以来从未有过的一种人生经历。

广英提出："道就是能量。"我有很长时间并没有进入这种思维境界。不过，比较快地理解了"自然生成逻辑"。可以说，这一点是我开始开窍的发端，让我进入一种境界，开始有了一种顺其自然"悟道"和"悟到"的感觉。

"道可道，非常道；名可名，非常名。"有了老子的《道德经》的思想武器，更坚定了信念。在这个启示之下，我完成了《生命信息安全控制原理的再探讨》一文。我在文章中这样写道："免疫"概念最初的产生是受制于人对捐税和劳役的感受，因而是人的主观，是非逻辑意识的产物，不是自然生成逻辑的产物。自然生成逻辑中不会有"捐税和劳役"这个概念，劳役是人类社会的历史产物。人类社会中有使役者和被使役者，如果说使役者是"是"，那么被使役者就是"非"。如果被使役者免除了劳役，那么这个个体就得到解脱，由此引申类比得到疫病被免除——免疫。所以说，"免疫"的概念是人的主观，是非逻辑意识的产物。

广英贤弟在《中医启示录——对生命统一物理学的一元化诠释》中说："在认识论中需要排除主观是非逻辑意识的干扰，应当坚持自然生成逻辑的想象力。"基于此，根据自然生成逻辑的思考，我将免疫学上升为：生命信息安全控制。

这时我才体会到，主观是非逻辑与自然生成逻辑的分水。同时在上述文章里我完成了《生命信息安全控制原理图》（图a）。该图的构建完全是读广英书的心得所致，是广英的书牵引我进入一个我人生从未有过的思考。接着，我又完成《病原学机制原

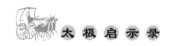

理初析》，在文中我受广英书的影响，并前后与他反复商讨，绘制了《病原因子致病性原理图》（图 b）。这个图是基于河图洛书的启发而完成的。这些图形的建立，使我们的认知更加清晰。可以说，有了这个图，我们可以"常无欲以观其妙，常有欲以观其徼"。因为这样所有的病原因子都不是"孤儿"，都是与生命机体的整体联系在一起，"妙"就"妙"在这里。离开了整体，它就什么也不是。只有具体的病原因子，只有与整体联系在一起而成立的病原因子才是病原因子，"徼"就"徼"在这里。也就是说，没有"孤独"的病原因子。

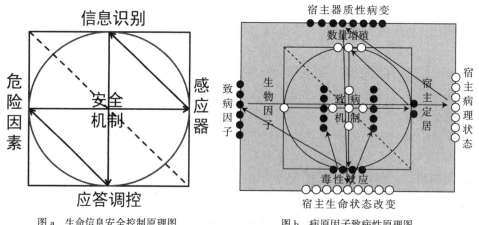

图 a　生命信息安全控制原理图　　　　图 b　病原因子致病性原理图

很快，上述文章被翻译为英文，发表在 ANIMAL HUSBANDRY AND FEED SCIENCE 2016，第 8 卷第 3 期。题目是：A Preliminary Study on Principle of Etiology Mechanism。

广英在《中医启示录——对生命统一物理学的一元化诠释》中还说："河图洛书作为一个完整自然能量系统来对待时，整个图形就是实体性质的表达，使能量的无形变成实体性的承载，从而使看不见的自然能量的实体性质有了表达的可能。图形构造表达的信息含量远远大于文字的表达的实际内容，一个图形构造的表达可以说是一种偶然，众多图形构造的重叠在一个问题焦点上，就成为一种自然生成的必然。"

也很快，由于以上思想的推动，让我完成了一个新篇：生命机体危险因子信息特征分析。文章中虽然没有直接引用广英的资料，但确实是受他思维影响的延长产物，并成功地将"在教科书上，那些生命过程极其分散地分别章节讲述，几乎处于一种概念彼此割裂的状态，而缺乏一元化的思考，以至于几乎只能令人获得一些'碎片性''零碎'的认知。由一个互动图（图 c），几乎可以一目了然地更为清晰而整体性理解生命信息安全控制机制的核心部分，即教科书上描绘的免疫学机制原理"。

然而，广英并不满意这个图。在一个偶然的机会，他来到广州会亲，我利用这个机会相约广州的长隆，一席交流，似乎懂得他的思考，又在远游迪拜的旅途中，利用酒店的便笺纸描画了一个生命信息安全控制体系整体结构图（图 d）。

广英在《破解东方神秘主义——〈道德经〉真注》中说："常无欲以观其妙，常有欲以观其徼。"人们在几何作图时"致虚极"，是对图形空间的基点和覆盖问题，以非直接测量观察思维"观妙"，"守静笃"则是人的思想状态与图形整体运行状态保持一目了然的覆盖关系，以直接测量观察思维"观徼"，这样人的认识会形成更深层的理

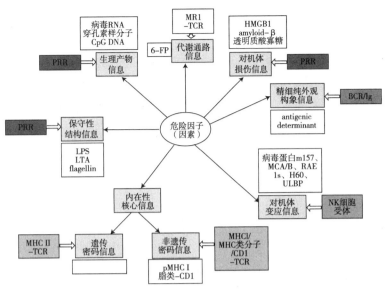

图 c  危险因子与生命机体机制信息相关互动图

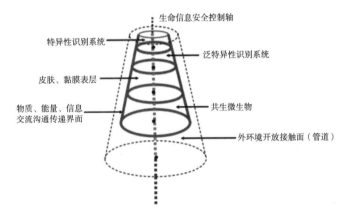

图 d  生命信息安全控制体系整体结构图示

论关系，即主观思维逻辑与客观自然逻辑保持同步和一致。

我把生命信息安全控制体系整体结构性构建与分析的思考整理出文章，在 2017 年中国微生物学会学术年会发布，经学会专家接受文章之后讨论通过在本次年会安排在第一分会场报告，即以"微生物组与微生物资源功能挖掘"为主题的分会场。报告后也获得了同行一定程度上的热议，有一些好的评价。

基于道家文化的整体观和自然生成逻辑观，时时读解广英的著书，体味其中的韵味，推动着我对生命活动的思考，完成了一篇篇心得，感到人生的一种欣慰和成就感。就在这个时候，适逢广英新作《太极启示录——论中医理论的"天人合一"的构造性和能量几何学》即将出版。我想，这部著作必然会给予我们更多的智慧和理论力量，将会推动更多的创新成果发扬光大。

（谌南辉是江西农大预防兽医学教授，退休后的学术研究受到专家关注和好评）

# 中医现代化与形而上的新时代复兴(自序)

我是谁？神是什么？天是什么？人又是什么？天人关系是什么？生命又是什么？这些都是纠缠所有人终身的、形而上范畴需要解决的基础问题。于是又有了什么是形而上和怎样表述形而上的问题。而要想说清楚什么是"形而上"的问题，又涉及"形"基本概念的形成和理解问题……于是，就有了海德格尔：**"形而上学这个名称被用来称谓所有哲学的起规定作用的中心和内核。"**康德：**"人类一劳永逸地放弃形而上学研究，这是一种因噎废食的办法，这种办法是不能采取的"**【注1】系统的思考和论述……

以上从一个概念引发出一系列无法停止收住的思考是我们生活中必然会不断反复遇到的涌现性的思考，在这个涌现性的思考面前，"什么是什么"的一维性质思维已经不能够解决问题了，人们完全不可能做到通过一个一个概念独立地解决系统的认识问题，所以人们的

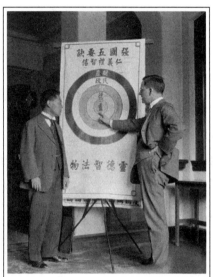

"灵"属形而上范畴。这张照片记录了东西方人关于将形而上的意识置于核心位置，说明承认形而上客观存在的基本共识以及要解决形而上问题的思考非图形结构不可的历史事实

思路就只有相对地脱离单独的概念形成一种与概念互动的连续性的思考的厘清，才能使自己的思考走到解决问题的正确道路上来。

对于这个"相对地脱离单独的概念形成一种与概念互动的连续性的思考"过程，中国古代是有非常完整的思考和论述的。老子在《道德经》中有简单明了的归纳概括："道生之，德畜之，物形之，势成之。"庄子在《天地》一篇中也有相关的详细而精彩的描述："泰初有无，无有无名。一之所起，有一而未形。物得以生谓之德；未形者有分，且然无间谓之命；留动而生物，物成生理，谓之形；形体保神，各有仪则谓之性；性修反德，德至同于初。同乃虚，虚乃大。合喙鸣。喙鸣合，与天地为合。其合缗缗，若愚若昏，是谓玄德，同乎大顺。"《黄帝内经》则有一个概念关联性展开多重含义联系之后，又在阴阳概念上实现叠套聚焦的思考："故积阳为天，积阴为地。阴静阳燥，阳生阴长，阳杀阴藏，阳化气，阴成形。"这些思考和论述都涉及了，也可以说是围绕着"形"的概念（"形"占据整个句型的中间位置），但又不停留拘泥于，也不可能停留拘泥于单独的文字概念的简单静止界定，而是通过一个不断追索前因后果自然过程顺序以及所有概念都有在这个顺序中的定位（中国古代称之为"标格诂训"）形成了一个多概念、多维度、多层次能动相关的构造性认识体系，让人们在看到"形"的概

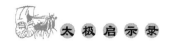

念时，前有原因，后有理念，左右有关联，前后左右展开具有涌现性的能动思考，收到涌现性不断的关联性认识效果，从而在无形的大脑与外界的主客观互动中保持"万物生之于有，有生于无""人法地，地法天，天法道，道法自然"的解决世界观的整体认识问题和解决实践中具体行为操作的问题。

《周易》云："形而上者谓之道，形而下者谓之器。"除了物质实体以外，我们都可以认为是形而上。形而上和形而下都是客观存在：形而上是没有边界、不可测量的整体贯通和包容，是"天下之至柔驰骋于天下之至坚，无有入于无间"；形而下是有边界的排他局部。形而上的客观存在又有主客观两个范畴（参看图3之左右）：客观的形而上（道）永远是能量和过程的，是长宽高三维时空的结构；主观的形而上（神）总体是人的三维意识，也是无形和具有穿透能力的。因为认识的关注有时空过程，这种头脑中的时空过程主要体现为一种顺序和排列，这种顺序、排列常常被理解为"逻辑"，而"逻辑"又是不需要作三维时空展开和充填的一维连续，导致了人的主观思维可以将三维的自然时空变成一维的顺序排列的表达。这就决定了客观形而上与主观形而上之间存在着实际上维度有所差异的主客观互动关系，这种主客观互动当然也是看不见，说不清的，属形而上。我们的祖先早就认识到了这个认识论维度不同导致主观认识失真的问题，认识到需要克服主客观互动中的主观思维维度调整问题才能够保持主观认识能够符合客观自然的真实。人类只有很好地解决了主客观互动的形而上问题，才会做到真正地认识自然和生命，而要认识自然的真实就要使主观形而上做到与客观形而上的在三个维度上的重叠吻合。

西方和东方都是人类，对于形而上的认识本质上是一致的，对于形而上存在的主客观范畴也没有根本的不同。但是在如何解决主观形而上与客观形而上维度重叠吻合这个问题上，人类自觉却有所不同，以致出现了东方与西方两个不同的思想认识体系。

西方的形而上学（metaphysics【注2】）——哲学是一个，也是一个在庞大复杂符号基础上用文字表述的逻辑体系。准确地讲，西方形而上学是一个在主观形而上范畴展开，在主客观互动问题过度依赖主观一维形式逻辑、忽视认识维度调整，或者说主客观维度有所断裂扭曲的思想体系。西方不仅有依托形式逻辑分立成的哲学体系和科学体系，还有一个宗教形式的神学体系，哲学和宗教又互相支持构成了西方对于"形而上"的完整表达。从认识维度上来分析，哲学和科学都是坚持一维形式逻辑解读三维自然空间的思想体系和成果，宗教是一开始就坚持三维时空涵盖一维形式逻辑思维的思想体系。但是，不论是哲学、科学，还是宗教，西方人并没有像中国人那样的对于认识维度加以分析确认的高度自觉。

因为西方形而上学的表述是以文字概念为基础，人形上帝图像体系为辅的，用一维形式逻辑思维替代或者推导自然生成过程的做法（只是与概念连接过程相关，对于认识维度的调整关系并不明确），产生了主观思维形式逻辑一维与自然能量"道生一，一生二，二生三，三生万物"三维同时也是三阶顺序的或者无关，或者可以相反的思想认识，导致了西方思想体系依托一维形式逻辑出现了与自然生成过程结构无法重叠、不相吻合的根本矛盾（比如人为的科学实验过程和结果与实际自然生成过程和结果就会相差很远）。尽管西方人费尽心机成就了现在还在运转的、在形式逻辑之间缝隙需要有宗教信仰及艺术形式（18世纪以后又加上了形式逻辑辅以科学实验的现代内容）进行填补、加以完善的表述体系，但是这个体系仍然解决不了西方的局限在主观范畴形而上学存在似是而非，充满悖论的问题，而且事情变得越来越复杂，以致不得不求救于中国的中医文化以解决自身的问题。

中国关于形而上（学）与西方不同，首先在形而上的客观存在面前分清楚主客观的范畴，形成了一个在调整认识维度时主观跟随客观的、主客观"微妙玄通，强为之容""同谓之玄，玄之又玄，众妙之门"规范互动和互动规范的三维构造性的思想体系。这个构造性的"形而上者谓之道"没有西方一维形式逻辑脱离自然生成过程的弊病，实现了主观形而上与客观形而上的三个维度的真实重叠和吻合，所以没有西方思想体系那种带有根本性质的困扰和纠结，成为人类唯一成功地用主观认识维度建构和解构形而上构造解读自然形而上客观存在，用整体经纬纵横构造解读整体论最好的思想理论体系和文化（参看本文附图照片和图1、图2）。

"一个三维物体，人眼只能得到从不同视角看过去得到的二维图像。那么人脑是将二维图像融合，得到一个整体的三维表示，还是存贮成一族二维轮廓线表示。由此，发展了不同的视觉算法。"【注3】因为涉及自然维度和认识维度的问题，我们可以很自然地联想到，这里的"视觉算法"就存在维度调整的问题，也是"形而上者谓之道"的理念。因为中国的"形"本身就是一个包含三个维度，同时也包含认识的三个阶的概念【注4】。中国的"象"则是一个二维对应的确定概念，象形文字也属于二维的表达形式，是以二维"象"表达三维"形"的中介过渡。事实上，因为二维"象"只比三维"形"相差一个维度，所以认识论二维象思维不仅比认识论一维形式逻辑思维调整起来要相对简单很多，而且成为一维形式逻辑思维与三维自然真实不可或缺的中间过渡。

分析下来，人类有两种不同的"视觉算法"：①"人脑是将二维图像融合，得到一个整体的三维表示"；②"（人脑将二维图像）存贮成一族二维轮廓线表示"，在此基础上展开后续的思维。文字和图象就是"贮成一族二维轮廓线表示"，依托文字和图象的思维就是这种"视觉算法"。中国和中医思维属于第一种"视觉算法"体系，西方的形式逻辑思维和现代文明的习惯性思维可以说是第二种"视觉算法"体系。

举个例子：我们看到水波时，我们知道水受到了能量作用的扰动，但是我们在表述时不可能同时做出能量作用扰动和水波荡漾散开的表述，因为能量作用的扰动在前而且时间总是比水波荡漾散开的时间要短，所以人们会在整体过程中忽略能量作用的最初瞬间，只是凭持续的视觉和视觉的持续，眼见为实地进行思维和思维的展开，于是人们在享受"存贮成一族二维轮廓线表示"的"河水清且涟漪"的时候，会认为自己视觉和整合"二维轮廓线"的思考真实就是自然客观的真实，能量作用扰动的一维一阶真实在人的主观"视觉算法"中由此湮灭缺失。这就是上述第二种奠定现代人类文明基础的"视觉算法"，也是这种"视觉算法"泛滥的原因。

中医认为"存贮成一族二维轮廓线表示"的"视觉算法"是不真实的，是"道可道，非常道"。为了求得"常道"，求得自然真实，中国道家圣人认识到了只有主客观范畴的三个维度没有缺失的完整主客观对应互动才会有真实的圆满和圆满的真实，不仅选择了"人脑是将二维图像融合，得到一个整体的三维表示"的反朴归真的思维，而且建构了"致虚极，守静笃"（《道德经·归根第十六》）"经脉为里，支而横者为

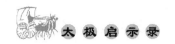 

络，络之别者为孙络"（《灵枢·脉度》）"形而上者谓之道，形而下者谓之器"（《周易·系辞上》）"形与神俱"（《素问·上古天真论》）一个动态性的完整的思维性构造体系展开构造性思维。做到了主观形而上与客观形而上的"通于一而万事毕，无心得而鬼神服"（《庄子·天地》）"同谓之玄，玄之又玄，众妙之门"（《道德经·体道第一》）的高度重叠与吻合。

这是一个完整的体系，它源于自然，回归自然。对于这个完整体系的所有"**存贮成一族二维轮廓线表示**"，包括文字和图形的"**存贮**"都还在，而且在此"**存贮成一族二维轮廓线表示**"的后续解读也有无数，但在当下就是没有人能够将其作出"**人脑是将二维图像融合，得到一个整体的三维表示**"的系统完整整理，就是无法做到还原中国文化和中医传统的真实，就是解决不了中医理论的厘清问题和中医理论现代化的问题。这是为什么？

回答这个问题其实并不难。那就是自然三维构造的问题必须用认识论三维构造才能解决，图形与几何的问题只能是作图解决，除此之外别无他法。

三维"**形**"，二维"**象**"这是人类认识论最为基础的"**形象**"思维性构造和构造性思维。当人清醒清晰地意识到自己认识中的维度问题，并对自己的认识维度形成完整规范、对于自己认识构造形成有序建构和解构的时候，自然形而上就会失去原本的虚幻玄妙，成为人类的精神财富。《中医启示录》和本书都是在几何作图基础上的记录和"**人脑是将二维图像融合，得到一个整体的三维表示**"的思考，完成了文字无法完成的思考内容和理论表达，也完成了所有人想完成又没有完成的任务，甚至解决了现代科学急需解决的统一物理学的诠释问题。为此也就彻底复归于中国传统文化的真实，实现了中医战略守势的终结，接下来迎接我们的必然是中医现代化与形而上的新时代复兴。

【注1】引自俞吾金《形而上学的三次翻转》，原载：中国社会科学 2009 年第 6 期。

【注2】形而上学"metaphysics"是物理学"physics"加含有"元""前"含义的前缀"meta"而成，严格讲"metaphysics"和"physics"之间也是存在着"形而上者谓之道"和"形而下者谓之器"之间关系的。但西方的表达译文没有建立将两者贯通的构造，所以形成了表述自然的哲学和科学的两张皮的承载表达。中国传统文化有将两者统一起来的"通于一"和"复通于一"的构造，所以没有西方哲学和科学的分裂。本书就是介绍中国思维性结构和构造性思维理论体系的书。

【注3】顾险峰《吴文俊先生的思想对我学术研究的影响》。

【注4】"形"字的篆书为"形"，在二维平面上分成了三个组成结构，每个结构又是三个笔画构成，有纵向的排列，也有横向的排列，还有纵横交错的排列，有顺序也有结构，完全超出一个字和一个概念的一般内涵，是一个类似九宫格的有三阶过程同时又有三个维度承载表达的、具有涌现性的构造。

# 前　言

　　**《礼记·礼运》："是故夫礼，必本于大一，分而为天地，转而为阴阳，变而为四时，列而为鬼神。其降曰命，其官于天也。"** 这是对中国文化和社会治理的高度总结和概括，也可以说是中国文化和中华文明的纲领，中国和中国文化离开了这个纲领是不行的。而这个纲领的纲领是"必本于大一"，"大一"的概念一旦清楚，其他的解读都会迎刃而解，一通百通，中国传统文化的宝库也就有了实际上开启的钥匙。

　　关于"大一"，我们除可以从《道德经》和《黄帝内经》等经典著作中得到系统解读之外，也可以从郭店楚简这一古代文献中得到直接有力的考古证据。郭店楚简原文："大一生水，水反辅大一，是以成天。天反辅大一，是以成地。天地（复相辅）也，是以成神明。神明复相辅也，是以成阴阳。阴阳复相辅也，是以成四时。四时复相辅也，是以成寒热。寒热复相辅也，是以成湿燥。湿燥复相辅也，成岁而止。

　　古岁者，湿燥之所生也。湿燥者，寒热之所生也。寒热者，四时者，阴阳之所生也。阴阳者，神明之所生也。神明者，天之所生也。天地者，大一之所生也。

　　是故太一藏于水，行于时。周而或始，以己为万物母；一缺一盈，以己为万物经。此天之所不能杀，地之所不能厘，阴阳之所不能成。君子知此之谓 [圣，是明太一也]。

　　天道贵弱，削成者以益生者；伐于强，积于 [弱，谓上下之道也]。下，土也，而谓之地。上，气也，而谓之天。道也其字也，清昏其名。以道从事者，必托其名，故事成而身长。圣人之从事也，亦托其名，故功成而身不伤。天地名字并立，故过其方，不思相 [辅。天不足] 于西北，其下高以强；地不足于东南，其上 [低以弱。不足于上] 者，有余于下，不足于下者，有余于上。（说明：[ ] 为商榷字）" 全文解读下来就是太极图构造体系（参看图4、图10），就是阴阳五行构造体系对于自然温凉寒热四气进行表达的、完整自然的构造体系。本书就是严格顺着这个中国的传统思路有规范顺序的思考成果，在这个传统的、构造性的中国思想理论体系中，首先做出准确完整的回归基础，进而做出现代知识和语境的展开，以便更进一步做出对习近平主席 **"中医是开启中华文明宝库的钥匙"** 的符合历史真实和符合自然真实的解读。

　　西方的"自然"概念脱离了纯客观"道"的衬托、解读和对应，在主客观互动时，"自然"之概念游离于主观和客观之间，任由人们随意混淆属性范畴而加以理解运用，中国圣人则不然，他们坚持"道法自然"的纯粹客观性质，视"自然"为最高之形而上存在，所以没有必要、也不会形成一个人造的上帝，这就是中国从根本上来讲没有本土宗教的原因。自然是构造性的，人的认识也是构造性的，于是对于构造的认识就成为中国人对于自然的解读和认识中最重要的内容，而其理念的概括就是"一"、"大一"、"太一"、"天"、"天地"，其真实的思想理论体系就是太极图构造体系。中国完整的传统文化是一个图文并茂，"然其要一也"的构造性思想理论体系，就连文字也

1

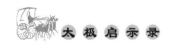 

是图形基础上思考、细化与整合的结果，加上文字在自然结构中的"标格"定位解读，形成了一个全世界最具自然基础的、主观主义形式逻辑思维受到制约限制的、"天人合一"的思想文化体系。《周易》中有一段关于"易有圣人之道四焉"的论述，阐明了人类高级认识的四个组成部分，并说明了只有将四个有区别和功用各自不同的认识表达实现相辅相成"参伍以变"的有机整合的运用，人们才能够做到认识自然本质的完整真实。

让我们看看古人的思考和论述：易有圣人之道四焉。以言者尚其辞，以动者尚其变，以制器者尚其象，以卜筮者尚其占。（**笔者注释："圣人"指的是古代的自然科学家。"言""辞"，"动""变"，"制器""象"，"卜筮""占"是四组认识问题和处理问题的因果和方法的固定对应搭配，一把钥匙开一把锁，绝不能乱用和用乱。现在的中医理论研究基本上只是停留在"以言者尚其辞"，即自圆其说及"道可道，非常道"的水平，其他方面并未涉及，所以根本无法达到古人的思想境界，因而也就无法最终解决问题，而真正能够解决问题的是"变、象、占"的更高级的人类思想领域的成果。**）

是以君子将有为也，将有行也，问焉而以言，其受命也如响，无有远近幽深，遂知来物。非天下之至精，其孰能与于此？[**笔者注释：这里用的是"君子"而不是"圣人"，"君子"可以不懂自然科学，属于知晓一般社会学知识范畴的知识分子。"是以君子将有为也，将有行也，问焉而以言，其受命也如响，无有远近幽深，遂知来物"是指君子的思维是以物质为基础和语言文字表达为主的形式逻辑思维。"非天下之至精，其孰能与于此"的"天下"是指的人类社会，"天下之至精"的"精"是指与认知物质构成的形而上内核相关，"至"是指比物质更加基础的、自然的形而上存在，是对物质表象的本质认识和解读，也是指社会学范畴的优秀思想文化知识精华的认识和解读，"至精"是融于物质中的能量内涵，也是超越言辞和物质层面的形而上本质性质的自然文化。"非天下之至精，其孰能与于此？"提出了不同于君子形式逻辑思维不同的思想境界，"非"有否定和超越的多重内涵，"非天下之至精"是指超越物质和超越世俗的形而上本质真实，也有非要达到"至精"的认识程度，才能算是真实的本质认识，才能达到真理层面的含义。整个句子实际上问的是：圣人和君子之间谁能够达到超越物质表象抵达物质本质（"至精"）和超越世俗习惯的境界？也就是谁能够超凡脱俗？答案当然只能是"圣人"了。**]

参伍以变，错综其数，通其变，遂成天地之文。极其数，遂定天下之象。非天下之至变，其孰能与于此？[**笔者注释：人类认识还有一个更高层次，那就是这句话所表达的能够"遂定天下之象"的思想层面。"君子"处于"天下"的社会层面，"圣人"境界为"遂定天下之象"的思想层面，自然科学决定社会知识的水平。中国道家的"象"是几何形式的抽象，是包含过程的自然之"变"（化）的承载表达。也就是说，"象"和"变"又构成一组认识自然本质的形而上的关系对应。"非天下之至变，其孰能与于此？"与上句同样，真理包含着超越世俗的自然本质的变化内涵，圣人和君子之间又有谁能把握呢？当然只能是"圣人"了。**]

易无思也，无为也，寂然不动，感而遂通天下之故。非天下之至神，其孰能与于此？[**笔者注释："生生之谓易"，"易"是"自然生成"，也是"生成自然"，是天然和自觉的主客观互动。"易无思也，无为也，寂然不动"指的是放弃主观形式逻辑推理的、以几何形式抽象依据为依托的（即惟象思维）、主客观互动的严格对应。"感而遂通天下之故"指的是在主客观互动有严格机械化属性直观感觉对应而不是形式逻辑推理，即"同谓之玄，玄之又玄"的基础上，打开自然的"众妙之门"，从根本上认识"天下"事物所具有的自然本质（"之故"）。"天下之至神"是指超越世俗的对于自然规律内在功能机制属性的本质认识，与"至精"的物质属性，"至变"的过程属性形成三个不同的认识维度和范畴（而不是君子擅长的言辞）共同形成"圣人"结构性的完整世界观和方**]

法论。]

夫易，圣人之所以极深而研几也。惟深也，故能通天下之志。惟几也，故能成天下之务。惟神也，故不疾而速，不行而至。[笔者注释："几"是指形而上的内因。圣人的境界与君子是完全不同的。圣人是要做追根究底深入研究功课的，不做功课成不了圣人。在超越言辞层面的"至精""至变""至神"认识的形而上层面（图2），"圣人"用"夫易"回答了上面提出的三个"其孰能与于此"问题。这里的答案全是形而上范畴的内容。总之，在圣人眼里和圣人的思想层面，形而上比形而下更加重要。这就是中国的"无为而治""为无为而无不治"的认识总结的精确表达。]

子曰"易有圣人之道四焉"者，此之谓也。[笔者注释："子曰"的"子"属于"君子"的范畴。即使这句话是孔子所言，最多也只是个"君子"在社会科学知识层面的总结重复而已。但在笔者眼中，这句话是对于前面"君子"的呼应，表达了"君子"对于"圣人"的仰视和折服。庄子云："以重言为真，以寓言为广，以卮言为曼衍。""易有圣人之道四焉"是一个问题的四个范畴的重复和重叠，重复就是增加维度，重叠就是增加厚度和加大深度，就是对于真实的结构式封闭的强调，这个强调说明了"君子"和"圣人"、社会学与科学、"天下"和"天"、形而下与形而上等基本范畴的区分和区别。君子要进入圣人的境界，必需要有从"以言者尚其辞"到"易有圣人之道四焉"的逾越和升华，所以这句话的"以重言为真"的封闭强调对于认识中国文化的完整和完整中的主客观不同侧面，形而上和形而下不同范畴（参看图2）却极为有益。这句总结的话告诉我们，易的内容和实际上的思想文化价值在于通过四个方面而不是仅仅依靠语言文字的深入认识来把握形而上的自然真实。人类面对形而上自然真实的时候，形式逻辑思维和语言文字的表达是有严重局限的，是"道可道，非常道"。]

中国古代有明确的超越"君子""以言者尚其辞"的社会学范畴才能使其得以进入"以制器者尚其象"的"遂定天下之象"的自然科学的"圣人"层面的认识（参看本文《伏羲女娲图》）。说明中国有承认自然文化超越人类社会学知识的传统和自觉。说明中国古人已经清晰认识到人类要想得到更大的利益，就要懂自然科学，就要从"君子"向"圣人"进步转化，就要懂得"遂定天下之象"和"惟象思维"的"感而遂通天下之故"的作用和道理。

人类要获得利益就要有好的工具，要有好的工具就要有好的制作和产品，要想得到好的制作和产品，就要有好的构思设计和作图，就要有"至精""至变""至神"这样好的形而上的思想理论成果。人类形而上范畴的思想成果从根本上决定了人类生存的质量水平。发动机在制造时有零件图和组装图，有零件加工，也有整体总装，二者都不可或缺。在零件制造完成之后，只有按照组装图的规范操作进行组装，才能够保证发动机由一堆散乱的零件变成可以运转的机器。同样，人类的知识也如同一堆散乱的零件，如果没有符合自然真实的基础图象，没有在基础图象构建下的有序整合，其结果也是可想而知的一团混乱。

在人类知识领域，人们所获得的知识多是出于短时间经验的思想成就，其本质就如同制造的只是零件而不可能是整体，所以人类的分科知识格外具有对于整体相关的内在需求。先不说人类思想成果存在着糟粕和精华的区别，就算所有的人类知识都是精华，因为没有人类思想文化总体论的总装图，人类也还是会陷于"盲人摸象"不文明的黑暗和局限盲目之中。眼下，因为没有整体论和统一物理学完整知识一以贯通的承载表述，人们只能在利益的驱使下，在丧失了长期形成的传统文化作用的世俗环境里，像一群饥不择食的没头苍蝇。人们在短暂的人生中总是因为受到生存的逼迫、名

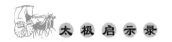

利的诱惑和竞争的压力而疯狂地吸吮着各种散乱知识的"营养",结果就像现代饮食构成带来大量肥胖疾病一样,形成人类整体的思想混乱和社会弊病的积重难返。

本书努力做到的是,努力进入古人"道生一,一生二,二生三,三生万物""万物生之于有,有生于无""形而上者谓之道,形而下者谓之器"的完整思想范畴和"致虚极,守静笃"的认识论结构中(图1、图4、图6),还原中国"遂定天下之象"的历史过程和原始功课,在还原长期实践中形成的中国古代天学和中医结构性思想理论基础上,依托中医自成一体的、自然生成的太极图结构,首先厘清中医自身,继而厘清人类知识的、内在的有机关系,使纷乱复杂的人类知识在中医思想理论的支持下,有一个符合自然真实的、符合历史真实的、结构性整合的基础模型和适当地诠释。这也是近几百年来人类可遇而不可求的事业。

从客观上来讲,生命机制首先是形而上的,中医就是对应形而上生命机制的人类形而上思维的卓越成果。事实上,中医确实就是一个完善的、自成体系的、关于"形而上者谓之道,形而下者谓之器"兼容的知识整合系统和完整结构模

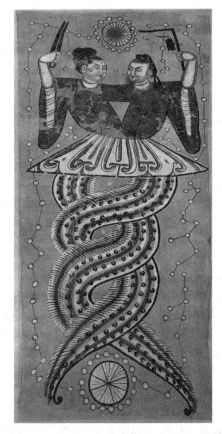

**伏羲女娲图**

型,但在中国历史进程中,因为封建专制统治需要和选择了"有之以为利"和主观是非形式逻辑思维基础上的政治思想文化,即汉代以后的儒家思想文化,而将中医以"天学"为基础的自然生成的,属于形而上范畴的文明体系和知识整合体系给边缘化了。

本文插图说明

此画是1928年采集于吐鲁番唐代古墓的《伏羲女娲图》。《伏羲女娲图》从新疆吐鲁番的古代墓葬中也有发现,主要用于装饰墓顶,《伏羲女娲图》的故事在唐代民间广为流传。画面中部绘有男女二人是华夏先祖圣人伏羲和女娲,人首蛇身。两人均微侧身,面容相向。上下相攀,各人一手搂住对方腰部,另一手各自扬举,下半身呈蛇形,下尾相交,或称兄妹,或称夫妻,实为纠缠。女右手执规,男左手执矩,而规矩可画方圆(古代传说天圆地方),表现"上帝用几何学创造世界"的人类共同认识。男女头顶上部绘有太阳,下部蛇尾间绘有月亮,日月均有几何分度的处理。在男女、日月的四周布满大小不一的星辰,象征着整个宇宙世界。此画不仅表现了我国古代神话传说中的人类始祖的形象,更主要的是反映了华夏文化的核心内容,只有深谙天地自然本质规律的人,才配成为一个民族受到尊崇的精英祖先。画幅中人的四周布满了日月星辰,体现了"天人合一"的深刻内涵。从新疆唐墓中多次出土此图,说明此文化内容在唐代之重要,传播之广泛,正好也为本书《为什么说"中医是开启中华文明宝库的钥匙"》一文的历史背景形成呼应并提供了进一步的有力证据。伏羲女娲图还与本书《能量几何学》(后记)中两幅西方的"上帝用几何学创造世界"的名画合在一起(彩图5)可以深刻反映东西方思想家在几何形式思想的一致性,体现了人类基础思维的共同性。

　　回顾历史，我们发现人类世俗社会文明的进化总体上可以说是体现人类形式逻辑思维的结果，在我们流行的认识习惯中，所谓人类的文明是人类主观是非形式逻辑取代自然生成逻辑思维成果的一种不完整的世俗文化的代名词。自从人类进入到了轴心时代之后，人类的生产力水平有了很大的提升，主观能动性的能力大大加强，人类主观是非形式逻辑思维逐渐取代了传统的崇尚自然生成，尊重"形而上者谓之道"和强调"为无为而无不为"的自然文化。在中国，周王朝以《周易》文化取代商代以前的传统太极五行（"本于大一"）思想体系，更加强调以文字取代古代图法的文化发展，秦始皇统一文字之后的封建社会变革以及后来汉朝统治者"废除败家，独尊儒术"的文化政策都是世俗形式逻辑思维的思想文化成就排挤传统道家自然文化的重要历史事件，这些统治者的政治作为和文化变革的结果使得中国原有的系统自然科学基础的、"圣人"境界的自然文化逐渐淡出了主流地位，以社会学武装、咬文嚼字的"君子"级别的世俗习惯性思维逐渐排挤取代了优秀的传统自然文化而大行其道。中国原有的以传统天学为主导的、属于形而上范畴的自然文化，即道家思想文化，实际上因为强调礼制和焚书坑儒而被严重边缘化和江湖化，原有传统思想文化"大一"三维能动的整体关系构架不再占据主导位置和发挥主导作用，人民群众局限于一维形式逻辑思维成为"无方之民"，导致了社会问题的积重难返。与西方通过宗教形式保留了尊崇形而上思想文化不同，中国只有道家思想文化而没有宗教基础。一旦传统道家思想文化受到排挤之后，整个民族没有完整的、思想文化整合的构架基础，社会文化成了一堆散乱的零部件，构不成整体的良性和谐运转，以致权力成了整合资源的唯一机制，自然规律被忽视，社会尊卑等级森严，社会没有尊崇自然规律整体知识的明确地位以及将复杂知识优化整合的能力，君王代表的人类主观是非形式逻辑的文化大行其道，明君盛世、昏君乱世的社会震荡不断。然而失去了属于形而上范畴自然文化基础的人类主观是非形式逻辑思维又总是充满悖论，致使缺失了"大一"整体意识形态自然真实的专制统治处于捉襟见肘、惶惶不可终日的窘境之中。于是，我们不得不在强调恢复优秀传统文化的今天重新研究中国和人类"大一统"思想文化和思想文化"大一统"整合的基本问题，以求获得整体自然文化的复兴，进而获得国家长治久安和生活的和谐美满。这就是"不忘初心，方得始终"（这里的"方"是构造封闭，"始终"是完整过程）。

　　习近平主席讲："中医是开启中华文明宝库的钥匙。"钱学森先生讲："中医自成体系……中医将决定将来科学的发展。"这无疑为我们指出了解决民族思想文化问题的正确路径。本书的现代思想主旨就是沿着这条路径进行的、有益而深入的自觉研究探索。因为有《中医启示录》研究的基础，笔者知道中医是怎么回事，知道中国自然文化是什么，对于传统中医和传统文化以自然为基础的概念和基本关系也已经做了一定的考证和较深入的功课，加上以往出过国和近几年在此基础上做过进一步对于人类知识的不同理解的交流、锤炼，笔者已经基本上可以做到不会出现学术研究中所说的"硬伤"而能够立足于思想从形而下回归到形而上的高境界和相对的完整真实。本书是对不同时间写的几篇侧重有所不同文章的重新整理而成，聚焦集中在三维的中医太极图构造体系和**能量几何学**。致使中国文化总体论的工作在《中医启示录》基础上又有了从二维到三个维度的明确提升和完善。特别是对于量子理论以及现代科学难题的**能量几何**

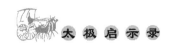

学的作图解读更是显示了中医思想理论巨大深厚的涌现性能力和作用。这样也使得本书较清晰完整地恢复了传统中医的整体结构，和用整体论诠释整体论基本原貌的同时，确实能够正面答复中医为什么能够"**决定将来科学发展**"？中医为什么是"**开启中华文明宝库的钥匙**"？中医"**钥匙**"又是如何"**开启中华文明宝库**"等诸多最重要的问题。

机械制图完成了人类制造业形而上到形而下的转换，中医太极图能量几何学（energy＋geometry）构造体系解决了人类思维形而上（metaphysics）向形而下（physics）的转换。发现、破解和证明这点，实现了所有人类在自然观察中自然生成的认识和理念基础上的中医理论概念和现代科学概念在结构中"标格诂训"的和谐对接融合，无疑也就能够实现中医整体战略形势的根本转换，即中医代表的中国优秀文化战略守势的终结和战略进攻的开始。

一图胜百闻，一图胜百文

天至高不可度，地至广不可量，此之谓也。且夫人生于天地之间，六合之内，此天之高，地之广也，非人力之所能度量而至也。（《灵枢·经水》）

留动而生物，物成生理，谓之形；形体保神，各有仪则谓之性。（《庄子·天地》）

形而上者谓之道，形而下者谓之器。在天成象，在地成形，变化见矣。（《周易·系辞》）

言不尽意（《易传·系辞上》），立象尽意，得意忘象（《周易》）。

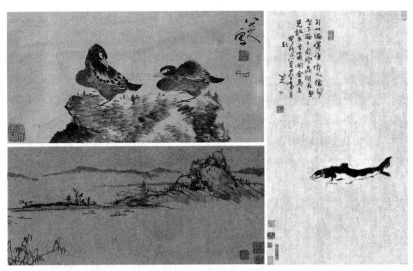

（明代八大山人大笔写意画为以上文字境界绘画艺术成就之典型）

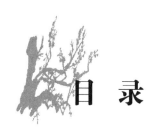

# 目　录

## 新太极图说

## 新经络论

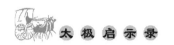
## 时立气布 如环无端

——六气（地支）→五运（天干）→黄金分割（参伍相合）→自然生成

## 黑体辐射与"太一生水"(99)

## 道与科学(110)

## 为什么说"中医是开启中华文明宝库的钥匙"

## 能量几何学（后记） （142）

## 中医能量医学一百六十字诀 （144）

## 朴虽小，天下不敢臣也，朴散则为器，<br>圣人用之则为官长（跋） （145）

## 附彩图 （155）

# 新太极图说

**越抽象，越接近本质，涵盖越宽泛透彻，涌现能力越强，应用越广泛有效。**

**几何形式的太极图在人类主客观互动中实现主观认知与自然本质真实的等价。**

人类的发展经过了欧洲文艺复兴和经济的全球化演变，知识结构、思想方法和生活方式都已经发生了巨大的变化，因为全世界的思想文化的聚焦点汇聚在**东方神秘主义**这一个点上，而**东方神秘主义**的最终承载又落实到太极图和惟象中医上，所以用现代语境的《新太极图说》重新解读宋代周敦颐的《太极图说》就成为当下的、解决问题的、势在必行的重要任务。

"说"就是描述，既没有"论"的有条件和正式，也没有"议"的偏激和武断，但是力求"说"得完整科学与思想深刻和真实可信，这就需要包含有对于人类所有思考内涵深入消化之后的理解，以至在对事物充分理解基础上有"随便怎么说都不过分"的任意性和普适性，致使人们的系统性思维成为"学说"，而那种"随便怎么说都不过分"的"学说"就成为了人类最基础的原理理论。最终人们在"说"，即在原理理论"学说"的基础上，使各种思考得到和谐交融，进而达到整体世界观的升华和飞跃（涌现性）。

## 一、太极图的人类认识论基础——自然的主客观同在互动的构造性和过程性

主客观都是自然的客观存在，主客观互动也是客观存在，这才构成自然与人的同和异，构成自然与人的关系，即"天人合一"。人的主观意识处于自然三维时空之中，主观思维是需要有三维主客观相互对待维系的，是有维度的，所以我们把主客观的每一次互动定义为"思维"。"思维"从结构上认识是主客观两点之间线性的连接，抽象结果就是一个维度，而每个维度就是一个思考的自由度，主观思维的三个维度可以实现与自然三个维度的圆满对应。由于自然中被思维对象总是三维存在的，所以人的完整的思考一旦建构出三维构造，也就实现了对于自然存在维度的叠套吻合，以及生成和实现对于自然真实完整的认知。这就是老子所说的"道生一，一生二，二生三，三生万物"的所指。

现代科学总结的结论则是"**一个三维物体，人眼只能得到从不同视角看过去得到的二维图像。那么人脑是将二维图像融合，得到一个整体的三维表示，还是存贮成一族二维轮廓线表示。由此，发展了不同的视觉算法。**"（顾险峰《吴文俊先生的思想对

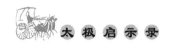

我学术研究的影响》）虽然说法有所不同，但是内涵是一样的，即认识论是有维度的，人的认识或者说人的"**信**"和"**意识**"是结构性的。

人类对于所有主客观互动的"信"（意识）可以根据认识维度进一步作出分析判断，三维被定义为有"形"，可以实现主客观对应的完整测量，即"形而下者谓之器"（表1和图2），除了"形而下者谓之器"之外的认识都具有主客对应不完整的问题，被定为认识的中间过渡的不确定阶段，被定义为"形而上者谓之道"，这样就出现了人类认识论的"形而上"和"形而下"的区分。但是不管是"形而上"还是"形而下"，正确的认识源于三维自然，真实的认识应该是主观"三（维、阶）思而后行"与三维自然客观真实的叠套与吻合。

表1　　　　　　　　　　主客观思维互动形成意识维度关系表

| 通于一而万事毕<br>无心得而鬼神服 | 虚实同在<br>动静等观 | 客观<br>（自在之物） | 主观<br>（意） | 主客观互动的"信"（意识）<br>（强为之容、同谓之玄） |
|---|---|---|---|---|
| 形而上者谓之道 | 虚（三维）<br>（名词、不可测量） | 空时场（三维）<br>（气、能量、温度） | 神灵魂（三维）<br>（我、意） | 道、势、希、夷、微、言<br>（一维）（太阳） |
| | 玄（动词、三维） | 生（三维） | 易、化（三维） | 太极、像（象）（二维） |
| 形而下者谓之器 | 实（三维）<br>（名词、可测量） | 器形物（三维）<br>（物质） | 形体魄（三维）<br>（吾） | 大器晚成、意（三维）<br>（日晷）长宽高 |

表1说明：主客观都是自然中不同范畴的自在之物，作为自然存在自在之物的主客观都是三维的，只有主客观互动的"信"才会有维度的一、二、三维的变化区别，"信"是"人"和"言"的组合，是看不见摸不着的，属于主观形而上范畴（category），从"言"的结构可以看出是具有整合三个"一"的内涵，也就是说"信"是"三者不可致诘"的主观对应。这就存在着一种实际情况，即在三维形的"信"与一维直觉的"信"、二维象的"信"之间存有不同维度的规范、变易和过渡问题。一维直觉、二维象属于形而上，三维形体属于形而下，这三个维度的结果都能够产生主观"信"的结果，但"信"的完整度是不同的。当主客观互动处于一维直觉的"信"的状态，即主观是非形式逻辑思维认定时，三维客观存在最终无法超越主观思维的"信"而成为主观唯心论。在主客观二维状态情况下，主客观互动是依托二维图象的思维，能够得到比一维直觉导致主观形式逻辑思维相对宽泛完整的思维效果，也可以做到将一维主观直觉进行调整，使主观认识服从于客观实际的思维效果，使人的认识符合客观真实。从表1中我们可以看出，人的认识论的主客观互动的"信"是可以区分出客观存在的三个维度，其中一、二维认识都属于主观形而上的范畴，是不完整和不可能真实的。要使主客观互动的"信"达到真实，必须将主观形而上过渡到的三维有形的状态才能与客观自之物实现三维吻合，因为三维没有维度缺失，认识才是完整和最终真实的可以依靠的"信"。没有表1，光凭文字是很难表达清楚一、二、三维的认识论关系的。有了表1再加上图1我们可以得到一个道家的认识论模型。

　　由于人的认识是通过过程而形成维度，由形而上转化成形而下不是一蹴而就的，所以人类认识的真实又存在一个过程问题。也就是说，人类认识论除了有构造性的特征外，还有过程性特征。而两个特征属同一事物，不可分割，中国人就用"一"简易概括。

　　中国对于"一"的文字定义在《说文解字》中的解释是："一达之谓道"，在这里"达"的动态内涵是可以充实任何空间的，既是过程又是构造的延伸和完善，是无限

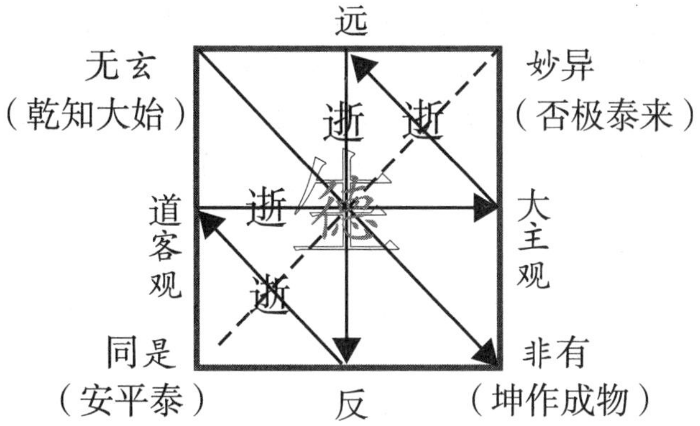


**图1　《道德经》象元道大远反思想过程结构关系图**

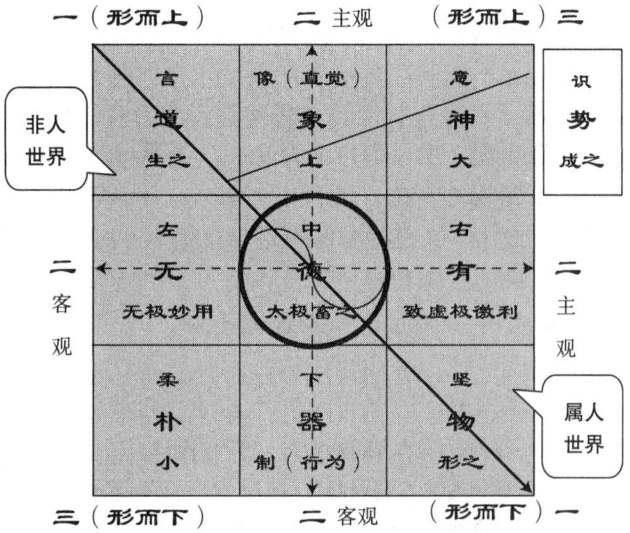


**图2　道家思想概念标格图**

的。而更进一步的关于主观认识范畴“达”的描述和定义为《道德经·赞玄第十四》：“视之不见名曰夷，听之不闻名曰希，搏之不得名曰微，此三者不可致诘，故混为一。其上不皦，其下不昧，绳绳兮不可名，复归于无物，是谓无状之状，无物之象，是谓忽恍（恍惚）。迎之不见其首，随之不见其后，执古之道以御今之有，以知古始是谓道纪”的完整论述。为了对“一”有具体固定的表述，老子还设定密语“一即日晷之玄影”实现了和“一达之谓道”的中国文字的一实一虚的对应解读。老子的论述非常客观睿智，深入浅出地诠释了认识论主观范畴一、二、三维的构造性关系和“视”“听”“搏”感觉顺序的关联。感觉是直接的因果，也是一维的认知，在中国道家思想体系中被庄子称为“对待”，被老子称为“同谓之玄，玄之又玄，众妙之门”，感觉是可以整合深入的，“三者不可致诘，故混为一”既是三个一维真实认知不可置疑感受的重叠整合思考，也是一个人类认识主客观互动中三个思维维度的“故混为一”的自动三阶建构。此时，感觉“对待”的一个独立维度增加到二维甚至三维形成思维构造和构造性思维，“一达”和“抱一”的过程最终完成可靠的整体性真实的主观理性，人们可以在自然确定性的理性基础上开始主观形式逻辑推理演绎的后续思维，形成自己的系统

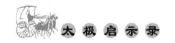 

文化。这说明在人类思考中，在构造中维度的转换可以做到全息的完整和本质的把握。依托表1、图1、图2和《庄子·天地》："泰初有无，无有无名。一之所起，有一而未形。物得以生谓之德；未形者有分，且然无间谓之命；留动而生物，物成生理，谓之形；形体保神，各有仪则谓之性；性修反德，德至同于初。同乃虚，虚乃大，合喙鸣。喙鸣合，与天地为合。其合缗缗，若愚若昏，是谓玄德，同乎大顺"的论述，我们可以明确中国的"一"既是维度，又是二维图形（具有"同一拓扑性质"）和三维构造"覆冒阴阳之道"，充满着主客观互动的真实，既是一个最基础的结构，也是一个人们认识自然的思想认识深入升华过程，更是一个检验思想认识真实的规范和标准。也说明了中国思想文化的基础是通过自然结构形成思维性结构的结构性思维成果，即"惟象思维"的体系，即怀特海的"**自然对心灵封闭**"（注意：封闭就是结构）。

"**一个三维物体，人眼只能得到从不同视角看过去得到的二维图像。那么人脑是将二维图像融合，得到一个整体的三维表示，还是存贮成一族二维轮廓线表示。由此，发展了不同的视觉算法。**"顾险峰的论述也是客观存在的真实，而且指出了"**不同的视觉算法**"的多样性问题。为什么老子的"视之不见名曰夷，听之不闻名曰希，搏之不得名曰微"的认识没有出现，也可以说是避免了"**不同视觉算法**"的多样性和复杂性，而现代人却对于"**不同视觉算法**"无可奈何地乐此不疲。如何在老子和顾险峰之间做出客观正确的判断就成为本文也是中医理论现代化不可回避的重要关键问题。

首先两者都承认认识论的结构特征，这点没有分歧和异议，那么差异出在"**二维轮廓线表示**"过程完成之后主观选择和处理的不同，并"**由此发展了不同的视觉算法**"。

老子有一个"此三者不可致诘，故混而为一"的建构过程，也是中医的建构过程是无生有，主观是承认自然三维形而上对应主观一维形而上（表1），从主观直觉的一维建维再到三维的建构完整（一达），是升维充填整合。三维不可见的自然能量对应一维感觉实现主客观互动是老子的过程出发点（图1、图2），思维是能量第一性的，能动的，是从形而上向形而下柔性发展的。顾险峰的建构是从三维刚性物体开始，形而下在先，是降维在先，是物质第一性的思维。两者顺逆存在着方向的不同。

这两种思维都是人类的思维，而且在二维建模这点上是共同的。除此之外，在出发元点和后续选择上存在明显分歧，在后续选择和发展方面，中医思维体系是太极图、大一的阴阳五行二维规范的、"法于阴阳，和于术数"的、形而上解读形而上的、整体论解读整体论的思想理论体系"执古之道以御今之有，以知古始是谓道纪"进而导致"复归于无极""复归于朴""复归于婴儿"的"归一"终点的自然真实，也就是认识论的终点尽量不落在图2的右下角的"物"上，而是落实在左下角的"朴"上，至少也是在中间的"器"上；科学的物质第一性思维体系则是"**存贮成一族二维轮廓线表示**"（即大量的文字概念）。**由此，发展了不同的视觉算法**"，从形而下向形而上研究探讨的，进而导致了复杂性和思维悖论越演越烈的思想理论体系。两者构成了人类东西方，实际上是东方坚持自然生成逻辑思维为主，西方坚持形式逻辑思维为主的两个不同的思想认识体系。当然顾险峰先生所说的"**发展了不同的视觉算法**"也含有"**人脑是将二维图像融合，得到一个整体的三维表示**"的"**视觉算法**"在内，但是因为"**存贮成一族二维轮廓线表示**"主要是文字概念而没有太极图构造体系，所以无法达到中医太极图构造体系支持的思维能够回归自然的真实程度，仍然无法"一达"和"归一"，属于**"发展了不同的视觉算法"**的复杂范围。

中国古代的太极图构造体系就是人类认识通过日晷三维构造对应三维自然的几何关系的降维处理过程和处理结果，这个处理既可以实现三维自然真实的二维表达，又可以"致虚极，守静笃"将二维太极图**"存贮成一族二维轮廓线表示"**，通过**"人脑是将二维图像融合，得到一个整体的三维表示"**返回真实的处理（图4、图5、图9）。古人称这个主观处理为"易""守中""抱一""归元""于是太极始判"……

《周易》有言："易者，象也；象也者，像也。"我们把"易"理解为主客观互动，即三维客观事物降维成二维的形而上的思维，那么人形成的可以二维承载表达的思维成果就是"象"。"象也者，像也"是主观上对于二维"象"（包括文字）的强调，"象"是名词，"像"是人为，是动词，两者只是与人的理性思考过程相关**【注1】**，这个过程是"抽象"，抽象的基础和结果是主观的"信"而并非自然的客观真实（图3）。"象"是人类直觉基础上一维直觉的记录、承载、表达，是过渡的形式，是过去式的记录而并不是即时感觉，也并非后续发现的自然真实（图1、图2），人类如果要从形而上二维的过去式思维成果实现与三维自然的新的即时和后续互动的正面效应，就要在二维"象"的基础上有一个从二维还原到三维的回归"反过渡"处理。中国道家称之为"反朴归真"和"归一"。"归一"是中国文化更深刻的内涵，涉及认识论方法论的所有方面。

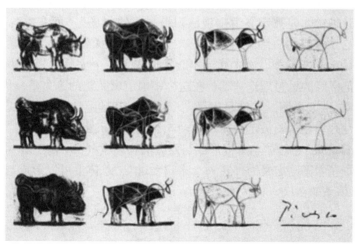

**图3　二维图形承载三维实像的抽象能力**

**【注1】**在这里，改变字体加注，对于变换认识维度和思维模式有积极作用。这种方法在注释道家经典时会经常用到。自然是三维结构，人类思维同样也存在三维的构造性关系，有构造性关系也就会有建构和解构的问题，在中国文化体系中只要三维刚性的齐全就是"物形之"，就属于"形而下"，除此之外的二维和一维都属于没有形体的事件，属于"形而上"，是"所谓存贮成一族二维轮廓线表示"。当然，自然时空的三维柔性也属于"形而上"，但主客范畴不同（用虚实来表达）。所有主客观的两个"形而上"是可以穿透和覆盖住"形而下"的融会贯通，即老子所说的"天下之至柔驰骋于天下之至坚，无有入于无间"，这就是"天人合一"的基础。"天下之至柔"就是形而上的主观思想、客观能量和主观思想、客观能量的形而上不受任何限制地贯通驰骋于所有的刚性的物质，致使形而下的物质成为主观思想、客观能量整体和整体主观意识、客观能量覆盖和作用的局部的特殊问题，而

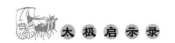

形而上成为自然整体性的常态和基础。事实上，在自然界中刚性物质和物质的刚性问题只占据自然界整体中很小的一个部分，根据现代物理学的计算结果，物质只是占据整个宇宙所见的4%，说明自然本质的运动和运动的本质是决定涵盖物质刚性的更核心、更重要的内容，运动是绝对的，能量作用是绝对的、永恒的，物质形态则是相对的、暂时的。于是中国古人就在《易经·系辞》中对于认识世界的基本顺序做出以下总结："形而上者谓之道，形而下者谓之器，化而裁之谓之变，推而行之谓之通，举而措之天下之民，谓之事业。"也就是在所有的自然顺序中第一位的是形而上，物质属于被形而上的自然能量作用出来的后续的形而下结果不可能成为主观思维的第一性要素，而要解决好对于形而下物质刚性存在的问题只能是从"形而上者谓之道"出发，"以制器者尚其象"（《周易·系辞》），也就是用二维的象思维去解决三维时空存在的真实，包括物质性的"器"的本质真实在内（图2）

中国道家和中医的"信"有一个在中国古代形成的太极图构造体系基础上的"道生一，一生二，二生三，三生万物"的思想体系。一维言，二维成象，而第三个维度的思维就成为"从'信'到真"的关键维度，即老子《道德经》的"致虚极，守静笃"，具有极为重要的、使主观认识符合客观真实的支持作用。二维太极图象加上垂直于二维太极图象的"致虚极"一维构成三维形而上主客观的、完整的、同时实现与自然真实"守静笃"的吻合。而这个关键的第三个自由属性的维度中国人留给了阳光代表的自然能量——一即日晷之玄影。这是一个自身具有活力的诠释生命的体系。

在中国道家思想体系中，"信"主要的含义是主观可以决定的处理过程，人们可以在一维、二维和三维的思维中做出任意的抉择。只有对于三个维度思维处理过程的结果所得到理性升华，才能被定义为主观认识最高级的"意"。而在主观"意"对于客观"真"的符合中还存在三维刚性形而下（实）和三维柔性形而上（虚）的区别和验证反馈——以制器者尚其象。这才算、才能是形成了一个完整的道家惟象思维理论体系和学说，也是中医的思想理论基础。在这个中国道家完整的惟象思维体系中，"一即日晷之玄影"，二维太极图，三维是太极图（图4）基础上的"致虚极，守静笃"，三维刚性的可测性升华在中国被定义为"留动而生物，物成生理，谓之形""形而下者谓之器"和"大器晚成"，总体上可以形成与西方的物理学（physics）体系的对应，三维柔性的理性升华在中国则定义为"形而上者谓之道"，总体上可以形成与西方的形而上（metaphysics）体系的对应。

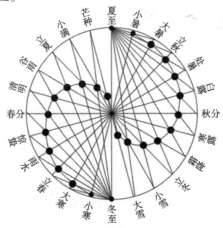

**图4 太极图**

根据自然的投影关系，自然柔性的三维立体总是会有二维投影的刚性成象，人的思维的第一步就是对于三维自然事物的投影成二维的象，这在东西方是一样的。因为人类思维和思想活动基础的"象"是二维的，而直觉感受包括语言是更简单的一维，所以，以象为基础的思维从一开始的"信"誉度就能够覆盖一维的直觉。于是人类就会自然形成三维≥二维≥一维的基本"信"誉度分级判断。因为直觉一维，"感官是不会欺骗我们的"，但是一维的感官所得到的"信"只是主观直觉的真实，并不是完整的客观真实。所以道家思想理论把自己的认识论基础从来就不停留在直觉和语言支持思考的一维思维状态阶段而直接以二维图象作为完整思维和解决问题的起点，让认识在直接和尽快进入二维（含二维）以上结构的思考和判断过程中接近和把握自然真实。这点可以在"道可道，非常道。名可名，非常名""象帝之先"的原则性论述中得到证明和支持。

从认识论的规律来看，人类的视觉感官只是"其中有信"，可"信"但不真实，这就告诫人们，主观的"信"是不真实和不可靠的。这就带来了人们的矛盾心理和纠结，也引发了人类对于认识论和方法论的一系列的思考和研究。在研究中，人们又发现了三维刚性认识也是一种主观的"信"是不可靠的状态。首先是一个带有被动性质的从三维实像降到二维的投影抽"象"的过程（"盲人摸象"的寓言含义），也就是说**"一个三维物体，人眼只能得到从不同视角看过去得到的二维图像"**，视觉形成维度缺失，三维结构不完整，与客观真实不符；其次是结构形成过程的缺失，缺乏能动性和适应性；再次是认识维度变化的复杂，"易者，象也，象也者，像也"和"立象尽意"的过程，远远要比一维直觉的"信"要复杂得多【注2】。所有这些都关系到和聚焦于认识维度的判断和选择问题。

【注2】关于主观认识的"信"与客观存在的"真"之间会存在严重矛盾，一维主观形式逻辑的"是非"判断和"是非"判断基础上的表述不可靠，主观判断和论述与三维自然时空本质内涵之间必须做出认识过程的充实调整问题，道家"真人"们是有深刻认识和高度自觉的。老子《道德经》就有非常深刻精彩的论述，其中关于主观"信"与客观"真"的相悖问题及其解决办法的论述集中在《同异第四十一》：上士闻道，勤而行之；中士闻道，若存若亡；下士闻道，大笑之。不笑不足以为道。故建言有之：明道若昧，进道若退，夷道若颣。上德若谷；大白若辱；广德若不足；建德若偷；质真若渝。大方无隅；大器晚成；大音希声；大象无形；道隐无名。夫唯道，善贷且成。而主观认识涉及一维形式逻辑与三维自然生成之间存在的认识论维度差异问题和必须有认识过程加以调整和圆满的问题则有《显德第十五》的思考和论述：古之善为士者，微妙玄通，深不可识，夫唯不可识故强为之容。豫兮若冬涉川，犹兮若畏四邻，俨兮其若客，涣兮若冰之将释，敦兮其若朴，旷兮其若谷，浑兮其若浊，孰能浊以止静之徐清，孰能安以久动之徐生，保此道者不欲盈，夫唯不盈故能弊不新成。除此之外，庄子也有系统的思考和论述。

由于受到西方思想理论的影响，在近两百年的学术研究中，中国古代道家圣人的这些思考和论述被归入了哲学领域，给人一种中国存在着与西方哲学相同或者类似西方哲学的思想理论和中国也有系统的哲学的认识，这种认识造成了对于中国道家思想本质上是纯粹自然科学性质的背离（即老子论述"弊不新成"的"弊"），也造成了一个时代的对于中国文化本质的误解和无解。事实上，维度和阶段都是自然科学研究的对象和内容，当我们发现和恢复中国古代道家思想三维三阶结构的时候，我们会认识到我们不是游荡在所谓哲学的领域，而是真实地在做科学的思考和研究。人类思维要从带有盲目性的主观"信"与客观存在的"真"真正做到排除主观臆断强加，排除主观"欲"望的干扰，做到"保此道者不欲盈，夫唯不盈故能弊不新成"的完整圆满吻合，就必须认识到和做到

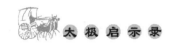 

"微妙玄通，深不可识，夫唯不可识故强为之容"之三维的建构和建构的可通过测量进行表达的，通过三维建构和解构的、"大方无隅，大器晚成"认识时空三维充填的过程完整实现对于三维宇宙的本质认知。

与自然能量的作用一样，人类在头脑中对于思考维度的选择是本能的、无形的、内在活动的，都属于形而上，区别在于能量作用是客观，人头脑中的维度选择是主观。经过长期的自然观察，中国人在三维主客观互动"信"的基础上发现和找到了自然本质和人类认识论维度吻合的规律，把这个规律用"道生一，一生二，二生三，三生万物""留动而生物，物成生理，谓之形"的文字表述确定为一个定义和过程。而在"道生一，一生二，二生三，三生万物""留动而生物，物成生理，谓之形"过程中反复出现的维度和内容转换的"易"和"信"的确定关系，最后又会得到"易"＋"信"＝"意"的自然关系的表达。使得"道生一，一生二，二生三，三生万物""留动而生物，物成生理，谓之形"的过程成为有维度和有过程的建构和解构的"意识"【注3】，最终确定了"意识"是与维度、建构和解构是紧密相关的，是分不开的（图6）。

【注3】对于"意识"的理解和认识，中国古代就有系统完整结构性的表达和诠释，即三个思维维度齐全构成"意"，两个思维维度构成"象"，"视而不见，名曰夷；听之不闻，名曰希；搏之不得，名曰微"的每一个直觉思维维度构成"名""言"。三者相通为"一"（"一"、"意"、"易"又属于谐音字）成为结构。中文的"意"字本身就是一个包含了"立""曰""心"的结构和重叠。"立"是对于三维结构的基本认识，"曰"是"言"，是说的意思，主观一维的"信"只是"人"和"言"的规定，并不是完整的客观真实。而"心"的含义则是极其丰富的柔性思考，完全形而上【注4】。

"意"和"意识"是西方哲学最不容易说清楚的一个概念，这是因为西方哲学至今并没有把握住这个概念中具有分维结构和解构的自然内涵，没有在形而上（metaphysic）的主客观范畴做出像中国人的类似表1、图1、图2的建构和解构的"标格诂训"的思考和操作，以及"言不尽意"，"辞不达意"（"言辞"属一维）和"得象忘言"（二维覆盖一维），以及"立象尽意""得意忘象"（三维覆盖二维）的结构性维度规范，而仅依托语言文字和形式逻辑的一维方式进行研究表述，使得"意识"这个概念的诠释无法"立"成结构的圆满和自然真实。

【注4】在《黄帝内经》中围绕着"心"的功能作用，运行状态和在形而上范畴关系中的位置以及结构关联就有诸多含义："心者，君主之官也，神明出焉。"（纯属主观范畴）"心私虑之""决以度，察以心""心开而志先""夫心者，五脏之专精也，目者其窍也，华色者其荣也。是以人有德也，则气和于目，有亡，忧知于色""人心意应八风"（具有形而上的主客观互动功能）"愁忧恐惧则伤心""天之在我者德也，地之在我者气也。德流气薄而生者也。故生之来谓之精；两精相搏谓之神；随神往来者谓之魂；并精而出入者谓之魄；所以任物者谓之心；心有所忆谓之意；意之所存谓之志；因志而存变谓之思；因思而远慕谓之虑；因虑而处物谓之智。"根据这些论述，可以明显看出在"人心意应八风"的动态结构关系和"心"与"意"的关联与不可分，"心"是在"意"的构造之内作升降维的能动变化构造了"意""易"和"一"的统一三维的有机完整。

事实上，所有人类的思想成果都说明了在"意识"这个概念内涵中，总是存在着维度和构造的问题，总是存在对于认识三维完整的追求，只是自觉程度有所不同而已。通过各方面的考证，很显然中国古人在人类认识论领域对于维度的自觉程度是很高的，规范是严谨的。中国的"得象忘言""得意忘象"和"立象尽意"就是舍弃一维"言"（同"研"，即直觉并思考）、围绕二维"象"进行升维和降维处理的能动，总的目的是调整主观认识维度适应客观真实。"得象忘言（二维覆盖一维），得意忘象（三维覆盖二维）"和"以制器者尚其象（惟象进行三维制作）"之间的能动，使得人类认识论中所有的降维和升维都成为了既可以是只存在于主观之中潜移默化的（即主观唯心范围），也可以是客观的像"日晷之玄影"那样保持住主客观真实不变的投射证明；既可以主客观互动完全真实实现构造性和机械化记录，又同时主客观叠套重叠归属于"万物生之于有，有生于无"的形而上范畴；既存在客观三个维度完整（"真"），又体现可以分出维度主观测量、评价和判断（"信"）……总之，中国人思考总是有维度构造的能动，是结构性的，建构和解构也是互为依托分不开的。《周易》的总结归纳"形而上者谓之道，形而下者谓之器"也是这种一、二、三维构造性思维的另一种陈述，一旦三维完善，形而上形而下构造形制转换完成——道生一，一生二，二生三，三生万物。

有了维度和解构的支持，从结构上分析人类的思维又会涉及有大小、内外、左右、上下、纵向深度和横向广度的判断问题。人的思维深入到了一定的层级之后，就会有特定的判断和结论，思维内含意识的能量级别越高，思维的深度、广度和穿透判断能力越强。思维纵向穿透与横向展开纠缠，我们称为"思考"（经纬投影仿射转换、"易"），这种人的思维纠缠到一定程度可以形成各个深度不同的横向关联展开成就，我们称其为"思想"（图1、图2的整体平面）和"思想水平"（纬向特征），"思维"通过"思考"的纠缠生成"思想"，共同构成完整认识的三维经纬度和三维经纬构造（图5）——真实可信。"思维"纵向穿插不同层次的"思想"（水平）其间，思考形成纵横纠缠，"思想"承载认识成果，有机编织构筑"思维"经"思想"纬（平面）的三维结构关联（"标格"）。在"思想"水平的层面上，人们自觉不自觉地"立意"行动和作为，即三维的形而下属性的"行为"（"事业"）【注5】。

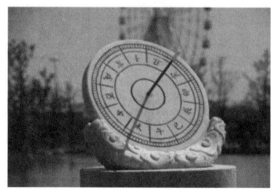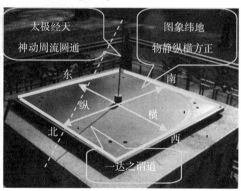

**图5　赤道日晷（左）和水平日晷（右）**

**【注5】**这个认识和认识论过程被瑞士儿童心理学家皮亚杰的研究得出了结构主义的相对系统思考，被西方归入哲学的范畴；而东方印度先哲对于认识论过程的分析总结侧重局限在图1、图2和表1的主观一则，没有二维和三维形而上的有区别的真实完整的互动表达，比如佛教的"色受想行识"的表述就只有过程阶段的变化区分而缺乏结构性的支持，所以佛教与道家和中医"形而上者谓之道，形而下者谓之器，化而裁之谓之变，推而行之谓之通，举而措之天下之民，谓之事业"的连贯一致不同，会形成了"佛心"与"事业"之间的对立和排斥（参看本书《道与科学》中的表5）。

从维度和构造解读认识和认识论，结构性地完成人类认识论任务属中国的道家思

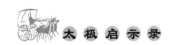 

想体系最为完整卓越。而道家思想体系的太极图构造体系作为"**存贮成一族二维轮廓线表示**"，系统承载表达形而上则是中国用变换认识和表达维度建构和解构解读人类认识，保持人类认识符合自然本质真实关键的关键。可以这样讲，事实也是如此，没有中国日晷太极图构造体系，人类认识论的问题永远处在理不清的混沌之中。

二维太极图由三维日晷自然生成，实现了三维自然真实的全息的降维处理，这中间有一个"一即日晷之玄影"的投影几何的结构性关系（参看图5、图6、图9）。这个投影几何关系的成象可变（"易"）和信息不变实现了人类全息认识自然升维降维能动的圆满，使太极图成为人类所有"**存贮成一族二维轮廓线表示**"中最圆满的表达。事实证明，太极图源于自然是在主客观互动的基础上成就的思想成果，于是就成为和

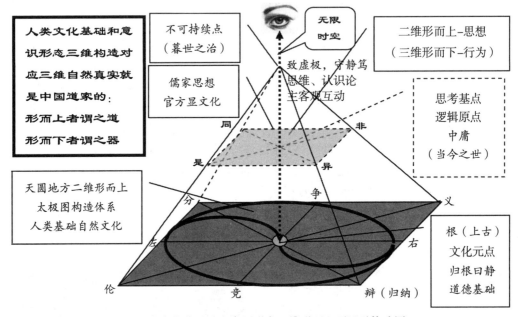

**图6　人类文化基础和意识形态三维形而上可显示构造图**

代表人类认识自然本质的，最原始、最基础、最真实、最全面、最完整、最本质、最简单、思考最源头、抽象最彻底、表达最清晰，主观"信"与客观"真"完全重叠吻合，既是客观，又是主观而且可做主客观双向转换的主客观互动，用现代的概念叫作"纠缠"或"量子纠缠"（entanglement or quantum entanglement），还有纯天然而人为科学的、原理理论的载体和模型。中国文化和中医就是在太极图构造体系形成建立过程中衍生发展的结果。

在中国道家思想体系中，"太"是"大"和"一"的"抱一"组合，"大"是主观认识自然能量即"道"的感受对应和思维命名（"人"＋"一"），"一"是一维，也是二维和三维结构及其"一达之谓道"过程（图2）。《道德经·象元第二十五》的定义如下："有物混成先天地生，寂兮寥兮独立而不改，周行而不殆，可以为天下母，吾不知其名字之日道，强名之日大，大日逝，逝日远，远日反，故道大天大地大王亦大，域中有四大王居其一焉，人法地，地法天，天法道，道法自然。"老子的论述是个建模的思考，是从自然宇宙三维感受抽象出二维思想结构（图1、图2）的过程表达。

思考建成的思想整体结构关系表达为图1的方形五行封闭，即老子《道德经·养德第五十一》"道生之，德畜之，物形之，势成之，是以万物莫不尊道而贵德。道之尊，德之贵，夫莫之命而常自然。故道生之，德畜之，长之育之，成之熟之，养之覆之。生而不有，为而不恃，长而不宰，是谓'玄德'的'德（畜之）'"（图2）。那么自然中客观存在的第三维是如何保留的呢？第三维有两种保留的方式：①在二维图形中用三个不同的位置以九宫格的方式加以保留（可参看表1和图2），图2的中医和道家的九宫格就是这样的平面中具有纵横"一、二、三"表示三个维度的三阶图形表达，但这个表达只是人的主观意识的二维记录并不是真正的自然真实，于是就有了垂直于图1的中轴，即"致虚极，守静笃"的"虚极"，而这个"虚极"的主客观互动生成就是"立"，就是在二维图形基础上"立象尽意"（图5、图6）的真实三维立体和三维度的立体真实。因为在自然真实中的能量作用是看不见、摸不着的，而所有三维物体的视成象又只能是二维的，所以"虚极"的第三维度能够做到主观思维形而上与自然能量作用形而上互动重叠同在的承载维度，而且这个主客观互动的同在可以通过二维九宫格的三维承载仿射复原为自然真实的三维存在，与自然存在真实三维重叠吻合，即**"那么人脑是将二维图像融合，得到一个整体的三维表示"**。于是，人类认识论问题就有意无意中走到了几何学、仿射几何学和拓扑几何学的综合领域，成为一个"天圆地方"的构造体系。

按照几何学泰斗丘成桐的**"每个维度就是一个自由度"**（实际上又是一个可测量计算的度）的论述，"致虚极"就是主客观互动的自由度，在这个自由度里，无形的主观思维和能动变化的客观自然能量可以得到保留和重叠（"留动"），而且可以直接规范地投影到图1、图2的纵轴以及所有道家图形的南北轴，做出纵轴代表能量和横轴代表质量的认识论图形展开，实现人类对于自然本质的最自然、最完整和最终极抽象的思考，实现三维的包含虚实变化同在能动的，形而上与形而下可以适时随自然规则变动转化（"易"）的，包含能量、物质（质量）和信息所有自然基本要素融会贯通、有生命的，通过自由维度达到对于必然认识的，结构性的完整思考，即道家思想的"道通于一"和"通于一而万事毕，无心得而鬼神服"的极致状态。

当然在自然的真实中并没有孤立维度单独存在的可能，即使是可以直接感到是射线的光，其真实也是一种三维的混沌。只有通过人的思想维度的抽象解构才会有独立的自由维度的思考的中间过渡状态（表1），也就是几何形式的非三维点线的一维形而上和面的二维形而上状态是一种主观的规范，最终思考的一维形而上和二维形而上状态还会被三维的"辨"别固定成一个定型的思想成就——三维属性的"意"和具体的三维事业（图5、图6）。这就是"得象（二维形而上）忘言（一维形而上），得意（三维属性的指导行动的判断）忘象"的必然。这个思想通过升维从直觉必然达到自觉理性的自然过程也是无形的"形而上"，这使得丘成桐的**"每个维度就是一个自由度"**最终成为一种趋向三维判断的必然，即马克思所说的**"自由是对必然的认识"**和**"现实性在其展开的过程中表明为必然性"**的建构和解构的并非哲学和科学理论能够说清楚的思想认识对应。

**"太阳底下没有新东西。"** 在中国道家思想体系中，三维形，二维象，"所行为经"，经天纬地，天圆（图4）地方（图1、图2），能量圆（图4）物质方（图1、图

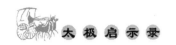

2），圆周变通反正纵横，动为圆静为方，客观圆主观方，圆以分度方以定位标格，这些都是一种逻辑和属性特征的规范，也是一个天然形成的可以在主客观互动中建构和解构的模型构造，即"致虚极，守静笃"的综合思想方法和实际操作处理（图6），在这个构造体系中，图4的圆对应客观真实，图1、图2的方对应主观"信"的真实完整（首先就是通过观测与封闭进入几何形式的抽象，"大方无隅"），对于这点要特别注意。吴文俊院士总结的结论就是："中国古代数学的特色是构造性和数学机械化。"中国传统数学强调构造性和算法化，注意解决科学实验和生产实践中提出的各类问题，往往把所得到的结论以各种原理的几何形式予以表述。吴文俊把中国传统数学的思想概括为**机械化思想**，指出它是贯穿于中国古代数学的精髓。事实上**"机械化思想"**与图1、图2、图4、图5、图6以及后边的图9、图10、图11的经纬纵横、方圆嵌套的二维纬图基础上的"致虚极"三维主客观互动的构造性和机械处理是相通的，即庄子所说的"通于一而万事毕"更加广义的理解，也是贯穿于中国古代思想文化和中医的精髓。

在中国，"一"是主客观融和能动的一元化规范结构，在中国的客观的建模取材首先是眼见为实的视运动的"一即日晷之玄影"**【注6】**，是一个立竿见影的纯自然的综合行为体系［由此引出人类以多元结构完整测量为基础的、科学的综合思考，其中包括所有自然信息转换的功能机制，比如能量作用的虚无与物质形态实有变化之间的对应转换，自然三个维度（"形而下者谓之器"）的绝对与人类认识一个或者两个维度（"形而上者谓之道"）之间的相对的对应转换，自然现象与几何数学抽象之间"取象比类"的转换，直线一维与波形和圆周二维以及直线无限扩展延伸与周期循环之间的对应转换……只要自然规律和人类认识能够涉及的要素均无一遗漏地被包含其中］，也是一个人们认识自然形成构造的过程和通过构造使思想认识建构升华的过程（图6）。这是一个毋庸置疑的最完整、最客观真实、最简单的科学文化的基础体系。《道德经·道化第四十二》描述定义："道生一，一生二，二生三，三生万物，万物负阴而抱阳，冲气以为和。<u>人之所恶唯孤寡不谷而王公以为称，故物或损之而益，或益之而损，人之所教，我亦教之，强梁者不得其死，将以为教父</u>"（后面下画线部分为老子主观的社会属性的、一维延伸的联想展开，说明主客观互动的有所区别又不可分割的性质以及自然规律对于人的社会意识和世俗文化的根本影响作用）。

**【注6】"一即日晷之玄影"**，读起来是一句话，日晷指针的影子在直觉感受时永远是一个一维**"对待"**（图1、图2），二维成象的自然感受和不断简化抽象（图3），视运动是在直觉感受基础上再加上过程和时间要素就成为永远的三维自然关系的承载表达，特别是太极图的制作是以每天中午12时记录日晷最短阴影严格按照数学机械化规范进行测量操作绘制而成的自然构造图形（图9）。太极图构造体系是视运动长期规范记录，具有完整过程的构造性结果——**"执古之道以御今之有，以知古始是谓道纪"**，当然就是出自三维联动的自然结构，二维成象加上过程要素可以通过三维构造影射形成二维太极图形的自然全息的承载，在客观上就是自然本质的集中表达，在主观上又是一个认识自然真实的过程体系，是一个一、二、三维结构、解构的形而上形而下共存的能动的主客观机械化互动的规范的自然构造……总之，依托规范日晷阴影视运动是高于一般视觉和直觉感受的更高级的思维和自然认识。

通过日晷结构**【注7】**实现主客观互动，通过"阳光"南来的"所行为经"（《内经》所说的"南政"）"阴影"北去（"北政"）客观存在的三维不可直接测量"虚"

投射成一维可测量的"实"线的,以日晷指针为中心的圆运动展开成二维的虚实同在的,即阴阳合一,阴阳互根的可以记录过去,也可以反映即时,还可以预计未来的完整的、可无数次重复的自然过程现象的太极图(图4、图9)。于是,二维太极图就成为所有自然要素都被完整包容在内的主观形而上的有形载体,也使得原来分割对立的主客观双方在对话联络活动中通过"时间"与"过程"(即道家"微"的概念)的重叠做到了真实的"通于一"。太极图是二维图形,但是有诸多形而上的内涵,可以通过几何形式的有形表达做出形而上与形而下有机而平滑地过渡、承接和转换,既是一个对于太阳阴影的记录结果,也是几何元素的解构与建构。太极图不仅可以实现三维宇宙时空在主观意识的"通于一"以形成思想,也可以将思想成果实现与三维宇宙时空"复通于一"的"反朴归真",形成主观思维是跟随对应客观事物变化过程的符合自然真实的思考,即道家的"同谓之玄",也是道家的"真"和"常"的内涵。也许读者读这段话时会有些费解,但是结合图4及其成图规范+过程,我们很容易理解太极图记录的是完整的一年四季的自然变化的,主观能够想到的和没有想到的自然信息,比如春生(温)、夏长(热)、秋收(凉)、冬藏(寒),两至两分,风热湿暑燥寒,黄金分割等都已经不言而喻地包括其中,这就是太极图对于自然本质真实的承载和对于思考的启发作用(涌现性)。太极图从客观"一即日晷之玄影"到形成主观"一达之谓道"的内涵与能量作用最终三维充斥时空的构造息息相关,用现代科学语境的说法我们称之为"**能量几何学**"(参看本书《新经络论》和《后记》)。

**【注7】** 日晷指针永远指向正北方对应"天"的信息,是"经"和"经天","所行为经"是能量动态的对应,晷盘是晷针阴影投射的二维平面载体,是空间能量作用结果的综合状态表达(阴影短为温度高,阴影长为温度低),是"纬""纬地"和"图纬",地有"东西南北",南北为纵,东西为横,经纬纵横总体构成三维构造的规范解析和解析规范,是道家思想理论非常严格"守静笃"的"标格诂训"。所有图形维度的视图关系都符合现代机械制图的仿射几何学(affine geometry)关系和投影几何学(projection geometry)以及拓扑几何学(topology,即连续几何学)关系。

老子《道德经·体道第一》"道可道,非常道;名可名,非常名。无名天地之始,有名万物之母。故常无欲以观其妙,有欲以观其窍。此两者同出而异名,同谓之玄,玄之又玄,众妙之门"和《道德经·归根第十六》"致虚极,守静笃,万物并作,吾以是观其复,夫物芸芸,各复归其根,归根曰静,静曰复命,复命曰常,知常曰明,不知常妄作凶,知常容,容乃公,公乃王,王乃天,天乃通(道),道乃久,没身不殆"对中国道家的整个认识论体系做了多方面基本原则的阐述。在这里有思维深入穿插于不同层次思想水平面的纵向的思考也有横向"万物并作,吾以是观其复,夫物芸芸,各复归其根"和"同谓之玄,玄之又玄,众妙之门"玄妙的把握,是经纬结构性的(图1、图2、图5、图6和图26、图27)。《庄子·齐物论》则在承认自然真实和意识三维经纬构造的基础上有精彩的侧重于人类思考涉及每个思想水平面横向展开的相关论述"夫道未始有封,言未始有常,为是而有畛也。请言其畛:有左有右,有伦有义,有分有辩,有竞有争,此之谓八德。六合之外,圣人存而不论;六合之内,圣人论而不议;春秋经世先王之志,圣人议而不辩"(图6)的论述。在这里"夫道未始有封,言未始有常,为是而有畛"就是一个人类认识论能够从三维自然时空投射落实到二维图形承载着思想水平面的思考(过程)和表述(属于"一即日晷之玄影"范畴),

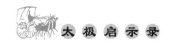 

是一种三维思考投影成二维而且可以依托二维形而上思想结构，比如太极图、天圆地方等"象"，进行表达的思维模式和思想成果，再以此结构式成果建立和开展属于二维思想平面结构之内的后续的主观是非形式逻辑推理思维（属于"一达之谓道"的范畴），可以说是中国人和中国文化建立主观是非形式逻辑思维的基础起点。如果说人类文明是人类形式逻辑思维的成果，那形成是非形式逻辑思维的起点就是自然生成的人类认识论的最基础过程和二维形而上的"象"结构，即"道生一"的结构化。对此老子《道德经·无源第四》有明确的论述："道冲而用之，或不盈，渊兮似万物之宗。挫其锐，解其纷，和其光，同其尘，湛兮似或存，吾不知其谁之子，<u>象帝之先</u>。"从人类认识存在的三维形而上混沌转换成认识论二维形而上清晰的过程本身还会自然涉及一维和二维的投影抽象选定问题，即直觉"对待"的一维线性以及主观形式逻辑思维延伸的一维线性长短测量和涵盖一维线性的全面的更加自然的宽泛的"取象比类"的二维联想，哲学中形式逻辑向辩证逻辑，"信"与"真"、是与非之间同时存在又可以穿插展开相互作用的问题【注8】。在任何的两个逻辑中西方人强调一维形式逻辑对二维以上自然生成逻辑的测量解析而中国人强调二维以上自然生成逻辑对于一维形式逻辑的覆盖，形成了两种不同的思考和两个不同的思维（"**视觉算法**"）体系。中国人坚持两个维度进而在二维"象"基础上"致虚极，守静笃"的、"有左有右，有伦有义，有分有辩，有竟有争，此之谓八德"（图6）的、"象"和"象思维"，形成"生生之谓易"保留自然生成逻辑的阴阳一元化的整体论结构性思想体系和思想方法，被现代人称作"**朴素的辩证法**"。现在看来，所谓的中国"**朴素的辩证法**"既与西方哲学的辩证法的形式逻辑并没有任何的关联，也不是任何的主观形式逻辑的后续产物，而是与西方哲学形式逻辑思维完全不同的、依托二维形而上思维结构的结构性和**数学机械化**的思维（"**视觉算法**"）成果，即钱学森先生所说的"**前科学**"。而**庄子的"六合"的概念则应该是三维自然时空结构与人类主观形而上范畴认识论二维结构之间的规范和转换机制**（图1、图2、图6）。而**中国认识论形而上二维图象和三维结构是包含了自然能量要素的几何形式的太极图构造体系**。

结合老子"道生之（一）"，"德畜之（二），物形之（三），势成之"一二三维和综合互动（图2）以及庄子"八德"的四个一维直线式形式逻辑思考（"对待"）覆盖的二维形而上的结构关系的论述（图6），我们可以明确"德"的概念包含着至少两个以上一维形式逻辑线性思维的二维结构和在二维图象＋"致虚极"结构中的主客观互动思维，是个有结构性内在运动的概念（"标格诂训"）。而在二维"德"中运行的主观是非形式逻辑思维因为只是具有一维线性的特征，无形之中就成为了缺"德"的表现，人们如果要想做到有德和"常德不离"就必须实现思维二维的全面覆盖（图1、图2、图6）。社会学中用语言表达的一个非常复杂繁琐的哲学问题，在认识过程中因为引进不同维度经纬纵横对应的构造标格之后变得简单和规范了【注8】。

总之，中国古代道家先贤的经典明确地论述告诉我们：中国道家和中医确实存在一个"一即日晷之玄影"和"一达之谓道"形而上形而下虚实互动转换的、无一要素缺失的、完整的、定义清晰的、规范严格的、概念有构造定位的、即标格诂训（图1、图2）的【注9】、基于阴阳的、自由与必然共存的、可以与所有自然过程叠套的、一元能量贯穿覆盖的、主客观三维互动能够与自然时空实现投射融合的、二维主客观德性可以实现恒常表达的、形而上形而下共存构造性模型支持的、太极图实际承载表达的思想文化体系。中医和中国文化就是基于这个认识构造体系（图6）衍生和发展起来的。

【注8】一维构造是没有回旋余地的，二维构造是有回旋余地的，三维构造是包容的，自然生成是三维能动的。形式逻辑思维的一维线性特征无法覆盖二维、三维的自然生成效果，我们称二维以上结构的变化过程包含的内在逻辑为"<u>自然生成逻辑</u>"形成与一维形式逻辑思维的结构性区别和区分。对此基督教也有很好的认识和表达，图7是图解《圣经》的关键图形之一，其中二维图形覆盖完整，使得"是"和"不是"一维线性的形式逻辑得到有定位规范的和谐的共存和共处，并且共同构成一维形式逻辑悖论无法实现的辩证思想效果和思想认识体系。从图7我们可以看出，二维形而上对于保留自然真实克服人类主观主义一维形式逻辑形而上学思想理论的自然偏离具有决定性的作用。这就是西方宗教的极为重要的作用——保留认识论超越一维形式逻辑的二维以上构造性<u>自然生成逻辑</u>的

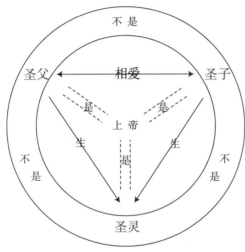

图7　二维覆盖一维图示

主导位置。看来，在构造性思维和思维的构造性方面东西方存在诸多的相通之处，也就是说对于构造和构造规范人类思维的基本问题上人类并没有根本的不同。

【注9】"诂训"的意思是古代传统的训导和训练。"标格"（同表格）是结构性思维和思维性结构的对应表达方式，即概念含义诠释的结构性关系定位判断和结构式地对于思维概念的关联性展开诠释（表1、图1、图2、图6、图7）。因为有构造的支持和概念与构造关系的规范，所以人的主观思维保留了自然结构升级要素的客观内涵的真实，使得人的一维形式逻辑思维赖之的概念能够在自然构造的支持下变得能动而不失真，这就是"化而裁之谓之变，推而行之谓之通"在主观思维中的数学机械化的特殊效应。王冰在《素问·序》中有"蒇谋虽属乎生知，标格亦资于诂训"的论述强调，说明了中医和中国古代文化内含着自然生成构造关系和人的主观"标格诂训"的主客观互动的"大制不割""大方无隅"的圆满。

从图4中我们知道了太极图是通过日晷阴影记录的二维形而上承载表达，这实际上是一个主客观互动把握自然本质真实的认识论建构和解构过程，既是一个无可争议的既成事实，也是一个完整的、构造性的思想体系。所以，太极图已经不是一张简单的图，而是一个包含着能量"虚极"认识论自由维度的、人类通过自然构造和过程认识自然本质真实的思想认识体系。这个思想认识体系既源于自然，源于客观，又有主观能动的"人法地，地法天，天法道，道法自然"的顺序，是主客观重叠的自然过程（图2、图9），不是用一两句话和一两个概念就能表达和理解清楚的，是一个首先做到

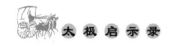

太极图承载，然后做到由太极图启示、规范的形而上的中医三维行为实践的，"象帝之先"，"不以数推，以象之谓也"和"执古之道以御今之有，能知古始是谓道纪"的，也是集宗教科学功能于一身的思想体系。因为有太极图的功课和太极图的成果，在全世界所有对于自然本质认识的形而上表达和理解中，中国人做到了最佳极致。所以，中国传统文化从来就没有哲学和科学的划分和繁琐，但却有着包罗万象、天人合一、**"它既是直接描述事件本身，而又同事实相符合"**的【注10】，本身就是自然生成的，又是能承载表达主观思维自然生成逻辑的，既是过去时（式），又是现在时（式），还是将来时（式）的，永恒具有涌现性和实用效应的一元化圆满。

**【注10】**爱因斯坦在《关于理论物理学基础的考察》一文中的原文为："在目前，我们完全没有任何决定论性的理论，它既是直接描述事件本身，而又同事实相符合。"

## 二、太极图构造的形而上与形而下转换——投影降维和主客观互动能量性升维

在自然界，客观是一种自然的真实存在，人类主观也是一种自然的真实存在，两者都是自然的自在之物，彼此之间有范畴区别又有客观的构造性关联统一。虽然人类主观与自然客观并不是完全相同范畴中的事件（events），而且从根本上来讲主观范畴只能从属于客观范畴。如何做到主观完全符合自然客观的真实是人类认识论要解决的最基本的生存任务，于是主客观关联的构造和构造顺序就成为人类认识论的重要基础（图1、图2、图6）。

一维直觉是人类适应客观自然形成认识维度的第一本能，直觉可以直接将人的行为调整到即时适应自然客观的状态，即（机械式）反应，实现人类短期瞬时的顺应环境的成功，但是仅有短期瞬时的反应并不能够保证人类长期健康的生存，更不能形成人类长期的可持续的进步和发展，人们需要在直觉反应的基础上认识和掌握自然界运动的基本规律，以做到人类理性在更高层级和更加长远的与自然本质规律的和谐。图1、图2、图4、图5、图6的日晷和相关日晷的太极图构造模型就是人类在长期观察自然变化规律中成就的主观思考的构造性承载和表达。而图5和图6这两个模型直接承载和表达及两个模型之间深刻内涵的有机转换则是人类"无生有"，人类思想"形而上者谓之道"进展到有形实体"形而下者谓之器""以制器者尚其象"，经纬纵横自然而然的化生过程和宝贵经验，即"通于一而万事毕，无心得而鬼神服"，即自然化生的**自然文化**。

文化，特别是太极图构造体系代表的**自然文化**，代表了人类认识自然规律最淳朴也是最高级的理性成果，不仅使得形而上不可见的思想变成形而下的可以"制器"的有形成果，还使人类认识自然真实本质有了"易无思也，无为也，寂然不动，感而遂通天下之故"的"道纪"。与其他人类可用之器的不同之处和高明之处是太极图构造体系通过"日晷之玄影"，不仅对于自然三维形而上实现几何形式影射降维，而且留下了与自然能量实现主客观互动的一个自由维度，实现了自然形而上能量作用（"道"）与人类认识的形而下图形载体（"德"）以及能用实体"器"之间的真实连贯的有效转换（"易"）。以致三维日晷几何形式的理论性降维形成二维太极图导致中国道家后续在太极图关系"守静笃"基础上"致虚极"升维回归自然能量"所行为经"、构造性认识

自然本质的科学之道，使通过日晷降维处理之后形成的二维太极图、抽象图形保留了主客观互动形而上特征的同时具有了"形而上者谓之道"与"形而下者谓之器"两者之间构造性玄同过渡和转换的功能机制，避免了物质性的三维刚性僵化（图10），对应和适应了能动变化的自然本质的构造和过程顺序真实，使得太极图构造成为全世界唯一的"**它既是直接描述事件本身，而又同事实相符合**"的**原理理论**。

前面讲过，一维直觉和自然物体的三维刚性存在是一种人们习以为常的客观的"最可信"的真实，也成为人类形式逻辑的出发元点之一，即人们常说的"眼见为实，耳听为虚"（实际上"眼见"的真实认识论效果只能生成二维的"象"），但并不是自然的全部真实和真实的全部，自然的真实中还有"视之不见名曰夷，听之不闻名曰希，搏之不得名曰微，此三者不可致诘，故混而为一"的形而上无形能量的更重要的三维时空变化和能量作用的存在，对于这个原（元）动的自然真实，人们把它称之为无处不在的形而上的"天"和"神"。

通过表1和图1、图2、图6的标格我们可以看出，客观的真实能量（道）居图2左上角位置（"左为大"），总是三维的无形的对于后续事件的全贯通和全涵盖，即"形而上"的三维客观存在，但能量作用又是能够实现对角线一维（能势差、矢量方向和时间）、二维（覆盖投影，波等）形而上的主观理解和表达加以测量认识的，相对居右下角位置三维刚性的自然物体而言，能量（气）属于客观范畴的形而上，而对于能量的认识（居于图2右上角位置的神）则属于人类主观范畴的形而上，而客观能量与主观之神主客观互动又是一种水平的不同维度的形而上，而且是可以有一维"道"、二维"象"、三维"神"建构和解构的能动的构造性的形而上，这就决定了人类认识和表达主客观不同范畴形而上会感到格外的重要和语言表达的无奈。其实，人类能够感受和认识自然能量并不困难，甚至是个一维直觉的本能问题，比如对于温度的直觉就是个认识自然能量的问题，但是真想和真正做到将能量实体存在及其作用表达清楚就成为一个似乎是不可能做到和解决的问题，所以认识能量的客观范畴形而上总是给人类带来认识论主观范畴上的不确定性困惑和迷茫。为了使主客观范畴的形而上的不确定能够被确定，多数的人们在没有三维日晷与二维太极图之间形而上升降维过渡和支持的情况下只好选择了对于"天""神"的一般图腾信仰崇拜从而产生形成宗教。

对于图5、图6、图7的表述可以说是一个纯主观但符合自然真实的形而上的思维模型，人们通过图6的建模和解构将对于能量的感受和认识从形而上实现向形而下的过渡和转换，这样人们就可以消除一般形而上的不确定性，以致从形而上实现向形而下的过渡和转换就变成了一个"言不尽意""立象尽意"的、人们自己可以把控的特殊过程。这个过程虽然是"道可道，非常道"和"悠兮冥兮，恍兮惚兮"的说不清楚，但是又确实可以做到几何学理论知识可以实证的"于是太极始判，圣人望而详之"的主观规范和自然确定，于是中国人就建立主观确定性的过程和有了建立自然确定性的纯自然规范。

由于西方只有图7、图8的思考表达而没有中国图1、图2、图6的经纬纵横的规范过程和过程规范，西方刚性三维测量已经排除了自然三维能量的形而上的柔性特征及其表达，所以相对论和量子理论只能将时间的形而上表达单独作为一个超自然的附加维度形成20世纪四维的理论物理学表述模型（图8），形成了主观形而上对于客观形

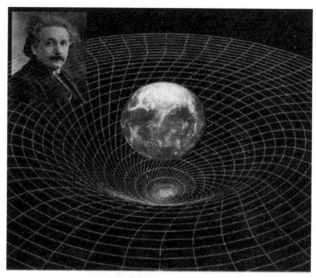

**图8 爱因斯坦相对论的四维空间模型**

而上的一种强加和相悖。中国因为有日晷经纬纵横降维"立象尽意"的和太极图"致虚极，守静笃"升维"得意忘象"的往复的处理，即构造性的**数学机械化**处理，没有西方相对论四维表达的失真于自然的悖论结果。在自然构造和过程面前，科学和哲学总是显得单薄和捉襟见肘。从图8的表达，说明实际上西方科学家也有类似中国的主观形而上的维度思考，但处理形式明显地有所不当，也说明实际上西方已经不得不承认了中国图1、图2、图6的形而上思维模型的合理性和科学性，只不过至今还没有人能够清晰的对此做出现代语境的、理论性的完整对接和表述而已。

回顾20世纪量子力学之父玻尔所说过的"**在一个基本量子现象被观测到之前，没有一个现象是现象**"。现代的理论物理学的物理对象由物质实体已经被玻尔用"**现象**"（phenomenon）来代替（实际上是指主客观互动），观察者应该也已经被引入到物理学中来，这显然是西方科学向中国主客观互动自觉、主客观认识构造（图1、图2）和"天人合一"理念的复归。"天人合一"复归实际上是进入图6《人类文化基础和意识形态三维形而上可显示构造图》内部关系的认识论处理和结构性的表达，一旦人们形成和进入图6的构造之中就会发现，日晷降维形成太极图和太极图"致虚极"升维对接自然真实的综合处理正是玻尔梦寐以求的"**现象**"的理解和理念，人类认识规律性的三维自然降维成象和二维图象"致虚极"还原自然三维真实，已经表达了玻尔无法继续的完善的思考，完整地诠释了玻尔希望表达的"**现象一词仅仅代表在包括整个实验装置的叙述在内的指定条件下得出的观察结果。在这样的术语下，观察问题不会再有什么特殊的复杂性，因为在实际的实验中一切观察结果都是用无歧义的叙述来表达的**""**和量子力学符号体系的结构及诠释更加协调得多，也和基本的认识论原理更加协调得多的作法，显然是把'现象'一词保留下来，用以表示在给定的实验条件下观察到的各效应的综合**"的现代物理学意识**【注11】**。

事实上，中国古老的太极图本身和太极图的构造体系已经成为了现代理论物理学的认识论和原理理论的基础。正因为太极图构造体系的真理性和可操作性，太极图构造体系中认识论升维和降维几何形式和性质的客观上不证自明地自然生成和主观上顺理成章，可以证明和证伪，中国人没有西方认识论中认识论一维形而上是非形式逻辑思维【注12】无法完整覆盖三维自然形而上和主观认识论三维形而上的宗教困惑以及科学还原论的局限和悖论。

【注11】从认识论的自然构造性来理解玻尔的思考以及西方现代理论物理学分成量子理论、耗散结构理论，相对论，我们就会很快清晰地发现：所有的形式逻辑思维都不能够完整做到"一达之谓道"的对于自然柔性三维形而上的有机充填和圆满，所有科学实验三维模型的刚性和物质的刚性使得人类主观思维与实际自然能量的作用无法实现直接的"致虚极，守静笃"的互动，每个由具体科学家参与的科学实验，包括大型加速器实验所形成的一维逻辑和二维图形以及三维"形而下者谓之器"的实验装置都不具备中国图5认识论模型与自然的柔性三维形而上真实实现内在、叠套、融合、洽接的能动和柔性自如，这样就使得整个西方理论物理学体系无法统一而处于学科或者课题零散破碎的复杂性状态。就量子理论和爱因斯坦相对论来讲，量子力学最基础的黑体辐射实验就存在着三维时空与颜色（波）温度（热能×质量）二维图形以及一维公式分开表达以及分开表达之间非常复杂的认识论过程和认识论的转换过程调整（比如计算），使得每一次的转换都会导致主客观互动的脱节进而导致人的主观认识对于自然真实的脱离和失真。所以，最后玻尔的整体性思考不得不回归到互补性理论和太极图这个基础之上。而爱因斯坦相对论的图8表达更显示出缺失了图6认识论模型支持的形式逻辑思维和科学实验造成认识论刚性三维模型，并进而在与自然柔性三维形而上对接时的无奈和荒谬。

【注12】形式逻辑是在"存贮成一族二维轮廓线表示"的平面内做思考的连接，没有经向"致虚极"的升维作用，所以思维概念连接可以完成，但无法实现"一达之谓道"自然填充三维真实的圆满。

## 三、抽象简约于自然——几何形式

吴文俊等数学家认为："**在数学上，所谓难的、美的，不见得是好的；所谓好的，也不见得就一定是重要的。**"

三维自然空间向二维认识论形而上转换是抽象思维和思维的抽象，而对事物本质的抽象图形（包括文字符号）提取是思维简化和思想集中的具象处理（即"大道至简"），是人类思考的必然过程和结果，抽象得越彻底，思维的包容越宽泛，越深刻（图2、图3）。对于自然能量和过程的终极抽象图形是一个道道（矢量），即"道生一"。"道生一"的认识论过程使得所有的具象思维彻底转换成人可以脱离自然实体进入测量认定的主观思维，维度相应地出现了。显然，一个维度是不够的，于是两个维度，三个维度相继出现生成，直到实现"物形之"的完整可测量"三生万物""留动而生物，物成生理，谓之形"的主客观圆满。于是人类自然生成的几何形式的结构就成为思考抽象处理的理想形态和方式，而将自然属性"致虚极，守静笃"赋（寓）于几何点线面抽象的几何形式的表达则是思想简化的不证自明的原理理论基础和转换处理（这里有仿射几何学与投影几何学以及能量属性信息向南北纵轴投影和物质属性信息向东西横轴投影的"取象比类"的处理），在这点上东西方并没有任何的不同，东方中国的勾股弦与西方的毕达哥拉斯定理几乎是在同一时期出现证明了这一人类进化进程的一致性。

几何形式的认定应该是人类出现高级文明的开端，其效果是在抽象图形思维过程和思想层面都自然生成可测量和可表述的规范。人们可以在主客观互动中找到了可以

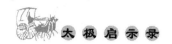

度量自然的主观可信方法和手段，建立自然属性的确定性和形成是非形式逻辑思维的预设和起始点，使得主观形式逻辑思维得到延伸和展开，东西方均如此。因为中国人认识到只能够用日晷来对应天的度量（图9），又承认"万物生之于有，有生于无"，"万物负阴而抱阳，冲气以为和"的事实，于是中国的抽象处理二维太极图信息时自觉保留了"致虚极，守静笃"的经向能量维度，并通过主观思维与自然能量投影到经轴的互动能够顺利叠套于"虚极"，构筑了形而上柔性而非物质刚性的三维认识论结构，超越了西方物质性刚性的三维结构而在认识自然本质的范畴争取了彻底的主动（图6、图7、图8）。

在中国，因为有日晷指针垂直日晷平面的三维直角三角形能动关系（每个"日晷之阴影"就是一个等高直角三角形围绕着日晷指针旋转的"致虚极，守静笃。万物并作，吾以是观其复，夫物芸芸，各复归其根"的动态三维结构关系）和后续太极图二维的投影作图的支持（太极图是三维动态结构关系的最终完满降维的二维承载表达，变换维度是主客观的自然构造内部的形而上、不言而喻的功能机制，变换维度是连续的过程也是过程的连续，具有仿射几何学的不变性质，不会造成任何信息的损失，具有自然真实的确定性和可测量性，所以在人的认识中并没有因变换维度而产生和造成整体全息判断的改变，这就是老子《道德经》所说的"同谓之玄"的含义之一，整个中医和道家的思维就是建立在"同谓之玄，玄之又玄，众妙之门"的过程基础之上），自然能量作用的虚幻被地平南北方向的纵轴投影以及地球纬平面与北极星经轴加以抽象承载和表达（图9、图19），最终形成了一个自然能量、物质、信息要素属性以及属性关系对应固定的，能量、物质、信息三要素一元联动时各要素之间几何形式与代数关系俱在的，整体和局部同时有所表现和表达的，没有信息和要素遗漏的，质和量相互作用转化的，即"致虚极，守静笃""大衍之数五十"（图9、图23）的基础模型。据安徽凌家滩出土的含山玉版的考古资料证明，这个模型在5600年甚至更早就已经形成，至今仍然存活沿用，而且能够全面经受现代人和现代知识体系的证明和证伪（图24）。

《素问·至真要大论》："帝曰：善。平气何如？岐伯曰：谨察阴阳所在而调之，以平为期，正者正治，反者反治。帝曰：夫子言察阴阳所在而调之，论言人迎与寸口相应，若引绳小大齐等，命曰平。阴之所在寸口，何如？岐伯曰：视岁南北可知之矣。帝曰：愿卒闻之。岐伯曰：北政之岁，少阴在泉，则寸口不应；厥阴在泉，则右不应；太阴在泉，则左不应；南政之岁，少阴司天，则寸口不应；厥阴司天，则右不应；太阴司天，则左不应。诸不应者，反其诊则见矣。帝曰：尺候何如？岐伯曰：北政之岁，三阴在下，则寸不应；三阴在上，则尺不应。南政之岁，三阴在天，则寸不应，三阴在泉，则尺不应。左右同。故曰：知其要者，一言而终，不知其要，流散无穷，此之谓也。"

经过图9的南政观察记录和南政北政综合属性抽象影射并加以应用证明的两个研究过程，自然三维关系最终会投影成多个二维的图形表达，更深刻地表现出"一个三维物体，人眼只能得到从不同视角看过去得到的二维图像"的观察自然的认识论效果和规律。然而这一次的由"立端于始，表正于中，推余于终，而天度毕矣"综合处理过的规范观察得出的是几何学的数学结果——勾股弦关系纯粹直线表达的符合几何公

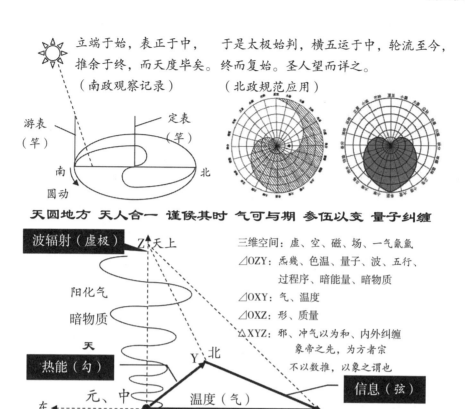

立端于始，表正于中，　　于是太极始判，横五运于中，轮流至今，
推余于终，而天度毕矣。　　终而复始。圣人望而详之。
（南政观察记录）　　　　　　（北政规范应用）

游表（竿）　定表（竿）
南　北
圆动

天圆地方　天人合一　谨候其时　气可与期　参伍以变　量子纠缠

波辐射（虚极）　Z天上
阳化气
暗物质
天
热能（勾）
元、中
东
（虚线为逆）
南
地下Z
地
阴成形
温度（气）
暗能量
万有引力
Y北
O
X西
信息（弦）
物质（股）

三维空间：虚、空、磁、场、一气氤氲
∠OZY：炁幾、色温、量子、波、五行、过程序、暗能量、暗物质
∠OXY：气、温度
∠OXZ：形、质量
△XYZ：邪、冲气以为和、内外纠缠象帝之先，为方者宗
不以数推，以象之谓也

图9　属性能量几何学抽象影射关系图

理和定理的，可以通过"元、中"和"数之法出于圆方，圆出于方，方出于矩，矩出于九九八十一，故折矩以为句广三、股修四，径隅五"的规范出天圆地方关系的寓于表达结果，即《〈黄帝内经〉方圆模型》（图10、彩图1）。人们借助图10的规范又可以暂时脱离南政观察只是依靠北政的术数处理得到运气学基础上的、"谨候其时，气可与期"的、整体性动态的、形而上而非解剖学意义的认识生命的结果，实实在在地做到"于是太极始判，横五运于中，轮流至今，终而复始。圣人望而详之"。

这是一个非常深入细致而又可以证明证伪的认识论体系和理论体系，也是一个真正做到了源于自然、回归自然，源于观察、源于数学基础的所有方面而又排除了所有主观干扰的主客观互动的**前科学**体系，因为这个体系基于和融入了自然能量的作用同时又具有人类几何学的基础内涵，所以我们又可以有针对性地称之为**能量几何学**。

"众生何在？其他生命的踪迹何在？"中国生物物理学的奠基人贝时璋先生讲过："**什么是生命活动？根据生物物理学观点，无非是自然界三个量综合运动的表现，即物质、能量和信息在生命系统中无时无刻地在变化，这三个量有组织、有秩序的活动是生命的基础。**"中国数学家和中国数学史家吴文俊先生说过："**中国传统数学在从问题出发，以解决**（笔者注：自然能量作用和自然真实）**问题为主旨的发展过程中建立了以构造性和机械化为其特色的算法体系。**"太极图模型（板）的主客观要素完整承载表达

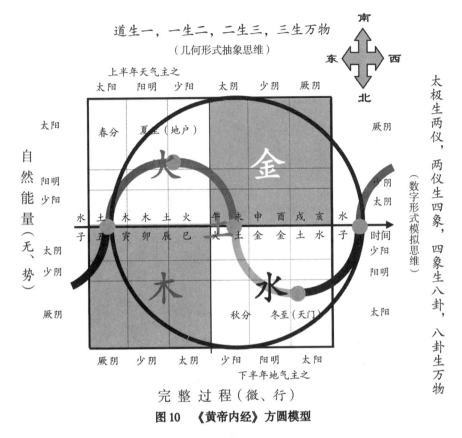

图10 《黄帝内经》方圆模型

以及现代大师的表述从不同侧面表达了人类基本思考的今古一致，印证了中国太极图模型真理性和科学性。

因为太极图是规范记录太阳光阴影的成果，是自然生成，所以大自然本质真实的全息得到了一种"大道至简"的终极抽象。因为阳光的热能源头作用，大气温度的信息和"万物生长靠太阳"的"万物并作"当然也被寓于到了太极图其中，世间三维的生命也就有了太极图二维的形而上的承载和表达。经过完整周期过程记录的太极图S形曲线本来就是一年四季均衡温度的记录，而S形曲线上各个点的斜率就是自然中存在的热力学熵和数学微分导数的表达，因为信息包容完整，过程没有间断，太极图不仅仅是一个二维图形，而且实际上还是一个承载人类认识自然本质的认识论一维、二维、三维形而上之间能动的自然构造和思想理论体系，既是一个数学的也是自然而然的现代物理热力学的全息理论模型。由于温度是能量属性信息和物质属性信息的双属性包括时空要素在内的"微妙玄通，强为之容"的综合表达，又是形而上，所以太极图实际上完成了统一物理学的承载和诠释，既是"天圆地方"能够包容所有自然要素的整体构造（图6、图9），又是同时能够通过几何形式解构和**数学机械化**解决所有问题的万能钥匙。这点从笔者用阴阳五行和热力学理念按照现代理工科语境整理的太极图（图10）可以得到印证和启示，加上图1、图2、图6的构造已经证明了整体思想符合《灵枢·邪气藏府病形》"夫色脉与尺之相应也，如桴鼓影响之相应也，不得相失也，此亦本末根叶之出候也，故根死则叶枯矣。色脉形肉，不得相失也。<u>故知一则为</u>

工，知二则为神，知三则神且明矣"的标准。在太极图模型中，西方热力学和理论物理学有的内容太极图中有，西方热力学没有的负熵表达和理论物理学量子理论没有的非波粒二象性的波粒一元化（中医的"中土五"）表达，太极图中也有（参看本书《黑体辐射与"太一生水"一文》）。实际上太极图模型对于物理学所有问题的通解能力实现了西方物理学的统一诠释，也实现了东西方思想最高层面的互补完善。

## 四、太极图的自然规律承载表达是有生命的——现实性在其展开的过程中表明为必然性

《素问·天元纪大论》："黄帝问曰：天有五行，御五位，以生寒暑燥湿风。人有五藏，化五气，以生喜怒思忧恐，论言五运相袭而皆治之，终期之日，周而复始，余已知之矣。愿闻其与三阴三阳之候，奈何合之？鬼臾区稽首再拜对曰：昭乎哉问也。夫五运阴阳者，天地之道也，万物之纲纪，变化之父母，生杀之本始，神明之府也，可不通乎！故物生谓之化，物极谓之变，阴阳不测谓之神，神用无方谓之圣。夫变化之为用也，在天为玄，在人为道，在地为化，化生五味，道生智，玄生神。神在天为风，在地为木，在天为热，在地为火，在天为湿，在地为土，在天为燥，在地为金，在天为寒，在地为水。故在天为气，在地成形，形气相感，而化生万物矣。然天地者，万物之上下也。左右者，阴阳之道路也；水火者，阴阳之征兆也；金木者，生成之终始也。气有多少，形有盛衰，上下相召，而损益彰矣。帝曰：愿闻五运之主时也，如何？鬼臾区曰：五气运行，各终期日，非独主时也。帝曰：请问其所谓也。鬼臾区曰：臣积考《太始天元册》文曰：太虚廖廓，肇基化元，万物资始，五运终天，布气真灵，总统坤元，九星悬朗，七曜周旋，曰阴曰阳，曰柔曰刚，幽显既位，寒暑弛张，生生化化，品物咸章，臣斯十世，此之谓也。帝曰：善。何谓气有多少，形有盛衰？鬼臾区曰：阴阳之气各有多少，故曰三阴三阳也。形有盛衰，谓五行之治，各有太过不及也。故其始也，有余而往，不足随之，不足而往，有余从之。知迎知随，气可与期。应天为天符，承岁为岁直，三合为治。帝曰：上下相召奈何？鬼臾区曰：寒暑燥湿风火，天之阴阳也，三阴三阳，上奉之。木火土金水火，地之阴阳也，生长化收藏，下应之。天以阳生阴长，地以阳杀阴藏。天有阴阳，地亦有阴阳。木火土金水火，地之阴阳也，生长化收藏，故阳中有阴，阴中有阳。所以欲知天地之阴阳者，应天之气，动而不息，故五岁而右迁，应地之气，静而守位，故六期而环会，动静相召，上下相临，阴阳相错，而变由生也。帝曰：上下周纪，其有数乎？鬼臾区曰：天以六为节，地以五为制，周天气者，六期为一备；终地纪者，五岁为一周。君火以明，相火以位。五六相合而七百二十气为一纪，凡三十岁，千四百四十气，凡六十岁，而为一周，不及太过，斯皆见矣。帝曰：夫子之言，上终天气，下毕地纪，可谓悉矣。余愿闻而藏之，上以治民，下以治身，使百姓昭著，上下和亲，德泽下流，子孙无忧，传之后世，无有终时，可得闻乎？鬼臾区曰：至数之机，迫迮以微，其来可见，其往可追，敬之者昌，慢之者亡，无道行私，必得天殃，谨奉天道，请言真要。帝曰：善言始者，必会于终，善言近者，必知其远，是则至数极而道不惑，所谓明矣。愿夫子推而次之。令有条理，简而不匮，久而不绝，易用难忘，为之纲纪，至数之要，愿尽闻之。鬼臾区曰：昭乎哉问！明乎哉道！如鼓之应桴，响之应声也。臣闻之，甲己之岁，土运统

之；乙庚之岁，金运统之；丙辛之岁，水运统之；丁壬之岁，木运统之；戊癸之岁，火运统之。帝曰：其于三阴三阳，合之奈何？鬼臾区曰：子午之岁，上见少阴；丑未之岁，上见太阴；寅申之岁，上见少阳；卯酉之岁，上见阳明；辰戌之岁，上见太阳；巳亥之岁，上见厥阴。少阴所谓标也，厥阴所谓终也。厥阴之上，风气主之；少阴之上，热气主之；太阴之上，湿气主之；少阳之上，相火主之；阳明之上，燥气主之；太阳之上，寒气主之。所谓本也，是谓六元。帝曰：光乎哉道！明乎哉论！请著之玉版，藏之金匮，署曰《天元纪》。"

没有图形和图形承载的几何关系的支持，上面这段论述是很难看懂的，甚至会被误解成宣传迷信的说教。但有了图形支持，这段文字就成为必须遵循的公理。图4显示的是一个细可分阶段并能够转换成时间表达的总体完整的自然过程，每一条线和每一个点都对应一个确定的过程步骤和过程瞬间（当然也包含了状态和功能机制等综合信息），一年地球公转周期循环下来形成太极图（图9），而每年、每天的"致虚极，守静笃"的机械化记录都是，也只能是太极图结果，这就是"**现实性在其展开过程中表明为必然性**"，就是绝对规律和自然确定性。对于这种自然的确定性，人们需要有超越主观意志的绝对的尊崇和敬畏（爱因斯坦的"**科学的宗教精神**"和"**宇宙宗教感情**"）。

在世俗的习惯性思维中，人们的主观意识维度的另一端总是受到语言文字概念的干扰**【注13】**，已经失去了文字形成所对应的原始主客观互动的认识过程和"**现实性在其展开过程中表明为必然性**"的自然基础和真实，也失去了抽象图形二维形而上承载的三维结构关系支持，所以文字概念的认识与诠释自然过程以及自然本质的真实脱节，不能真正达到"一达之谓道"和"为是而有畛"的真实程度，所以世俗的依托文字语言的思维就出现了严重问题，这就是"道可道，非常道；名可名，非常名"。正因为如此，中国的道家圣人告诫人们"仓颉造字，不如三皇无文结绳而治""多言数穷，不如守中""圣人抱一以为天下式"。显然，"象帝之先"的惟象思维穿透和覆盖了人们的主观意识维度中的语言文字障碍，实现人类认识维度的主客观之间的完整通透、重叠、吻合，当然释译自然本质的能力就强出许多。

**【注13】**文字（包括数字）也是二维形而上表达的一种形式，相对于太极图的成就过程，文字形成过程只需要事物外在的主观测量判断对应准确的一个维度就够了（即"有生有"），不需要也没有"无生有"的与自然过程对应。因为文字并没有主观思维与能量作用过程的"无生有"同步和三个维度齐全的规定，往往失去了对于自然过程的柔性内在构造性承载功能和时空内涵，属于对于三维形体的刚性外在的一阶抽象表达和只有二维形而上中的一维或者二维表达，是覆盖不了对于三维自然事物本质的二维的真实表达要求的，但文字能够适用于形式逻辑思维的连接表达。这样每个人都会面临三维形而上——时空混沌，二维形而上——取象比类、辩证法，一维形而上——对待、是非玄妙、西方形式逻辑的形而上学的认识论分类对应（即"不同的视觉算法"），需要在认识过程中保持高度的自觉和清醒。强调三维形而上思维以摆脱文字加形式逻辑思维的局限是中国道家思想文化的重要原则之一。

实际上，对于"无生有"过程的连续性和关联性和用一维形式逻辑思维实现认识论二维形而上表达的思考，在西方是很发达的，尤其是在数学和哲学领域。笔者研究发现，西方所谓的以概念为起点的思维体系**【注14】**和文艺复兴以后西方的数学发展从笛卡儿的直角坐标系、牛顿和莱布尼茨的微积分、傅里叶变换、对数和对数曲线的研究、希尔伯特和欧拉的纯抽象的数理逻辑推理研究以及物理学的场论和统计力学的思考等，都是对于"无生有"连续性和相关性的综合思考。尽管这些思考也都是非常规范、严谨和深入的，但仍然属于一维形式逻辑思维向二维和多维思考展开的努力，从根本上是受到一维和二维思维刚性限制的，没有达到且更不可能超出二维太极图所涵盖、承载和表达的**能量几何学**的三维能动范围，以致受到哥德尔的不完全性定理和塔尔斯基不可定义定理的 20 世纪新思维体系的严重质疑和猛烈抨击【注15】。

【注14】爱因斯坦在《论理论物理学的方法》中论述过："理论物理学的完整体系是由概念、被认为对这些概念是有效的基本定律，以及用逻辑推理得到的结论这三者所构成的。这些结论必须同我们的各个单独的经验相符合；在任何理论著作中，导出这些结论的逻辑演绎几乎占据了全部篇幅。"爱因斯坦在这里所说的"这些结论必须同我们的各个单独的经验相符合"实际上提出的就是一个主客观互动的问题，也就是以"概念"和"逻辑推理"做出主客观"致虚极，守静笃"全维度投影重合"通于一""复通于一"的问题。这个问题一直困扰着爱因斯坦、玻尔等西方最顶级的科学家，引发了爱因斯坦与哥本哈根学派长达半个世纪的无果争论和哥德尔不完备定理的异军突起，说明了西方物理学和数学的一维形式逻辑思维问题不可能做到完全真实的根本所在，也说明了西方科学对于中国太极图和中国道家思想思维构造和构造性思维体系必然需求的根本所在。现在看来，爱因斯坦这段论述就是西方思维缺失了中国思维性构造和构造性思维无法做到主客观适时互动问题的集中证明。

【注15】库尔特·哥德尔（Kurt Gödel，1906—1978）是奥地利裔美国著名数学家，不完备性定理是他在 1931 年提出来的。在 20 世纪初，哥德尔证明了形式数论（即算术逻辑）系统的"不完全性定理"：任何一个形式系统，只要包括了简单的初等数论描述，而且是自洽的，它必定包含某些系统内所允许的方法既不能证明真也不能证伪的命题。即使把初等数论形式化之后，在这个形式的演绎系统中也总可以找出一个合理的命题来，在该系统中既无法证明它为真，也无法证明它为假。这一理论使数学基础研究发生了划时代的变化，更是现代逻辑史上很重要的一座里程碑。该定理与塔尔斯基的形式语言的真理论、图灵机和判定问题，被赞誉为现代逻辑科学在哲学方面的三大成果。

哥德尔不完备性定理是西方思想发展史中具有里程碑意义的大事。哥德尔是 20 世纪西方最伟大的数学家和逻辑学家。在逻辑学中的地位，一般将他与亚里士多德和莱布尼兹相比；在数学中的地位，爱因斯坦把哥德尔的贡献与他本人对物理学的贡献相提并论。1952 年 6 月美国哈佛大学授予哥德尔荣誉理学学位时，称他为"20 世纪最有意义的数学真理的发现者"。哥德尔还是爱因斯坦不可或缺的终身朋友。

塔尔斯基（Alfred Tarski，1902—1983），波兰裔美国逻辑学家、语言学家和哲学家。代表作是《形式化语言中真这个概念》，该文完成于 1931 年，发表于 1933 年，不仅开创了现代逻辑的语义学研究，而且还奠定了他在逻辑学和语言学中的重要地位。塔尔斯基与哥德尔共同用形式逻辑思维方式揭示了西方形式逻辑思维的困惑和纠结，开辟了西方思想体系颠覆性的新思考。

在哥德尔不完备定理理论体系中，有一部分是透过一阶算术逻辑的语义表达技巧来完成定理的证明。在哥德尔的算术语言中，每条表达式都配有各自的编码。这个过程称为"哥德尔编码"，而每组表达式也可配有各自的编码组。如此一来，各种语义属性（例如：当成式子或当成句子）变成可计算的，人们就可透过算术式定义任何可计算的编码组。具体而言，人们可用算术语言中的某些式子（即公理）为算术句子及可证明的算术句子定义出编码组。塔尔斯基不可定义定理则表明：这种编码不能带给我们语义的概念，例如：真理的概念。这表明：世上没有任何（一维的）直译语言足以表达出它本身的语义。我们可推论出，元语言必须具备超越对象语言的表达能力，才可表达出对象语言的语义（笔者提示：由三维的"一即日晷之玄影"绘制的二维太极图就是典型的"元语言"，中国人"元语言"是三维构造和二维图象，而西方的"元语言"最多也只是二维的语言和文字符号，没有解

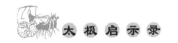

决问题）。元语言具有对象语言所没有的原始概念、公理及规则，使得某些定理在对象语言中不可证明，在元语言中却可证明。

以谓词（笔者提示：谓词是主语特定动态的表达，可以实现"留动而生物，物成理生，谓之形"的思考对应）与函数符号定义出于自身所有语义概念的直译语言，就具有"语义上强自我表达"能力。其中，必要的函数包括"语义评估函数"，用于将式子 A 映射到它的真值∣∣A∣∣及"语义表示函数"，用于将用语 T 映射到它所表示的物件［笔者提示：符合论是我们对真理的一种最多只能得到二维认识的直觉看法，怎样把这种直觉看法精确地表述出来呢？（一维的）"T 形等式"就是塔尔斯基给出的一种精确表述］。最终，塔尔斯基定理总结道："没有任何语言具有语义上强自我表达能力。"

在西方，真理概念是语义学的最重要的概念之一，因为从某种意义上说，了解一个命题就在于了解这一命题为真的条件。然而，真理这一概念又是十分含混的，历史上哲学家们对于真理有过许多种不同的解释，有真理符合论、真理融贯论、真理实用论、真理冗余论等（笔者提示：主观的"信"并不等于客观的"真"，中医追求"信"与"真"的结构叠套。总体上讲，哥德尔和塔尔斯基的思考就是前面我们论述的"信"与"真"的矛盾问题。因为他们都是低维度的思维，所以总是陷于纠结之中）。其中最有影响的是符合论。符合论的基本思想是：语句的真在于它与客体、与世界的关系，在于它与客体在世界中的存在方式或存在状况的符合与对应（笔者提示：显然缺乏维度和构造）。符合即为真，否则为假。实在论和可知论是符合论的前提。真理符合论可以追溯到亚里士多德。他在《形而上学》中对"真"有过一段著名的论述："凡以不是为是、是为不是者，这就是假；凡以实为实、以假为假者，这就是真。"亚里士多德的这一论述还可以用现代哲学术语表述为"语句之为真在于它与现实一致"，或表述为"语句是真的，如果它是指示一种存在着的事态"。塔尔斯基认为，无论是亚里士多德的表述，还是现代哲学的表述（笔者提示：因为没有主客观维度的结构吻合），都不是十分精确和清楚的，都可能导致各种各样的误解，因而它们都不能成为一个满意的真理的定义。

无论如何，塔尔斯基不可定义定理并未禁止以较强的理论去定义较弱的理论中的真理（笔者提示：这里显然是对认识维度和阶段顺序的思考）。例如，透过二阶算术可定义一阶算术基于 N 为真；而透过一阶策梅洛－弗兰克尔集合论（ZFC），可定义二阶算术（直到 n 阶算术）的真式子。

哥德尔不完备性定理和塔尔斯基不可定义定理已经构成了 20 世纪新的西方思想理论，其中包含了从亚里士多德到爱因斯坦和西方数学的纵横综合思考，甚至直接包含着爱因斯坦的思考和交流成果。结合中国传统太极图，人们会发现哥德尔和塔尔斯基思考和太极图的思考是人类关于形而上真实表达的同一个问题，同时也会发现西方一维形式逻辑思维的不完全性本质特征，发现人类完整真实的思维只能是一种在主客观三维结构中互动，升维和降维共同具备的构造性思维。相对太极图构造体系而言，20 世纪哥德尔和塔尔斯基的新思想理论只能说还只是又一次发现和提出了问题，虽然点到了要害，很深刻，但并没有最终解决问题，而太极图构造体系却早已经解决了问题。最终，西方思维必然走上向东方太极图三维三阶构造性思维回归之路，经过 20 世纪的研究而反省人类会在太极图的基础上形成 21 世纪的人类新思维。

西方数学没有能量经度的意识和理论位置，也没有能量（投影 Y 纵轴，即"正"）、物质（投影 X 横轴，即"平"）、信息（"大衍之数五十"的勾股弦关联，即斜、"邪"）和"致虚极，守静笃"主客观互动的构造性思维模型（图 6、图 9），只能够用数字计算的精度加上多阶的形式逻辑推理实现一维形式逻辑思维成果向二维形而上完整表达的逼近，但是因为属于升维思维，与降维过程逆反，故始终得不到中国的"不以数推，以象之谓也"的自然真实和满意的"信"。在西方数学家通过严谨数理逻辑推导出来的高阶数学关系中，比如笛卡尔的直角坐标系、牛顿和莱布尼茨的微积分、傅里叶变换和带有复数思维规则实际上是引进结构性思维之后的结构性形式逻辑思维，具有明显结构支持的欧拉公式 $e^{(i\pi)}+1=0$ 就属于西方思想体系中最高的成果，这些成果虽然也达到了很高的自然境界，表达出了几何性质的二维形而上的明显趋向，做出了一维形式逻辑数学推理连续向二维形而上无限逼近的典范，但最终也还是证明了和继续证明着太极图几何形式表达和涵盖人类数学成果应具有的结构关系内涵的完美【注16】，证明了老子《道德经》的"有物混成先天地生，寂兮寥兮独立而不改，周行而不殆，可以为天下母"和《黄帝内经》"阴阳者，数之可十，推之可百，数之可千，推之可万。万之大不可胜数，然其要一也"（《素问·阴阳离合论》），"夫数之可数者，人中之阴阳也。然所合，数之可得者也。夫阴阳者，数之可十，推之可百，数之可千，推之可万。天地阴阳者，不以数推，以象之谓也"（《素问·五运行大论》）的两千年之前就做出的古老结论的真理性质（自然确定性）。

【注16】数理逻辑就是一种在认识论二维直角坐标系范围内连续性、关联性思维的方法，是人类思维一维形式逻辑穿越二维语言文字概念障碍的有效方法，所以形成了人类数学和科学实证的方法基础。但因为数理逻辑的一维线性连续特征及其在结构关系展开时的一维线性无法覆盖二维结构的制约，使得在自然中实际存在"覆冒阴阳之道"三维本质有了变形和失真，以致西方数学的表述能力总是不如中国太极图几何形式本身就是二维覆盖之外还有一个自由维度能动的完整。确实，中国太极图构造体系具有排除一维形式逻辑线性狭隘实现对于自然本质中存在的结构关系的仿射功能，又保留了自然的真实过程，实现对于自然本质顺其自然的承载和表达，比西方的思想成果来得客观、简单、完整和真实，成为西方思想成果的有效涵盖互补。中国古人也具有主观形式逻辑思维，也有一些很好的形式逻辑思维的科学成果，但更有避免主观是非形式逻辑思维成果存有自然失真的警惕和自觉，所以在对所有思维逻辑进行比较之后还是选择了符合自然生成"覆冒阴阳之道"的自然生成逻辑以及符合自然真实的几何形式的三维能动的惟象思维。

数学家顾险峰《吴文俊先生的思想对我学术研究的影响》："西方主要遵循公理体系，依靠逻辑演绎来构建数学大厦；吴先生指出中国古代的数学传统是依靠算法来构造理论体系。为了真正将抽象晦涩的纯粹数学转化成切实的生产力，只有逻辑演绎是远远不够的，必须建立构造性证明。在绝大多数的情况下，构造性证明方法的难度远超过逻辑演绎的方法。"

## 五、源于结构内在——时间与温熵

过程和时间在本质上是一个问题内在的虚实能动转换的两个方面，对时间和过程的认识问题是一个认识结构即维度内化承载的问题。当过程为实的时候，时间为虚，反之亦然。但是两者的认识维度并没有出现，也没有客观独立存在形式，是需要依附主观认识随时可以融入认识维度之中的客观存在（图9、图10）。在一般的承载表达时，对于过程的持续均衡的线性表达就是总体时间的寓于抽象，也就是说太极图所有的线性表达形式都具有时间和过程内涵的寓于承载。因为有结构包容，内在的寓于就会无所不在，时间和过程游离于太极图构造体系的每一个点位，也可寓于每一个线条维度加以承载表达（图10）成为整个认识构造的内在动力源和转化机制。比如，完整过程的恒定周期由太极图的完整S波形和太极图的圆周表达，太极图还可以通过对于横轴矢量均分和圆周分度形成时间单位，相同的均分单位可以做出彼此等值转换，实现矢量发散与周期循环之间的转换，这就形成了现代的由钟表圆形周期性运动（包含振动波）表达无限发散矢量进程关系的统一，实现了虚实同在、时空一体、动静等观的主客观

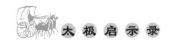

互动的认识纠缠和厘清等【注17】。

【注17】过程与时间一个问题的虚实两方面认识论的内在同一区别转换是中国道家思想的核心内容，即"生生之谓易"和"形而上者谓之道"。虚实转换是主观认识内在的，不改变任何客观存在的真实。"致虚极，守静笃"也是同理，主观结构性的虚实调整可以深化思维但并不影响外在真实的客观恒定。

虚实的转换是人类认识论自身本能的思维涌现机制，同时虚实同在明显是一个结构的内在问题。庄子《徐无鬼》：惠子谓庄子曰："子言无用。"庄子曰："知无用而始可与言用矣。夫地非不广且大也，人之所用容足耳，然则厕足而垫之致黄泉，人尚有用乎?"惠子曰："无用。"庄子曰："然则无用之为用也亦明矣。""故足之于地也践，虽践，恃其所不蹍而后善博也；人之知也少，虽少，恃其所不知而后知天之所谓也。知大一，知大阴，知大目，知大均，知大方，知大信，知大定，至矣！大一通之，大阴解之，大目视之，大均缘之，大方体之，大信稽之，大定持之。尽有天，循有照，冥有枢，始有彼。则其解之也似不解之者，其知之也似不知之也，不知而后知之。其问之也，不可以有崖，而不可以无崖。颉滑有实，古今不代，而不可以亏，则可不谓有大扬榷乎！"这段话的意思说明"实""有"与"虚""无"是不可分的，知道"实""有"与"虚""无"之间存在结构的"大""一"方为人类认识论具有内在涌现性的更加重要的完满（图11、图12）。

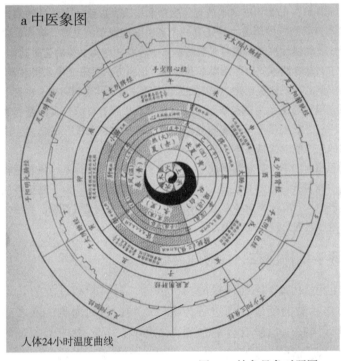

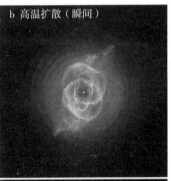

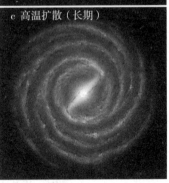

图11　抽象具象对照图

在当今世界上，如何将过程和时间两者统一起来的问题始终困扰着所有的科学家，关于什么是时间，时间是宇宙中第四个维度的思考和争论始终没有停止，但是早在数千年前中国人已经用三维日晷与二维太极图之间升降维的形式很好地解决了这个问题。著名的德国数学家、德国医学家和美籍德裔天文学家闵可夫斯基认识到："**从今以后，空间本身和时间本身都已成为阴影，只有两者的结合才能独立存在。**"因为日晷之阴影是阴阳虚实同在，而太极图的形成本身就是形而上完整过程的记录，既有波形循环封闭又有直线性的卦象和天干地支的连续（图10），还有象和数彼此之间的转换。所以实际过程和时间成为结构性内在的表达，既是覆盖又是发散，即"覆冒阴阳之道"，是形而上和形而下的结构性内在内化共同共通的载体和表达。在太极图中，能势和质量是纵横两个直线维度进而动态构成五行过程是波循环，以及能量、物质、过程、时间之间可以直接投影对应转换；在太极图构造体系中，五行过程可以是圆周，时间矢量也可以转换为方形直角坐标系的四个象限即"四时"循环转动表达，既实现了时间过程和过程时间的内化，又实现了表达方式参伍相合，参伍以变的能动，从根本上避免了西方人把时间作为脱离过程的、恒定的、以矢量发散的、刚性外在表达的诸多困惑，克服了时间成为三维宇宙的第四维外在因素的困扰（图8）。因为太极图中正弦波图形还是自然温度四季和每日变化的记录，已经实现了波与温度，波粒二象性等量子力学基础思考要素所承载表达的和谐统一，可以直接对应现代的波以及温度和熵的多重物理和认识论概念实现诸多物理学概念内涵的有机联系和转换，客观上实现了包括量子理论和宇宙学在内的统一物理学的完整诠释。对于太阳阴影全息的自然真实记录过程寓于太极图S曲线和太极图整体实现多概念重叠的全息表达，加上S曲线投影成（到）直线（中国惟象思维"致虚极"处理）和直线通过 $y=f(x/t)$ 的西方代数方程转化成正弦曲线的基本函数关系（傅里叶变换就是认识热能在物质中连续扩散的数学相关性规律的数理逻辑研究成果），实现了对于自然本质柔性动态的内在和内化的承载表达，突破了物质刚性有形的藩篱和限制，使太极图成为描述事物内在本质的思想理论根据和破解事物疑难的万能钥匙。

蛋从外部打破，蛋所具有的内在的生命关系就被破坏，生命之神消亡，生命也就终止，蛋黄蛋青就成了科学实验外在可以分析的胆固醇、蛋白质……即需要重新消化转换才能形成生命物质的营养丰富的食品；而蛋从内部打破是温度持续一定时间孵化成刍禽的结果，直接就是生命的升华和凤凰涅槃。同样的一个蛋，内外在的处理不同，最终的形态、状态和功能机制完全不同：一个有神，一个无神；一个有生命，一个无生命。西医和西方科学走的是外在打破蛋的外化分析处理，是"一尺之棰日取其半，万世不竭"（《庄子·天下篇》）的还原论思想理论体系；而太极图支持的中医和中国文化就是人类思想认识的"蛋从内部的打破"，是有内在根据、有温度过程的、实现生命认识和把握的凤凰涅槃。太极图自身就是阴阳五行的封闭，是具有能量承载的，具有三维自然时空所含有内在活力的内化结构。所以，太极图对于所有人类知识的洽接是连贯和谐的，覆盖是完整的和有生命的。

元始所著《灵宝经·上部·金诰书》："大道本无体，寓于气也，其大无外，无物可容。大道本无用，运于物也，其深莫测，无理可究。以体言道，道始有外内之辨。以用言道，道始有观见之基。观乎内而不观乎外，外无不究而内得明矣。观乎神而不观乎形，形无不备而神得见矣。"《庄子·齐物论》："六合之外，圣人存而不论；六合之内，圣人论而不议；春秋经世先王之志，圣人议而不辨。"这些论述说明了结构内在所包含的丰富和完整。而中国对于内在的思考实际上首先就是对于事物内部包含过程时间的承认，有建构过程顺序，由结构承载过程，过程寓于其中，时间也就有了承载。

图4太极图首先就是个24节气的时间过程的表述，在二维太极图中，时间过程可以从矢量表达转化为二维几何形式，再作为一个自然能量作用的核心随同人的认识像温度散发一样（图11、图12）做后续的展开，使初始的过程从中心发散叠套到了其余

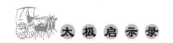

的相关部分，保持了太极图的自然初始过程内涵而使时间要素有了承载。结合中医象图（图11a），我们可以看到太极图是中医理论体系的核心，可以与自然"无名之朴"直接沟通成为生成万物之源（图2）。这就是老子所说的："道常无名，朴虽小天下不敢臣也，侯王若能守之，万物将自宾"和"知其雄守其雌为天下谿，为天下谿常德不离，复归于婴儿。知其白守其黑为天下式，为天下式常德不忒，复归于无极。知其荣守其辱为天下谷，为天下谷常德乃足，复归于朴，朴散则为器，圣人用之则为官长，故大制不割"和"道常无为，而无不为。侯王若能守之，万物将自化。化而欲作，吾将镇之以无名之朴。无名之朴，夫亦将无欲。不欲以静，天下将自定"的综合理解。这对于我们理解和认识中国文化和中医的核心作用至关重要。

## 六、能量几何学的综合表述机制——"至大无外，至小无内"的"覆冒阴阳之道"

太极图的认识论二维形而上结构的自然过程真实和结果真实，实际上已经成就了用主观形而上构造形式体系解释客观自然形而上能量作用，用整体结构叠套解释整体论的自成一体的**原理理论**体系，而且已经开始和继续引发出整体论的一系列的重要理论成果，并且使历史上东西方思想体系各自为战的局面逐渐走向了有机融合、和谐互动而取得更大成果的新局面。

图11是中医理论表述时的纯能量表达的"致虚极，守静笃"叠套处理。实际展开时，我们也要坚持古人传统的天圆地方的"守静笃""参伍以变""参伍相合"和"同谓之玄，玄之又玄，众妙之门"的**数学机械化**处理原则，把能量、物质、信息的基本几何抽象要素都考虑进去，这样我们很容易就得到了一个方圆切接嵌套的几何形式的、已经内化的、"至大无外，谓之大一；至小无内，谓之小一"、"覆冒阴阳之道"、"天一（圆）地二（方）天三地四天五地六天七地八天九地十"的无限能动的能量、质量的连续性转换关系的表达模型（图12、图13）。

在图12、图13方圆切接嵌套的图形中，所有的要素都是一元化关联能动的，既是整体又是局部，既是静又是动，既是能量又是物质还是信息，既是物理又是化学，既是主观又是客观……每一个方圆叠套就能构成一个太极的完整关系，就是一个小天地，就是一个五行，就是一个量子（图12、图13），就是一个温度阶段对应（比如水的温度阶段就是 $0 \sim 100℃$），每一个方圆叠套又是其他叠套的、"言标本者，易而勿及"的、相对论的标杆和变化基础……所有的叠套又可以构成《灵枢·根结》"阳道奇，阴道偶。"《周易·系辞上》"天一，地二；天三，地四；天五，地六；天七，地八；天九，地十"的无穷小的积聚（聚变）和无限大的展开（裂变）的可以对应现代物理学**"以太"**和温度概念的连续表达……这就是老子《道德经》的"道生之，德畜之，物形之，势成之。"我们按照这个几何结构的模型将温度作为方圆平面的垂直轴（虚极）落实为图12、图13的圆心中点，物质变化过渡轨迹（质量属性）"守静笃"为直线，把能量运行轨迹"守静笃"为圆弧，方圆切接点就必须具有能量与物质的特定信息状态和形态，这些点就被稳定的、形态可以相对固定的原子状态加以表达显示，于是我们很容易得到化学元素的统一诠释（表2、彩表1、表3、彩表2和图14、彩图11），进而得到很多现代科学研究得不到的、更深刻的对于自然本质的新的理解和诠释【注

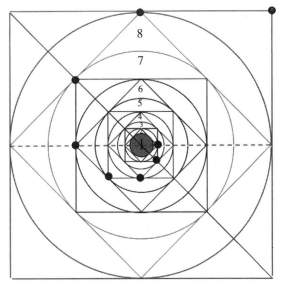

图12　方圆切接无限积聚展开叠套模型

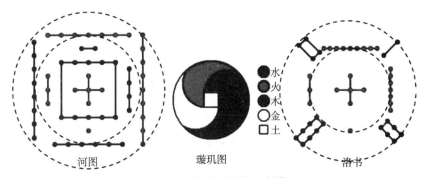

河图　　　　　璇玑图　　　　　洛书

水
火
木
金
土

图13　中国数学机械化基本模型

18】。

这些几何图形的功课因为是直观的二维形而上，一目了然并且形式逻辑推理的逻辑深度很浅，可以做到"感而遂通天下之故"，所以并不难理解。今天我们所有受过高中教育的学生也都具有这样的能力，可以靠着与古人完全相同的一规一矩就能以**数学机械化**（实际上人类认识论中的升降维问题应该就是**数学机械化**最初始的基础）的方式做出以上的几何学功课和物理化学的相应思考。大量考古的事实和现存的史料都证明古人也都做过这些功课，只是当时简单特定的属性赋予和现代被复杂化了的属性赋予、当时的语境和现代的语境、当时的科学研究成果水平与现在科学研究的水平等诸多的不同，人们依托这个模型所能得出的具体结论有所不同而已。但整体论的宇宙的宏观微观的几何形式的一元化整体关系和认识是亘古不变的，是生命永驻的。

【注18】诸如：向外为裂变，向内为聚变，元素嬗变，电子跃迁，磁场的右手定则和电流的左手定则，基本粒子的自旋……

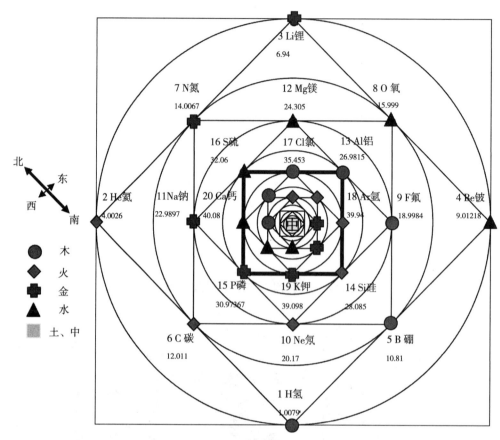

**图14　太极图构造元素周期示意图（部分）**

**表2　门捷列夫元素周期表**

| | | | | | | | | | | | | 1 氢 | | | | | 2 氦 |
|---|---|---|---|---|---|---|---|---|---|---|---|---|---|---|---|---|---|
| 3 锂 | 4 铍 | | | | | | | | | | | 5 硼 | 6 碳 | 7 氮 | 8 氧 | 9 氟 | 10 氖 |
| 11 钠 | 12 镁 | | | | | | | | | | | 13 铝 | 14 硅 | 15 磷 | 16 硫 | 17 氯 | 18 氩 |
| 19 钾 | 20 钙 | 21 钪 | 22 钛 | 23 钒 | 24 铬 | 25 锰 | 26 铁 | 27 钴 | 28 镍 | 29 铜 | 30 锌 | 31 镓 | 32 锗 | 33 砷 | 34 硒 | 35 溴 | 36 氪 |
| 37 铷 | 38 锶 | 39 钇 | 40 锆 | 41 铌 | 42 钼 | 43 锝 | 44 钌 | 45 铑 | 46 钯 | 47 银 | 48 镉 | 49 铟 | 50 锡 | 51 锑 | 52 碲 | 53 碘 | 54 氙 |
| 55 铯 | 56 钡 | 57－71 镧系 | 72 铪 | 73 钽 | 74 钨 | 75 铼 | 76 锇 | 77 铱 | 78 铂 | 79 金 | 80 汞 | 81 铊 | 82 铅 | 83 铋 | 84 钋 | 85 砹 | 86 氡 |
| 87 钫 | 88 镭 | 89－103 锕系 | 104 | 105 | 106 | 107 | 108 | 109 | | | | | | | | | |
| | | 57 镧 | 58 铈 | 59 镨 | 60 钕 | 61 钷 | 62 钐 | 63 铕 | 64 钆 | 65 铽 | 66 镝 | 67 钬 | 68 铒 | 69 铥 | 70 镱 | 71 镥 | |
| | | 89 锕 | 90 钍 | 91 镤 | 92 铀 | 93 镎 | 94 钚 | 95 镅 | 96 锔 | 97 锫 | 98 锎 | 99 锿 | 100 镄 | 101 钔 | 102 锘 | 103 铹 | |

### 表3　包含能量层级关系的元素周期表

| 过程相态 / 能级层 | ●木（东） | ■火（南） | ✚金（西） | ▲水（北） | 与门捷列夫周期表对照 |
|---|---|---|---|---|---|
| 一 | 1 氢（南西） | 2 氦（西北） | 3 锂（北东） | 4 铍（东南） | 内外能量条件过渡阈值 |
| 二 | 5 硼（南） | 6 碳（西） | 7 氮（北） | 8 氧（东） | 四方顺位，生命条件 |
| 三 | 9 氟（东南） | 10 氖（南西） | 11 钠（西北） | 12 镁（北东） | |
| 四 | 13 铝（东） | 14 硅（南） | 15 磷（西） | 16 硫（北） | 木东当位，稳定 |
| 五 | 17 氯（北东） | 18 氩（东南） | 19 钾（南西） | 20 钙（西北） | |
| 六 | 21 钪（北、稀土） | 22 钛（东） | 23 钒（南） | 24 铬（西） | 四方错位 |
| 七 | 25 锰（西北） | 26 铁（北东） | 27 钴（东南） | 28 镍（南西） | |
| 八 | 29 铜（西） | 30 锌（北） | 31 镓（东） | 32 锗（南） | 四方反位（相克） |
| 九 * | 33 砷（南西） | 34 硒（西北） | 35 溴（北东） | 36 氪（东南） | 不当位导致反置 |
| 十 | 37 铷（南） | 38 锶（西） | 39 钇（北、稀土） | 40 锆（东） | 乱位 |
| 十一 | 41 铌（东南） | 42 钼（南西） | 43 锝（西北） | 44 钌（北东） | |
| 十二 | 45 铑（东） | 46 钯（南） | 47 银（西） | 48 镉（北） | 火南当位，稳定 |
| 十三 | 49 铟（北东） | 50 锡（东南） | 51 锑（南西） | 52 碲（西北） | |
| 十四 | 53 碘（北） | 54 氙（东） | 55 铯（南） | 56 钡（西） | |
| 十五 * | 57 镧（西北） | 58 铈（南西） | 59 镨（东南） | 60 钕（北东） | 稀土元素 |
| 十六 | 61 钷（西） | 62 钐（北） | 63 铕（东） | 64 钆（南） | 稀土元素 |
| 十七 | 65 铽（南西） | 66 镝（西北） | 67 钬（北东） | 68 铒（东南） | 稀土元素 |
| 十八 | 69 铥（南） | 70 镱（西） | 71 镥（北） | 72 铪（东） | 稀土元素趋稳边界 |
| 十九 * | 73 钽（东南） | 74 钨（南西） | 75 铼（西北） | 76 锇（北东） | |
| 二十 | 77 铱（东） | 78 铂（南） | 79 金（西） | 80 汞（北） | 金西当位，稳定 |
| 二十一 | 81 铊（北东） | 82 铅（东南） | 83 铋（南西） | 84 钋（西北） | |
| 二十二 | 85 砹（北） | 86 氡（东） | 87 钫（南） | 88 镭（西） | 放射性边界 |
| 二十三 * | 89 锕（西北） | 90 钍（北东） | 91 镤（东南） | 92 铀（南西） | 锕系元素 |
| 二十四 | 93 镎（西） | 94 钚（北） | 95 镅（东） | 96 锔（南） | 锕系元素 |
| 二十五 | 97 锫（南西） | 98 锎（西北） | 99 锿（北东） | 100 镄（东南） | 锕系元素 |
| 二十六 | 101 钔（南） | 102 锘（西） | 103 铹（北） | 104 𬬻（东） | |
| 二十七 | 105 𬭊（东南） | 106 𬭳（南西） | 107 𬭛（西北） | 108 𬭶（北东） | |
| 二十八 | 109 𫟼木东 | 110 𫟷火南 | 111 𬬭金西 | 112 镉水北 | 水北当位，稳定，边界阈值 |

　　庄子说："至大无外，谓之大一。至小无内，谓之小一。"

　　马克斯·普朗克说："宇宙如同一个看不见的电网，牵一发而动全身，宇宙是一个生命共同体。"

　　马克斯·普朗克又说："我对原子的研究，最后的结论是世界上根本没有物质，心识是一切物质的基础。"

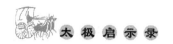

## 七、太极阴阳的数学机械化演绎体系——太极生两仪，两仪生四象，四象生八卦，八卦生万物

这一章的内容是本文第四章的直接延伸，涉及太极图与主观形式逻辑思维对接的认识论问题。在形式逻辑思维领域一般是没有图 6 认识论模型的二维形而上与三维形而上的互动问题，只有二维形而上概念与一维形而上形式逻辑之间的平面式对接互动，也就是中国《易经》的"太极生两仪，两仪生四象，四象生八卦，八卦生万物"的文字理解，这个文字理解往往使学习《易经》的人根本达不到"感而遂通天下之故"的思想境界。文字理解基础上对于《易经》的理解是缺少"致虚极"维度的，通常是在整个的思维过程中持续地将思维限定在二维形而上的阴阳卦象构造中，不做太极图随时间的"致虚极，守静笃"的主观思维与自然能量作用的升维处理，而是关闭了主客观互动的自然能量作用的客观要素、任由主观思维跟随依托二维形而上的阴阳卦象做形式逻辑的扩展推演，最终在多层级形式逻辑思维的基础上（也就是形式逻辑思维广度很宽泛的情况下）一次性地打开主客观互动的自然能量作用的客观要素做出有回归客观真实可能的判断。这种只是把主观思维寄托在阴阳卦象的过程更具有和加强了主观形式逻辑的作用，形成了一个人类认识自然本质是可以脱离即时状态的、可以独立操作的虚拟层面的表达——吉凶。六十四卦衍生二进制、再衍生出计算机，就是人的思想脱离客观自然能量作用维度的、二维**数学机械化**衍生出**虚拟世界**的形式逻辑进程，因为这个进程直接与"万物负阴而抱阳"相结合而没有"冲气以为和"的"谨候其时，气可与期"的实时生命处理，本质上的结果只能是二维形而上的虚拟世界和世界虚拟。

当太极成为和在主观思维中被作为**自然确定性**的终极实证的时候，太极图的二维阴阳构造也就成为和奠定了自然关系的承载和表达（"致虚极"升维是"反朴归真"，而"太极生两仪，两仪生四象，四象生八卦，八卦生万物"是没有升维的二维形而上的**数学机械化**连续推衍处理），成为了人类形式逻辑思维的出发元点。对此《素问·阴阳应象大论》归纳道："阴阳者，天地之道也，万物之纲纪，变化之父母，生杀之本始，神明之府也。"中国人坚持了阴阳为基础的自然构造性和"同谓之玄，玄之又玄，众妙之门"的升维处理成就了中医，同时也在二维形而上**数学机械化**的思考中成就了《周易》的图谶体系，使得中国主观是非形式逻辑思维形成了与西方以概念为基础展开形式逻辑完全不同的思想文化体系**【注19】**。18 世纪，莱布尼茨在《周易》影响下确定了二进制的发明，如今的计算机是莱布尼茨二进制基础上的科学成果，这使得中国的二维形而上的思维体系延伸到了现代科学领域取得的巨大成就。可以肯定的是，二进制是莱布尼茨所具有的西方形式逻辑思维数学推理体系与中国《周易》阴阳卦象思想理论体系对接的衍生结果，所以说二进制以及后来的计算机科学是东西方二维形而上思想成果的融通和发展，这就是中国太极图二维形而上思想体系"八卦生万物"的成果。应该注意的是，这里"八卦生万物"是信息化的，是虚拟的真实，与三维形而上，即"形而下者谓之器"的真实还是有区别的。

**【注19】** 卦象系统与太极图系统之间有五行纳甲的关系和术数转换处理体系，实际上就是一个卦象体系与太极图体系之间涉及升降维转换的问题。在此不展开论述。

从图15、图16我们看到了在脱离了主客观互动之后的卦象演变实际上是自然连续完整过程的断续的符号表述，这些处在连续过程断点上的卦象符号能够表达的只是一个瞬间状态，过程真实是有所断裂和有所扭曲的，需要虚拟的连接沟通才能够还原真实过程的承载和表述，这就是卦象体系与太极图相比不如太极图真实的原因所在，也是中医理论体系与卦象体系原理相关但与卦象并不直接对应而与经络对应的原因所在。事实上太极图与卦象系统是母与子的关系，太极图是母，八卦是子，太极是升降维抽象体系，八卦是从升降维抽象体系衍生出来的以二维推衍为主的模拟体系。

那么模拟体系为什么又能够做到西方数学数理逻辑推理做不到的"八卦生万物"的虚拟世界的效果呢？这里边还是因为形而上维度的问题。笔者在《中医启示录》一书中完整做过从用蓍草按照太极图阴阳五行过程变成八个卦象图形描述的模拟转换考证【注20】，本来表示自然连续的阴阳五行的线性过程，通过蓍草操作的"挂、揲、扐"的处理变成"挂一以象三，揲之以四以象四时，归奇于扐以象闰，五岁再闰，故再扐而后挂"具有一、二、三个自然维度和认识论维度含义的断续的二维卦象表达，线性连续性变成了断续的、具体状态的**数学机械化**二维符号的表达是有三维形而上寓于的（图15），于是卦象符号就有了升维的隐性承载，客观存在的连续能量作用三维形而上被有所回归和保留。此时，卦象符号的图形虽然是二维的，但已经具有了"二生三"和对应"致虚极"的含义和升维转换能力，能够做到"八卦生万物"。然而，卦象符号必须有方圆加数字做出结构性的标格定位，所以卦象系统脱离了方圆标格定位的卦象是无法灵验的。虽然卦象使得线性连续有了中断，定位变得相对精确对于主观判断的清晰和可以把握是有益的，人们可以通过卦象代表的过程状态做出相对精准确定的判断，自然混沌可以对应主观思维数字化的转化变得可以把握，但如果脱离了太极图整体构造《易经》和单个卦象意义就会大减。因为，《易经》卦象体系毕竟是一个由二维太极图衍生出来的特殊的认识论模型。

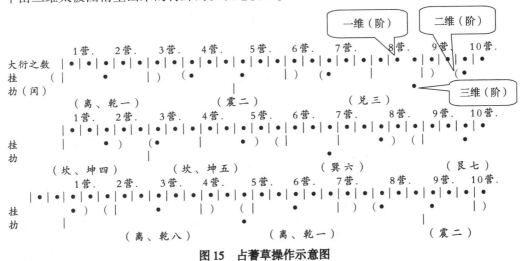

图15　占蓍草操作示意图

【注20】《易经·系辞传·上 –9》："大衍之数五十，其用四十九，分而为二以两象，挂一以象三，揲之以四以象四时，归奇于扐以象闰，五岁再闰，故再扐而后挂。"

老子云："无之以为用，有之以为利。"在二维卦象体系中蕴含着第三维状态的卦

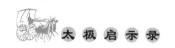

象符号可以把线性一维连续过程的阶段性三维"形而下者谓之器"的表达加以模拟设定，每个卦象符号可以虚拟一个过程状态以利于解决了人们对于过程无形状态的有形表达，"无生有"地解决状态的判断问题，克服了脑力劳动的混沌不规范和减轻脑力劳动的强度，被吴文俊院士定义为**"脑力劳动机械化"**。通过卦象的术数推演，人们可以得到相应过程的（虚拟）结果状态，也可以通过卦象转换成用电能支持的计算机数字运算，建立一个虚拟的世界对应认识和解释自己所处的现实世界。这就是"无之以为用"而不是"有之以为利"，此时的"用"远远重要过"利"，是无限的利益。在"无之以为用"的二维形而上形式中找到"有之以为利"的信息，以解决人们在社会生活中预测需求和与实际处境时间不同步的过程状态——吉凶，比人们已有的物质利益更加的性命攸关，这就是文化"无用"和"虚用"的无比重要！

还有一点需要注意的，《周易》卦象符号体系，之所以可以表达世俗社会的吉凶，是因为有阴阳和方圆图形加数字的标格缺一不可的共同显示，实际上显示的是完整过程中的即时状态。然而在图2中二维卦象毕竟是处于"二－二"的纵横连通转换的思考范围（图2的虚线连通），这个"二－二"的纵横活动可以连通和涉及图2所有的领域，但因为有断点（图16），无法同时贯通覆盖住方形九宫格所有的角落，表现出的只是二维形而上虚拟世界而不是完整的真实世界，这个"二－二"的纵横连通是个十字架，缺少了整个自然整体方框中的四个角的真实即左上角的"道"的自然能量的原发（乾知大始），右上角的"神"的主观能动（否极泰来），左下角"朴"的自然生命力（小往大来）和右下角的"物"的刚性实在（坤作成物）。实际上就是体现了现代的计算机的可实现的虚拟世界的基础和最终表达自然的能力范围。也就是说，计算机的虚拟世界永远也不可能做到自然的主观能动和自然存在的完整，需要真正的图2中两条对角线一、二、三维共有的认识论关系的完善。这样，图2和图16叠套带给我们的思考就是，要想做到认识自然的完整，需要不停地遵守中医的"然其要一也""不以数推，以象之谓也""知易者不占"的告诫和调整。也就是说，卦象系统不可能脱离太极图独立存在和运用。

太极图的升维和降维实现了人类理论物理学的基础体系的建构（图2从左上至右下对角线），而太极图后续的二维卦象演绎则形成了人类形式逻辑依托符号的思维，两种思维同源但是有区别。前者回归自然，后者是进入人类的虚拟世界，即通过依托阴阳符号和**数学机械化**处理来模拟认识自然，使人们通过模拟建立虚拟世界的扩展体系。在图2中，前者的路径从中间太极图向左，属**"非人世界"**，其真实成果是中医体系；后者是从中间太极图向右的扩展思维，属**"属人世界"**，也就是吴文俊院士所说的**"脑力劳动机械化"**的路径，其真实成果是现代计算机体系。不管是回归自然的真实路径，还是建立和扩展虚拟世界的路径，太极图都是必经的居中交会点，认识论升维降维的问题也是无法回避的，所以太极图及其构造体系就成为人类回归自然真实和展开虚拟空间的所有认识的核心枢纽。

"一阴一阳之谓道，百姓日用而不知。"这些现象如果用语言来进行表述是无法说清楚的，特别是关于计算机和人工智能到底会对人类发展起什么作用，至今仍然是个说不清道不白的事情，但是结合中医道家认识论的构造进行标格来加以认识，事情立刻变得简单明了起来。显然，构造和对于构造的建构和解构，构造性思维和思维性构

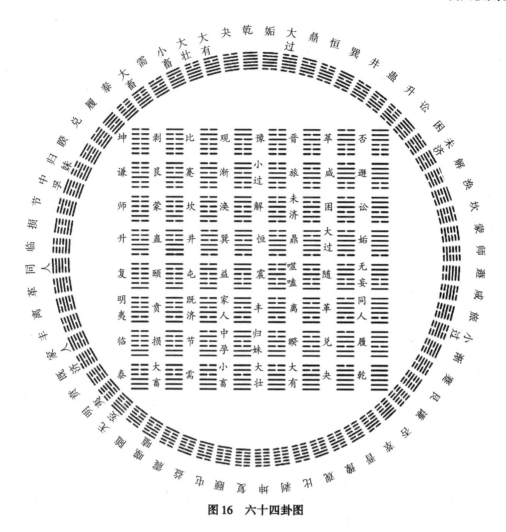

**图16　六十四卦图**

造起到了至关重要的作用，构造性思维和思维性构造涌现和规范了语言文字没有的思考和思想内容，这就是中国思想文化构造性思维和思维性构造的神奇之处。

## 八、简单结语——太极图构造体系规范人类认识自然的内在能动（涌现性）

*"是故夫礼，必本于大一，分而为天地，转而为阴阳，变而为四时，列而为鬼神。其降曰命，其官于天也。"*

自然生成的构造是不讲道理的，也是没有道理可讲的，自然构造展示的只是自然规律和自然本质的真实，是不证自明和不言而喻，也是毋庸置疑。自然生成的构造没有人类建造金字塔、米兰大教堂、帝国大厦和哈利法塔的辉煌宏伟和"9·11"的灾难，也绝不会有量子理论波粒二象性和哥德尔的不完全性的人类思想的悖论。人们通过自然构造的建构和解构认识自然规律是在人类文字形成之先，在认识自然规律的基础上才逐渐形成真实可信地诠释自己生活中道理的主导思想文化，然后才会确定形成二维文字的可行性和可信性，在文字基础上成就自己社会属性的文化和社会文明，于

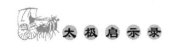

是几何形式和几何学就成为人类文明基础的基础，核心的核心。

太极图构造体系不仅有几何学的内容，而且有自然能量作用和认识论的过程结构的无任何遗漏的集成，当然就成为了人类最基础的文化和最根本的文化基础，以致生生不息、衍生出二进制、计算机和当今纷繁多彩无所不能的虚拟世界和世界虚拟。总而言之，"象数成理"的道路造就了人类现代的进化和进化的现代，具有无限的适应性和涌现性。

太极图和太极图构造体系的生成和应用都是人类与自然之间主客观互动的认识论成果，思维性构造和构造性思维本身也是主客观之间内在能动的思考表达。所以，太极图成为了人类认识自然本质的终极规范。在如何对待自然构造与如何对待认识构造的问题上，中医的自觉和实际处理也做到人类的极致程度。《灵枢·九针十二原》的结论如下："节之交，三百六十五会，知其要者，一言而终，不知其要，流散无穷。所言节者，神气之所游行出入也。非皮肉筋骨也。"【注21】

**【注21】"一言而终"的"一"的理解是结构而不是文字，不是一句话就讲清楚了的意思，而是太极图结构体系包含了所有自然本质真实的意思。"一"是"一即日晷之玄影"的整个思想认识体系，是自然能量，即温度，的整体的包容，而阶段性的状态则与"节"和"节之交"相关，一旦状态显现中医的思维和思考就要回到能量与结构的原始基础上来，即"所言节者，神气之所游行出入也"，这就是"然其要一也"和"不知其要，流散无穷"的真实内涵。没有结构就是一盘散沙和"流散无穷"的"碎裂开来"。**

几何图形是人类认识世界的二维终极抽象形式，所以也就成为了人类思维的最原始基础，太极图是人类认识自然能量的终极抽象，所以也就成为了人类认识自然本质最基础的，最简洁的承载和表达形式【注22】。"致虚极，守静笃"又在太极图二维的基础上实现了人类思维三维的构造化，实现了三维形而上思维与三维宇宙时空的全方位、全要素叠套吻合，实现了人类用主观形而上解释客观自然形而上（当然也包括形而下）和用主观整体论解释客观整体的理想和圆满，这是中医和中国人对于全人类的伟大贡献【注23】。有了太极图和太极图作为主客观互动的媒介以及"致虚极"的构造体系，形而上与形而下的问题就成为自然和认识论构造内部的关联要素，就具备了构造性连贯解决的形式和基础。有了终极抽象为几何形式的简化又可以使得太极图成为不证自明的**原理理论**，既是**前科学**又是科学。有了过程完整，信息包容完整，要素和要素关系完整的承载还可以使得太极图成为自然和人类思维自然属性确定性的一元化圆满承载和表达。有了内在内化的五行过程、波、温度、熵以及时间的和谐统一承载，最终使得太极图成为生命的终极诠释和表达（四个"有了"实际上是一回事、一个图，是同一拓扑性质的"通于一"的涌现性效果）。以致唐代整理传至今天版本《黄帝内经》的圣人王冰做出以下结论："夫运者，司气也，故居中位也。在天之下，地之上，当气交之内，万化之中，人物生化之间也。故运者，动也，转动也，即轮流运动往来不歇也。于是太极始判，横五运于中，轮流至今，终而复始。圣人望而详之。"这也就是钱学森先生所说的："中医将决定将来科学的发展"的坚实基础。

"当科学家爬到山顶的时候，发现神学家已经坐在那里了。"当科学历尽艰辛地爬到山顶的时候，发现中医持有太极图已经在那里等候多时了！

**【注22】数学家顾险峰《吴文俊先生的思想对我学术研究的影响》引文："我们坚信吴文俊先生的观点：构造性算法式证明是中国传统数学的宝贵传统，相比于停留在逻辑演绎层面的理论体系，算**

法体系才是纯粹数学的终极形式，具有严密理论根基的实用性算法才能和计算机科学紧密结合，从而推动人类文明的前进。虽然暂时不被人们理解，我们被吴文俊先生光辉思想所指引，坚信自己工作的历史价值，会更加坚定不移地奋斗下去。"

【注23】此结论绝非诳语！关于形而上结构性的思想理论成就的系统思考在中国既是早已有之而且成熟完善，这点可以从春秋时期的重要典故中随处可以得到证明之外，我们还可以从司马迁《史记·礼书第一》一文中得到一个总结性完整、完整总结性的描述："太史公曰：至矣哉！立隆以为极，而天下莫之能益损也。本末相顺，终始相应，至文有以辨，至察有以说。天下从之者治，不从者乱；从之者安，不从者危。小人不能则也。礼之貌诚深矣，坚白同异之察，入焉而弱。其貌诚大矣，擅作典制褊陋之说，入焉而望。其貌诚高矣，暴慢恣睢，轻俗以为高之属，入焉而队。故绳诚陈，则不可欺以曲直；衡诚县，则不可欺以轻重；规矩诚错，则不可欺以方员；君子审礼，则不可欺以诈伪。故绳者，直之至也；衡者，平之至也；规矩者，方员之至也；礼者，人道之极也。然而不法礼者不足礼，谓之无方之民；法礼足礼，谓之有方之士。礼之中，能思索，谓之能虑；能虑勿易，谓之能固。能虑能固，加好之焉，圣矣。天者，高之极也；地者，下之极也；日月者，明之极也；无穷者，广大之极也；圣人者，道之极也。"

这段论述是司马迁关于人类终极思想境界的概括之辞，也是司马迁以前中国正统史官（学家）对于中国终极思想文化的概括之辞，所以司马迁用了："太史公曰：至矣哉！"

在司马迁自成一体而又文、史、道造诣精深的《史记》中主客观的区别是非常清晰明了的，以致后人能够轻易地认识到"礼因人心，非从天下"的主观性质，说明以上思考均属主观范畴，所谓"至矣哉"则是指主观范畴的终极境界，是超越一般世俗所能理解的，也是不可能从属于世俗习惯的、具有亘古真理和自然规律支持的思想文化境界。而"至矣哉"的内容则集中在了"立隆以为极，而天下莫之能益损也"。所谓"隆"与"龙"谐音，"立隆以为极"的理解实际上是人类对于主观范畴中最有意义、最为隆重自由维度的自觉把握。如果人们始终将最隆重高尚的思考内容作为一个树立的维度加以对待，确实可以做到"微妙玄通，强为之客"，可以保持一种思想的深厚和包容，"立隆以为极"既是建立一个维度，又是一种主观的努力，是在主客观互动中认知客观存在着形而上能量作用维度并使主观思维做到"致虚极"的特指，显然是一种对于形而上的认识自觉。很显然，这种自觉是一个三维结构性和过程性完整体系，也可以说就是太极图的构造体系，是"本末相顺，终始相应，至文有以辨，至察有以说。天下从之者治，不从者乱；从之者安，不从者危。小人不能则也"的完整体系，是纯粹客观的、不以人们主观意志为转移的、"而天下莫之能益损也"的客观真实。相对这个"至矣哉"的体系和认识自觉，即使是高于天下世俗习惯的所谓"貌诚深矣""貌诚大矣""貌诚高矣"的人类之"礼"，也只能处于从属屈服的二等位置。主观上"因人心"的"礼"必须服从于完全与自然规律等同的"规矩员（圆）方"。

为了进一步证明笔者的对于古代存在的思维存在三维结构的判断是符合司马迁原义的，在这里不做任何注释地再引两段司马迁《史记·礼书第一》的原文由读者自己阅读做出判断："大飨上玄尊，俎上腥鱼，先大羹，贵食饮之本也。大飨上玄尊而用薄酒，食先黍稷而饭稻粱，祭哜先大羹而饱庶羞，贵本而亲用也。贵本之谓文，亲用之谓理，两者合而成文，以归太一，是谓大隆。故尊之上玄尊也，俎之上腥鱼也，豆之先大羹，一也。利爵弗啐也，成事俎弗尝也，三侑之弗食也，一也。大昏之未废齐也，大庙之未内尸也，始绝之未小敛，一也。大路之素帱也，郊之麻绕，丧服之先散麻，一也。三年哭之不反也，《清庙》之歌一倡而三叹，县一钟尚拊膈，朱弦而洞越，一也。

凡礼始乎脱，成乎文，终乎悦。故至备，情文俱尽；其次，情文代胜；其下，复情以归太一。天地以合，日月以明，四时以序，星辰以行，江河以流，万物以昌，好恶以节，喜怒以当。以为下则顺，以为上则明。"

在太史公的眼里，对于人而言，权力、财产、社会地位并不是衡量人本质的"至"的终极标准，但是在认识真理的自觉和能力方面却存在着感性加形式逻辑一个维度思维的"无方之民"（《广雅》：

"民，氓也。"），文字、图形两个维度思维"有方之士"和具有三维结构支持结构性思维的"圣矣"等三阶进化区别性的规范。对于人类最终极思想境界的判定，司马迁的思考还是回到了"天者，高之极也；地者，下之极也；日月者，明之极也；无穷者，广大之极也；圣人者，道之极也"（在这里对于"极"的理解如果融入"太极"的内涵，这个理解会有质的的飞跃）的纯自然和纯自然规律支持的中国思想文化的"天人合一"的最高境界……

司马迁不是一般皇家的御用文人而是有独立人格的、相对超然于世俗政治的、集数十代长达千年以上家族传承的正统世袭的、客观公正的、道德高尚的史官，司马迁的《史记》根本不是官场和皇家的御用逢迎粉饰之作，是掌握历时数千年的大量史料和完整历史文化成果基础上的良心之作，对于中国优秀传统思想文化的承上启下具有绝对真实的作用和无法比拟的重要意义。从《史记》中我们看到了未受专制统治"废黜百家，独尊儒术"扭曲之前的、中国文化的真实面貌，而在这个没有被专制政治和专制制度扭曲污染的传统历史文化体系中，老子"致虚极，守静笃"，司马迁的"立隆以为极"具有《礼记》"是故夫礼，必本于大一"的"不忘初心，方得始终"的元始核心地位。

《汉书艺文志》实际上是承认和记录了司马迁家族世袭史官的历史事实的。《汉书艺文志》写到："道家者流，盖出于史官，历记成败存亡祸福古今之道，然后知秉要执本，清虚以自守，卑弱以自持，此君人南面之术也。合于尧之克攘，易之嗛嗛，一谦而四益，此其所长也。及放者为之，则欲绝去礼学，兼弃仁义，曰独任清虚可以为治。"在这里，我们结合司马迁的论述完全可以将汉代之前的道家、史官、伏羲女娲、结绳规矩、三皇五帝、岐伯、俞跗、扁鹊、仓公、司马迁、太一、圆方、天干地支、"致虚极，守静笃"、"至矣哉！立隆以为极，而天下莫之能益损也"、经方、方术、医经、中医、"君人面南之术"、金匮玉版、太极图构造体系、《黄帝内经》《易经》《黄帝本草经》……恢复成一个自然生成、自然传承延续的、独立于汉代以后官方政治"正史"的、连贯完善的、鲜活的有机体系，对于认识道家思想理论，认识中国历史和中国文化的传统源头，恢复和认清中国优秀传统文化的真实面目和完整体系以及对于汉代之后专制制度文化选择以"礼"教为核心的儒家学说对于中国优秀传统排斥扭曲的了解都具有十分真实、深刻和重要意义。

可以这样讲，从"一即日晷之玄影"降维自然生成二维太极图，又能够通过"致虚极，守静笃"升维"反朴归真"的，有三维构造和过程顺序的太极图构造体系支持的构造性思维体系，客观自然生成的、主观又自觉坚持自然生成逻辑的中国道家和中医思想文化，即"大一统"。这些中国优秀传统文化的"不忘初心，方得始终"的核心正统不仅早就系统完整存在和自成一体，而且文字和图形的记录也是非常完善详实的，关键是我们这些后来人是否能够真正理解懂得和真正能够复原把握的问题了。

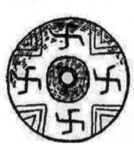 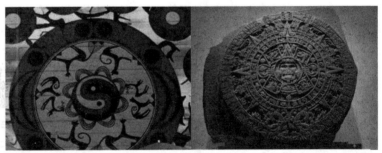

距今已有七千多年的美索不达米亚北部哈苏纳文化（Hassuna culture）陶器上的"卍"纹图案（左图）。距今有七千多年的乌克兰特里波耶文化（Trypillian culture）已经出现的太极图（中图）。右图为玛雅历法，在玛雅文化也发现了太极图。说明表达形而上的、太极图形的思考是全人类的，但传承和应用却有很大的不同。

# 新经络论

**科学面对真实过程时，会显得苍白无力和捉襟见肘。**

## 概述

简单概括地讲，中医是人类解读形而上的思想理论体系，也可以说是一个"形而上者谓之道，形而下者谓之器"兼而有之但侧重解决形而上承载表达的理论体系。中医的经络概念和经络学说就是解决如何实现人的认识：①从形而上落实到形而下；②从能量（本）落实到物质（标）；③从天落到地；④从外在环境落到生命体内等全方位问题的思考和表达。这些看上去似乎不可能的事情，对于中医而言却是已经完成的简单事实。因为中医有经络模型，有太极图模型，所有上边论述的内容一旦进入这中医的模型，立刻就会"通于一"变成一个整体的不同位置的相关，随着人的视点的落实，这种不同自然内涵也就有了具体的关联性落实。《新太极图说》做了太极图模型的解读，本文则结合太极图模型做出经络模型的解读。

中医经络的概念出自《灵枢·脉度》，完整的句子是："**经脉为里，支而横者为络，络之别者为孙络。孙络之盛而血者疾诛之，盛者泻之，虚者饮药以补之。**"前半句"**经脉为里，支而横者为络，络之别者为孙络**"就是通常的经络概念。这里的"经""络"是两个独立的概念，在理解时不可将"经络"视为一个概念和一句话来加以对待，要有依托构造的构造性的思维才能够思考到位、理解到位（即"**标格诂训**"）。从文字上看，"经"是"经过""经历""经验""所行为经"的"经"，也是"经纬"结构的"经"，还是"经典""经书"的"经"；"络"和"落"的古字是相通的，是"落地""络合""落实"的综合含义。"经"和"络"主要含义是在名词和动词之间能动的。"经脉为里"的"脉"的含义是明显的名词含义，是具有物质实体性质的所指，"经脉"构成一组能量与物质，动词与名词的虚实对应。后半句"**孙络之盛而血者疾诛之，盛者泻之，虚者饮药以补之**"是个治疗疾病的体系。

整个句子完整联系起来看，经络不仅是具有非常完整致病和治病功能的构造体系，经络实际上还是一个构造和过程。依托太极图构造的构造性思维，人们能够引出一个非常庞大的思想理论和实际操作的体系。这就是王冰在《〈重广补注黄帝内经素问〉序》中所提到"**藏谋虽属乎生知，标格亦资于诂训**"中的"**标格诂训**"问题。也是《周易》中提到的"**易有圣人之道四焉**"（在此只是点到为止，不做展开）的问题。所以要有王冰和《周易》的自觉意识和有效处理方可解决经络问题。

因为信息量大，即使有了构造，文字说明仍然不少，而且必须有构造的标格支持，文字说到了的问题就（才）会有解答。为了说明和实现中医思想理论和经络学说的形

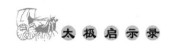

而上与形而下存在的互动互补关系，为了使发散式的文字表述具有收敛的结构和解构的关联性功能作用，中国古人采用了思维性结构和结构性思维，比如对仗工整的文字形式（"**以重言为真**"）和有顺序的组合句子，但在实际上对仗工整的文字表达形式还是属于非专业的、一般比较普遍低级思考的表达。只有真正高级的具有理论和实际操作意义、依托结构支持的思考表达才称得上是"**标格诂训**"，也就是说"**易有圣人之道四焉**"的表达才是真正"**标格诂训**"的形式。

由于王冰的提示和做过这方面的功课，本文在写作时清楚地认识到"**标格诂训**"的重要作用，在涉及形而上范畴内容的表述时，也尽量仿照遵循传统中医思想理论"经络"的自然结构，运用中医惟象思维体系的图形和图形叠套的特殊表述方式，而且语言文字也相对自觉地使用了**标格叠套**能动的表达方式，尽量使表述具有和体现形而上融会贯通式归纳性思维不同于形而下物质个体式孤立发散式推理思维和表述的实际效果，以还原传统中医"周而复始""复归于朴""归根曰静"的，归纳聚敛式的思维和表述特征。总之，阅读本文的思考忌分发离散，宜归纳聚敛，特别是有了结构以后就更加不能脱离图形构造进行纯文字概念的推演思考，要在文字和构造中做出"**标格诂训**"的思考，"**不忘初心，方得始终**"。

本文和本书最典型、最成功的"**标格诂训**"的内容是关于"**形而上**"和"**形而下**"这一对关键理论概念的连续思考和表述。这也是中医传统经典著作中经常会出现的情况和学习时必须掌握的基本方法。

《周易》的"**形而上者谓之道，形而下者谓之器**"是非常重要的思想成就，也是人们认识中国道家思想文化的一个关键难点。一般情况下，人们针对"**形而上**"一词的反复出现，已经习惯了将"**形而上**"三个字作一般意义的文字概念加以理解和解读。因为"**形而上**"本身就是无形的混沌，一方面可以无约束地进行遐想定义，另一方面谁也不会想到这句话是有构造支持的结构性思维的表达，于是造成了文字解读和思考的极大混乱，特别是主客观范畴的混淆，至今仍然遗患无穷。

本文通过图1、图2的"**标格诂训**"来对待"**形而上**"和"**形而下**"，由图1的"**道**"和"**大**"的主客观居方形左右的定位，我们得到了图2九宫格的表达有左右，即主客观两个"**形而上**"和"**形而下**"的"**标格**"；总体规范的左边是客观范畴（"**非人世界**"）的"**形而上**"和"**形而下**"，右边是主观范畴（"**属人世界**"）的"**形而上**"和"**形而下**"，上边两个横排是"**形而上者谓之道**"，第三排是"**形而下者谓之器**"，第一（横）排（维）左边是客观能量"**道生之**"的形而上，中间是主客观互动交流状态的"**形而上**"（"**易者，象也；象也者，像也**"），右边是主观形而上意识的"**神**"；第三横排（维）左边为自然的有机物质形式的"**形而下**"的"**朴**"和"**朴虽小，天下不敢臣也**"的生命表达，中间是人们可以通过"**以制器者尚其象**"的、有实用功能的、"**形而下**"的"**器**"，右边是没有生命和使用价值的"**物**"。竖行表示认识的阶（段）区分，横排表示认识的维度，"一、二、三"表示自然的顺序和认识深化的顺序。这样同样的概念因为有"**标格**"就有了范畴和顺序的理解规范，对于文字的理解会深刻得多，也简单得多，是"**标格诂训**"也是"**大道至简**"。

有了"**标格诂训**"以后，人们会将"**形而上**"作为一个包容的构造，能够与更多的思考内容做出包容和叠套的处理，最终成为一个理论体系来加以对待，这样就使得深入思考进入《黄帝内经》的"夫变化之用，天垂象，地成形，七曜纬虚，五行丽地。地者，所以载生成之形类也。虚者，所以列应天之精气也。形精之动，犹根本之与枝叶也，仰观其象，虽远可知也""人有精、气、津、液、四支、九窍、五藏、十六部、三百六十五节，乃生百病；百病之生，皆有虚实"，"九针者，天地之大数也，始于一而终于九。故曰：一以法天，二以法地，三以法人，四以法时，五以法音，六以法律，七以法星，八以法风，九以法野"等综合结构性的思想体系之中，把"形而上"作为一个能动的整体思考体系来加以对待，使自己的"形而上"的理解成为一种按照图26、图27进行结构式叠套的模式，进而又会形成整体论的互补融合，实现：①主客观互动的问题（学习）。②能量与物质的客观实在的能动转换问题。③形而上与形而下的共处和彼此之间转换问题。④自然生成逻辑与主观是非形式逻辑之间的共存和互动的真理标准问题。⑤整体与部分，即天人合一、量子纠缠及其之间共存互动的问题。⑥以上5个问题同时有区分又相互关联叠套互动的问题（第6个问题是更为突出独到和重要的）的"唯道集虚"的有机综合结果。

《庄子》有云："以重言为真，以寓言为广，以卮言为曼衍。"所以在语言文字出现表述和理解有发散跨度和层次不同的时候就会出现"以卮言为曼衍"的效果，这是本文不足取的。相反，本文采取的是"以重言为真"的聚敛和归纳性的思考表述，所以请读者在阅读本文时，尽量将一般习惯性的理解做出调整，对于阅读时形成的理解认识尽量长时间地保持，不去使暂时形成的理解只是作为下一段文字意思的铺垫而形成鱼贯式的线性展开的思考处理，也不要将已经形成的理解认识和那些看上去表达和含义有所"不同"或者思想内容有层次跨度的文字概念形成对立。对于阅读中的思考不做形式逻辑推理的线性发散延伸的展开处理，而是将文字概念置于一种文字内涵"存而不论""论而不辩""不以数推，以象之谓也""然其要一也"的结构性封闭重叠的状态加以"标格"理解，这样会得到与图形构造叠套相同的整体效果。一般阅读时会出现的语言文字一下难以融通的状态，可以通过多种内涵的叠套交融得到对于生命的求同深化的、状态叠加的理解和解读。

## 一、经络建模实现形而上自然能量的结构性承载

自然能量、人的思维都是无形的，属于形而上范畴。能量作用的周期性过程也是无形的，属于形而上范畴。人类对于无形能量和能量作用过程的认识也是无形的，属于形而上范畴。如何实现以上形而上的相对稳定的有形的承载表达是人类思想深化和进行交流所需要解决的首要问题。传统中医的经络和经络学说就是人类解决形而上问题认识生命的杰出成就，也是学习传承中医必须弄清楚的基本问题。

庄子《齐物论》有云："夫道未始有封，言未始有常，为是而有畛也。请言其畛：有左，有右，有伦，有义，有分，有辩，有竞，有争，此之谓八德。六合之外，圣人存而不论；六合之内，圣人论而不议。《春秋》经世，先王之志，圣人议而不辩。故分也者，有不分也；辩也者，有不辩也。曰：何也？圣人怀之，众人辩之，以相示也。故曰：辩也者有不见也。"【注24】"论"的条件就是局限在"六合"之内，是依托太极图构造体系的三阴三阳方形封闭坐标系展开的思考和论述，所以中医的"论"和经络的"论"是不能脱离中国惟象思维的抽象图形结构的一种思维和表达。《黄帝内经》

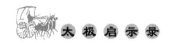

之所以用的都是"论篇"就是有中国惟象思维结构支持和限制的、语言文字为"经"（经纬结构的经）的、纬平面的包括太极图"图纬"条件在内的、基础自然关系关联的思想展开和行为展开（图17、图19、图20）。

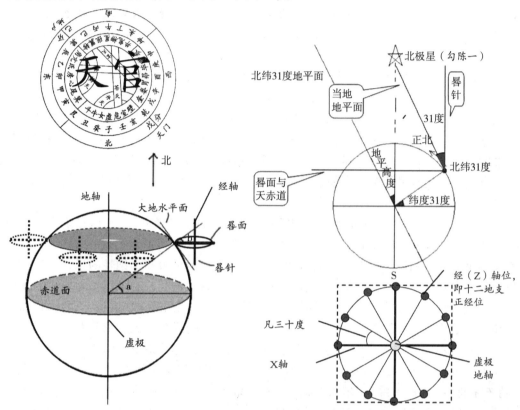

图17　赤道日晷自然天体几何关系定位示意图　　　图18　天学三维经纬抽象之投影二视关系图

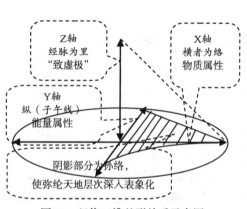

图19　经络三维基形关系示意图

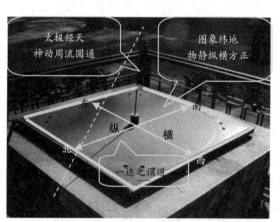

图20　经络三维基形关系日晷图示

【注24】这是结构性思维的原则，这个原则是根据"无生有"的实际认识过程而建立起来的。同样，庄子对于这个过程在《天地》一篇中还有详细的描述："泰初有无，无有无名。一之所起，有一而未形。物得以生谓之德；未形者有分，且然无间谓之命；留动而生物，物成生理，谓之形；形体保神，各有仪则谓之性；性修反德，德至同于初。同乃虚，虚乃大。合喙鸣。喙鸣合，与天地为合。

其合缗缗，若愚若昏，是谓玄德，同乎大顺。"总之，主观认识建构要有"为是而有畛"的过程，要有对于过程源头的追寻，要有过程生成的搭建，要有思维与构造吻合的包容。因为有《新太极图说》的论述，在此不再做展开论述。

严格按照传统中医经典论述的经络是"**经脉为里，支而横者为络，络之别者为孙络。**"这里的三个分句子都是主（名词）谓（动）宾（名词）结构，每一分句的主语又是上个分句的宾语，实际上表述了一个以"经"为最初始主语的、有"动"支持的、有过程顺序的物理学和数学的模型。在这个模型中，"经"始"纬"（"别"）末，"经"虚"纬"实，"经"本"纬"标共处，"所行为经"承接"泰初有无"为虚（我们称其为认识论的能量第一作用维度，亦即现代物理学的能势和中医"元"的理念，我们可以进而归结为第一个认识论的"阶"），"支而横者为络"为"实"（我们称其为认识论的能量第二作用维度，亦即西方物理学能势的物质性反馈扰动和中医"反者道之动"之"动"的理念，我们可以进而归结为第二个认识论的"阶"），"络之别者为孙络"为"虚实"共处、相互转换，在"支而横者为络"基础上（继续）"别"，即横向曼衍展开（我们称其为认识论的能量第三作用维度，亦即经过反馈扰动物质的后续转化和"留动而生物，物成生理，谓之形"的理念，我们可以进而归结为第三个认识论的"阶"）的有能量作用过程顺序的、能量物质信息一体化的、历史上实际存在但是史料记录是相对零散的、"天人合一"的（图17、图18）、将自然现象本质极致抽象成三维（三阶）几何形式基础关系的全息认识论和理论模型，也是迄今为止全世界对于能量作用中肯的、最为简单明了的、能够将自然中形而上本质内容转化为形而下的、可以辨认、分析、解构的三维结构性模型（图17～图20、图22）【注25】。表达清晰和清晰表达经络的模型就是《新经络论》必须恢复完善"经络"源于和属于形而上、还原"经络"概念从形而上（metaphysics，即元物理学）认识向形而下（physics，即物理学）研究转化的（留动而生物，物成生理，谓之形），具有真实历史内涵和现代意义的一项最重要的工作。

【注25】文中论述的维度和阶的自然属性和认识阶段过程顺序都是确定的，是"致虚极，守静笃"，不能做随意的变更和解释。在属性和顺序确定的基础上开展维度投射"同谓之玄，玄之又玄，众妙之门"的数学机械化操作，实现"泰初有无""留动而生物，物成生理，谓之形"的形而上向形而下的转换。

中医是用整体论诠释整体的思想理论体系，"整体大于部分之和"。图17～图20可以说是类似"盲人摸象"的主客观互动的四种表达的综合，从视觉直观向抽象理性程度逐步加深的和测量具体精准逐步向整体表达完整的，顺序是从"器"到"意"的图20→图17，因为我们更加追求整体性和形而上的表达，所以在撰文时采用整体抽象包含精准具体的图17→图20的排列。就像"盲人摸象"时，每个盲人的感觉都是真实准确的，但又都是部分一样，四个图形都是真实的，而且都有其各自的偏向和局限。所以在同一篇文章中围绕同一个问题做多图示的表达，能够通过图形的对于同一自然本质及其引发共有关系关联的承载和表达得到整体性认知。具体说就是，日光代表同一自在之物——宇宙能量本质，三维结构体现复杂自然关系的认识思考顺序（阶）和定位坐标系，周期表达过程时间寓于封闭之中，进而做出所有结构三维关系的统一南北坐标轴，确立"经纬"关系和分度，也就是老子《道德经》所说的"致虚极，守静笃"。这样，所有可以抽象于自然能量作用无数个小"虚极"的平行和可投影到一个整体性大"虚极"关系的表达都是"经"的理解，因为"虚极"既是自然能量的抽象表达又是一种无形的客观存在，所以"经"也就成为有能量含义的"泰初有无""一之所起，有一而未形""所行为经"的承上启下的概念。这是中华文明的整体基础，也是中医的

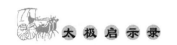

思想理论基础，本文还会继续深入做出一些具体表述，在此不多赘述。

从图17～图20、图22中我们可以看到一个公共的能量作用一以贯通而又有过程顺序的结构模型。简单讲，那就是日晷的结构，即第一个经向的中轴垂直立于一个纬平面中心的（经脉为里）客观存在和主观认识的维度，具有第二、第三个维度的纬平面构成纵横坐标系的包容和过程完整的三维结构。这就是宇宙的宏观和微观终极抽象的基本模型（实际上也就是后文的"**三维基形**"和庄子所说的"**六合**"的概念）。在这个终极抽象的三维模型中，人们可以得出自然中存在的最基本要素的框架式结构关系，即"道生一，一生二，二生三，三生万物"和"道生之，德畜之，物形之，势成之"的认识论抽象三维三阶过程关系【注26】。

中国人在数千年前就已经认识到和建立起了这个模型，并把这个模型作为"大一""天学"和医学、生命学的基础模型建立了一整套对于客观形而上实现完整准确主客观互动的、"万变求其真，终始自相因""法于阴阳，和于术数"的**工具认识论**。实现了人类主观认识从天到地，从混沌到有太极图图象承载支持，从形而上向形而下，从无形能量到有形物质的整体转换，圆满成功地完成了人类认识形而上自然本质的基本任务。当所有的抽象都指向和表现为同一形式结构时，事件已经不是偶然了，事件已经从散乱的混沌状态转变成了有序和规律，这就是中国道家和中医所指的三维三阶的"真"，也是中医经络的"真"。

【注26】中医的思维是人类的终极抽象的惟象思维。在主观的认识与客观的自然能量三维作用于时空的对应互动中形成了以下符合客观规律的规范：能量作用于自然三维时空的能势，即"势成之"的"势"，是一维抽象的，即"道生一"和"道生之"，同时也是"经""经脉为里"和"经过"的对应理解（一阶）；二维是日晷指针形成阴影（支），是"支而横者为络"，对应的是能量作用受体和人类认识的反应，即"一生二"和"德畜之"（二阶）；阴影在晷平面的横向覆盖移动（别）是"络之别者为孙络"，形成纬平面和"经纬"三维构造（三阶），即"二生三"，以及"四时之气"与"万物并作"的涌现性思考；三维完整的、构造的、规范的日晷之阴影可以实现具体时间周期与分度的精确定量的实际测量，记录绘制太极图，实现了思维与物质实体的确定认知和精准区别命名（"明文"和"文明"），即"三生万物"和"物形之"（图2、图9）。用太极图又可以"执古之道以御今之有，能知古始是谓道纪"来解读自然能量对于自然生命物质作用的本质内涵，实现能量形而上对于生命物质的抽象认识和解读，实现形而上（metaphysics）向形而下（physics/material）的根本转换。在这个人类最初的最基本的完整认识过程和认识论构造的建构中，每个认识维度又都存有和限制在感受和确定感受真实，即"信"的低维状态，只有认识的三维构造完整，认识才能够真实完整。这个人类认识论过程的总结归纳是与三维结构抽象测量分不开的，中国古人完整真实地把握和总结了这个过程，并且能够在经纬纵横三维经络结构中，实现了对于自然本质的"形而上者谓之道，形而下者谓之器"的完整认识。由于这个三维经络结构源于自然回归自然，也包含了人类认识"藏谋虽属乎生知，标格亦资于诂训"的所有有区分地互动式思考，这个三维经络结构就成了全世界唯一的、最完善的、规范解读形而上的、主客观互动的结构形式承载表达体系，而且这个体系没有，也不会出现西方宗教与世俗、哲学与科学、形而上（metaphysics）与形而下（physics/material）的分割对立格局。

说到这里，就出现了一个高阶的关于人类认识形而上问题和从形而上向形而下转化过渡的重要思考。形而上的自然虚无是三维的不可测的时空，物质形而下则是三维的可测量实有，在这两种自然现象和自然实际状态之间存在着人类主客观互动的多阶段的思考。也就是说，形而上还有区别于自然三维时空的、"恍兮惚兮，悠兮冥兮"

"其合绳绳，若愚若昏，是谓玄德"的不可确定的人类主观范畴的许多思考，对于这些思考是需要记录的。这个问题又回到笔者已经在本书《新太极图说》一文中的论述（表1、图1、图2），在此不赘述。

发现和自觉运用二维图形（当然也包括文字）实现对于主客观形而上的承载和交流，是人类进化从动物脱颖而出成为**"人的现象"**（**"人的现象"**是法国古生物学家德日进神父建立的概念，具体的表述是**"知道自己知道"**）的最重大、最基础的文明事件。在这点上，全世界是有共识的。但在二维图形和文字基础上始终保留一个**"致虚极"**的三维经络结构的思想只有中国和中医才有。西方思想体系在二维几何学的基础上延伸出了以数理逻辑为基础进行数学推导，加上科学实验进行证明证伪的复杂化认识自然的科学体系。而中国却在二维太极图的基础上恢复经络的三维结构，建立、形成和发展了一套以主客观互动为第三维的、"致虚极，守静笃"的、具有诸多二维图形进行"天圆地方"叠套运用的认识论模型体系（图26、图27），实现了人类一元化的、整体圆满的、"大道至简"的认识宇宙真实本质的有效媒介。在21世纪上半叶的如今，东西方的思想体系又会通过在主客观互动第三维"虚极"贯穿的二维几何学与二维太极图的叠套中实现整体人类思想的天下大同。

经络的建模从根本上来讲，直接与形而上的自然能量相关，与从天到地、从能量到物质、从形而上向形而下转换的三维模式以及人类认识论的三个阶段相关，是中华远古人经历长时间观察思考后所成就的生命基础关系的最简单结构【注24】。因为借助于阳光形成阴影投射绝对直线线条为基础的几何形式抽象的终极彻底【注27】，所以经络模型涉及"古者庖牺氏之王天下，仰则观象於天，俯则观法於地，中观鸟兽之文，与天地之宜。近取诸身，远取诸物，於是始作八卦，以通神明之德，以类万物之情"（《易下·系辞》）论述的所有自然元素。一般人因为没有日晷和太极图构造支持的思考和理解是不可能完全掌握其真实内在含义的，因为一般人的抽象思维不可能达到古人长期积累的深度和专注度。对于人体生命，一般人只是从人体的实体结构的形而下和"物形之"以及古书文字记录两个方面的思考来形成理解和认识，即将"经络"直接认为是一个实体性质的"经脉"加以理解（图21、图28），认为经脉的所处位置是纵深置于人体内部的某种肌体组织结构，络脉则是与经脉形成横向网络关系的某种生理组织的部分，于是就从人体的组织结构中来逆（能量作用）向地寻找经络的存在和功能作用。结果与传统中医的思想理论背道而驰，不得其解。

**【注27】**线条终极抽象的效果作用可以从著名画家毕加索画牛（图3）的思考和表达中得到启示和说明。二维图象则具有和实现了三维真实的投影承载表达和二维信息的三维感官认识复原的主客观互动的中介过渡功能。艺术作品抽象测量人类的美感，而几何形式和太极图构造体系抽象所承载的是可以测量的自然真实，所以几何学也叫测量学，太极图则是抽象的测天学。

事实上，"经络"和"经脉"是虚实两个层面的概念。严格讲，"络"是动词，经络是抽象的形而上能量"所行为经""络合"生成形而下的关系模型基础上的特定概念（图19），经脉是包含功能机制在内的有实像和形体的形而下概念（图28）。于是，经络与经脉是一个形而上和形而下共同相处的、形而上向形而下转化的"留动而生物，物成生理，谓之形"的完整结构。或者说，经络、经脉是形而上与形而下结构共处的关系和具有互动关系的结构（图19），这在古书经典和实际运用中也是有明显和明确区

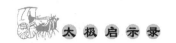

别的（本文会举出一定的实例加以证明，读者也可以自己去考证，不难的）。现在的问题是，长期以来因为缺失古代经络结构的理解和传承，人们形成的对于"经络"的理解只是局限在文字表述的层面，完全失去了经络的能量作用源头、过程和结构的基础，所有对于"经络"的认识理解总是背离了古代人建立的传统中医理论原义的。以致迄今为止，现代的经络研究都是遵循一般人偏离了"经络"的《黄帝内经》古义"经旨"的理解开展的。现在的经络研究，可以说基本上是属于还原论思维基础的实证研究，大部分都是围绕着人体解剖学关系对于"支而横者为络"之后阶段展开的物质性和功能性研究，失去了"经络"的源头阶段，结果形成了今天经络图19整体结构缺失，能量作用源头和过程短缺，基础理论纠缠不清，实验结果不能求全的经络研究格局和研究结果总是不甚成功而无法满意的尴尬局面。就中医现状的整体而言，就中国整体思想文化的状况而言，所有呈现的状态正像黑格尔所说的那样："**科学和常识这样携手协作，导致了形而上学的崩溃，于是便出现了一个很奇特的景象，即：一个有文化的民族竟没有形而上学——就像一座庙宇，其他各方面都装饰的富丽堂皇，却没有至圣的神那样。**"

当我们回到传统中医惟象思维和太极图结构的基础上来理解《黄帝内经》"**经脉为里，支而横者为络，络之别者为孙络**"的这段论述的时候，我们会形成一种能够与天、与地、与古人，与《黄帝内经》和谐对话的整体关系的新认识和新局面（实际上是对于传统局面的回归），形成对于经络的能量第一性的结构关系性的几何形式抽象非物质纯粹形而上认知。

现在，我们可以在还原古代思维的基础上正面回答究竟什么是古代"经络"概念，或者说什么是古代经络的原始模型的问题了。简单说，就是立竿见影的关系【注24】。"**经脉为里，支而横者为络，络之别者为孙络**"就是图19和图20以及【注26】文字共同表达出来的自然关系，这种关系的最终表达会通过日影的周期过程转换成天干地支（子午流注）的时间表达，最终落实到太极图结构的综合承载表达之中。

经络虽然不是完全的太极概念，但是有太极图构造体系的所有内涵，与太极图构造体系是相通的，可以说太极图的整体思考就是"**经旨**"。太极图是中国独有的日晷中心视运动的认识论和复杂**数学机械化**的成果。以日晷和其他天象综合观察为依托的中国"**天（文）学**"是以绕地轴"致虚极"圆运动为准则【注28】，以日晷指针（与北斗七星视运动同步）为观察中心轴，即"经"和"经天"【注29】，以"地"的北南对应子午线为纵，东西卯酉线为横固定天然方形图纬坐标系【注30】和以日晷阴影形成太极图阴阳为定性定量判断的天文模型，既不是日心说，也不是地心说，是主客观互动的观察说，即"观"和"察"两者的互动说【注31】。所以，中国和中医"经"和"经络"的概念无形中汇聚和凝聚了无数的关于自然能量属性的几何学功课和信息，具有极为深刻的科学意义，成为"形而上"的结构性表达。只要有"经"的存在和彰显，"形而上"就不会缺失；只要有"经络"的存在和彰显，"形而上者谓之道"和"形而下者谓之器"的互动完整就不会缺失。

**【注28】**地轴是人类无法看见的、非物质性的，但又确实存在的形而上属性的客观自然真实，即通过地球自转自然形成地轴（可以做"虚极"和"致虚极"的理解）。那么，日晷绕地轴的旋转，因为日晷到地轴距离恒定，人们可以形成以日晷指针为中心的抽象的圆形轨迹和实际的以地轴为中

心、地球半径为大圆半径的同步的取象比类，也就是以太极图的外圆对应赤道，可以等同于地球自转的表达。这个圆不论大小都是日晷绕地轴旋转一周的记录，是有过程和时间以及经纬度内涵的，日晷绕地轴一周为一日十二时辰（地支），所以时间已经寓于其中，有相对论的思考但没有也不用出现爱因斯坦所描述的实际上在自然界中并不存在的时间的第四维空间的形式逻辑推理的荒唐，这就是中国太极图包含了西方物理学最高思考而又没有西方物理学那么多导致悖论的主观强加的特征和原因所在。显然，日晷做到了《黄帝内经》"立端于始，表正于中，推余于终，而天度毕矣"的地纬赤道平面及其地轴虚极的三维抽象几何形式的表达（图17、图18），也做到了地轴这个形而上自然真实的客观存在的形而下表达。进而使得人们能够在"六合之外，圣人存而不论"的结构图形条件下"唯道集虚"做出符合现代科学准则的数学机械化的术数处理，为"天干地支"和"经天纬地"的中医和道家理论的基础概念提供了观察自然本质真实的几何学和数学的根据。

【注29】战国著作《鹖冠子》中所指的："斗柄指东，天下皆春；斗柄指南，天下皆夏；斗柄指西，天下皆秋；斗柄指北，天下皆冬。"司马迁《史记·天官书》："中宫天极星，其一明者，太一常居也；旁三星三公，或曰子属。"（图17、图18）"经天"有绕地轴日的周期，即日有"寒温"，也有地轴绕日的周期，即365.2422日年有"四时之气"，以及闰年。当然也还可以观察到"月有虚盈"的，"其法星辰者"共同相关叠套的表达。

【注30】经络模型所依托的地轴为"虚极"，所有"经"投影"致虚极"的三维结构形成的具体过程与古代天赤道和天赤道纬平面的确定直接相关。这种相关性具有系统的几何学和数学的证明证伪基础，是可以经过几何数学关系的功课复原进行追溯的，也是在任何时候都可以由受过教育的人重复进行算术几何处理的，即"法于阴阳，和于术数"处理的。在古代经过立表测东西的横向定位过程之后，南北的纵向随之而定，即确定了正东后，正南正北所在的子午线也就能确定。在确定了子午线后，可将日晷的晷针沿着与子午线平行的方向直至北极星进行排列。然后在黄昏时，在正东方的地平线上寻找标志性亮星（如心宿二、娄宿二等），或者通过"管窥"观测它们在夜空中的轨迹，即可规划出天赤道所在的平面与地平面的夹角。将日晷的晷面与天赤道所在的平面保持平行，并以此角度置于地平面上；再将日晷指针与晷面保持垂直，形成经纬三维关系，此时的经是完全与地轴平行的直线线条，同时依然保持与子午线的固定的投影关系——这样，一套"日晷—子午线"天文系统制成（图17、图18）。这样日晷的平面就有了图17、图18中抽象出的地纬平面的投影几何学的所有关系的相等承载和表达，地纬的XY纵横二维直角坐标系和第三维Z地轴共同形成的三维坐标系（图19、图20）也就建立起来了。这个三维的坐标系就成为地球实际的三维天体运动本质的几何抽象，这应该就是古代称谓的"天官""大一"，于是日晷和由日晷测得的结果在"法于阴阳，和于术数"的数学处理中就有与自然真实具有完全等价的性质和作用，不仅使得日晷条件下阴影记录得到的太极图具有自然本质真实的实际承载和表达，也使得"经络"这个概念的构造性表述具有了同时承载表达地球自转日周期（日之寒温）和地球公转年周期（四时之气）变化的深刻广泛的、结构性的、"天人合一"的自然内涵。

《灵枢·卫气行》："黄帝问于岐伯曰：愿闻卫气之行，出入之合，何如？岐伯曰：岁有十二月，日有十二辰，子午为经，卯酉为纬。天周二十八宿，而一面七星，四七二十八星，房昴为纬，虚张为经，是故房至毕为阳，昴至心为阴，阳主昼，阴主夜。故卫气之行，一日一夜五十周于身，昼日行于阳二十五周，夜行于阴二十五周，周于五藏。"

《太玄经》："盛哉日乎，炳明离章，五色淳光。夜则测阴，昼则测阳。昼夜之测，或否或臧。阳推五福以类升，阴幽六极以类降。升降相关，大贞乃通。经则有南有北，纬则有西有东。巡乘六甲，与斗相逢。历以记岁，而百谷时雍。"以上论述也证明笔者所描述的结构是明显与古人的规范思考相符合的。

【注31】"观"，《说文》曰："观，谛视也。"《说文》曰："谛，审也。""观"是指视觉反应加上确切的思考。察，《说文》曰："祭祀必天质明。明，察也。故从祭。""察"是自然确定性的建立

49

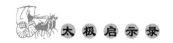

和确立，是形式逻辑推理思维的开端。中国道家和中医的惟象思维强调"观"的认识论作用和理论基础作用，形成独立的坚持自然生成逻辑"形而上者谓之道"的思想文化体系。道家的研究机构称为"道观"，天文研究机构是"观象台"，重大的判断与祭祀相关，都体现了人天对话对于思想文化的基础作用。同样，经络的基础也就是融入了这一体系的思维成果——**经脉为里，支而横者为络，络之别者为孙络**。

因为有太极图构造体系和必须依托太极图构造体系理解中医的惟象思维的理论基础，所以我们很自然地形成以下的思维和思考，以致得出相应的、与一般人理解不同的思想结果。

显然，"**经脉为里，支而横者为络，络之别者为孙络**"是一个由能量属性认识纵向一维能量作用横向阻碍物质纵横交叉认识二维，再向物质与能量相互作用认识横向扩展三维的认识论结构，其展开和建构的认识基础是立竿见影、形影不离的有顺序过程的结构（图19、图20）。太极图是这个认识结构的二维纬平面成果，实现了自然时空三维"形而上"到主观认识论二维"形而上"的转换，太极图加上"经"的"致虚极"实现了认识论二维"形而上"与自然时空三维"形而上"之间的有效虚实互动和转换，结合《道德经》"道生一，一生二，二生三，三生万物"和《周易》"太极生两仪，两仪生四象，四象生八卦，八卦生万物"以及《黄帝内经》中类似"法往古者，先知针**经**也，验于来今者，先知日之寒温，月之虚盛，以候气之浮沉，而调之于身，观其立有验也"的诸多核心论述。我们明显感到了中医与道家在思想理论的呼应和支持，不仅实现了经络和经络学说的认识论三维构造对应自然三维时空的规范性的"一达之谓道"的抽象结构充填，也表达了人类认识的通过维度影射实现形而上形而下转换和阶层次第**【注32】**，即由混沌到具体细化，再由细化物质有形回归无形能量作用的、"言标本者，易而勿及""其合缊缊，若愚若昏"、能动的、关联性的升华。

**【注32】**思维"阶"的概念首先是顺序，其次是指思考层次深入或者思考在直观基础上得到升华形成理性认识的含义，与"察"的确定性相关和思维结构的维度确定也相关，每一次虚实转换，每有一个思维的确定性形成，就可以认为是一次"阶升"。就"经脉为里，支而横者为络，络之别者为孙络"而言，"经"（过程第一阶）和"络"（过程第二阶）"孙络"（过程第三阶）。而且这种分阶也符合老子《道德经》"道生一，一生二，二生三，三生万物"，"视之不见名曰夷，听之不闻名曰希，搏之不得名曰微，此三者不可致诘，故混为一。其上不皦，其下不昧，绳绳兮不可名，复归于无物，是谓无状之状，无物之象，是谓忽恍（恍惚），迎之不见其首，随之不见其后，执古之道以御今之有，以知古始是谓道纪"的论述。我们可以看出，人类思维的"阶"和"阶升"也是一个形而上的有序的由低到高上升的过程，也是有规律性的。德国诗人兼哲学家席勒说过："从感觉的被动到思维和意志的主动状态的转移，只是通过审美自由的中间状态才能完成……总之，想使感性的人成为理性的人，除了首先使他成为审美的人外，再也没有其他的途径。"而"故混为一"就是终极抽象的、最为简单的，而且可以通过几何形式和几何学证明证伪显示自然确定性的，与西方现代科学做出直接和谐自洽的"审美自由的中间状态"。

只是谈"经"，是个纯形而上的能量概念，可以直接对应理解为"势"，《灵枢·九针十二原》明确定义："所行为经"**【注33】**，具有原发性质。谈"经脉为里"就是一个动态的形而上与形而下共处、形而上向形而下转换的抽象结构性理念，"经脉"的"经"是能量属性，"脉"是物质属性，"经脉"就是一组质能相当和质能转换的自然关系。"脉"是古代篆字"𦟝"，从图形看是肉月旁加水流，人体内流体"所行为经"

的理解，也可以是我们现在对于传统的动静脉、"把脉""切脉"的高阶思维的理解【注34】，抽象起来是"脉路"，具体生理学含义可以联系到血脉、神经脉路、筋脉、组织液通道等组织结构，实际上也会抽象形成一种关联性路程的理解和对于所有动态过程的聚焦线性的抽象理解，即"道生一"和"致虚极"的抽象理解，使血液的输送通道和路程，神经的感觉传导网络，筋脉的受力传导，疼痛的反射关联等有了以抽象"经"轴为中心的圆的360°可以分度自旋结构和解构（图19）的时空支持和天干地支的时空表达。这是一个形而上范畴需要经过训练才能掌握的中医的"谨候其时，气可与期""天一生水，地六成之"的术数和方术体系（见【注33】）。"里"即一定是聚焦"（居）中"的位置和含义。在几何结构当中相当于一个三维坐标系的垂直中轴，永远处于最中心"里"的和最"里"的中心位置，这与中医"中土五"和中国道家的"致虚极""守中""抱一以为天下式"的理念和基本原则是完全一致的。

【注33】《灵枢·九针十二原》："黄帝曰：愿闻五脏六腑所出之处。岐伯曰：五脏五俞，五五二十五俞，六腑六俞，六六三十六俞，经脉十二，络脉十五，凡二十七气，以上下。所出为井，所溜为荥，所注为俞，所行为经，所入为合，二十七气所行，皆在五俞也。""所行为经"的概念不可忽视，这个概念与"经脉为里"是有动态呼应的。在对"行"的理解时，"经"与"五行"也有了自然的对应，这就是中医"参伍以变"也是"惧非其人，而时有所隐"的关系处理和处理关系的实质内涵。

【注34】《黄帝内经》已经就此问题有所答复，说明在面对形而下范畴的经脉的认识和把握时，始终存在一个从形而下概念及具体状态向形而上自然关系结构返回的"法往古"的认识阶段，即"退一步才能进两步"的认识复归处理。这是认识经络、认识生命必须具有的独特理念和方法，即"先后天"、能量和物质统一思考的理念，而不能只是物质属性的思考。《素问·八正神明论》："帝曰：善。其法星辰者，余闻之矣，愿闻法往古者。岐伯曰：法往古者，先知针经也，验于来今者，先知日之寒温，月之虚盛，以候气之浮沉，而调之于身，观其立有验也。观其冥冥者，言形气荣卫之不形于外，而工独知之。以日之寒温，月之虚盛，四时气之浮沉，参伍相合而调之，工常先见之。然而不形于外，故曰观于冥冥焉！通于无穷者，可以传于后世也。是故工之所以异也。然而不形见于外，故俱不能见也。视之无形，尝之无味，故谓冥冥，若神仿佛。"在这段重要的论述中，古人明确提出"针经"与"法往古"的一组概念和一对关联，说明追究"针经""先知针经"是一个追溯传统"执古之道以御今之有，能知古始是谓道纪"和对于自然基础关系查根究底的"视之无形，尝之无味，故谓冥冥，若神仿佛"的形而上范畴的系统工程。在这里"针经"的"经"仍然不失结构性能量作用的实质内涵。

这就如同在制造一辆汽车时，需要"形而上者谓之道"与"形而下者谓之器"两方面工程组合才能完成一样，而且"形而上"的工作是首要而更加不可或缺的。只有工程师经历了从设计、画图、选材、加工制造、组装、试运行等全过程汽车才有进入制造和后续实用的可能，而一般的消费者只知道驾驶而不可能知道"工独知之"的更多的东西。这导致了汽车一旦成型到了"有之以为利"的使用阶段，形而上范畴的工作往往就会被后人所忽视。而汽车的使用者要很好地驾驶汽车，就需要在汽车设计和制造过程追溯中"法往古"，从中得到必要的原理知识。而真正的原理知识又不是随便可以臆造的，只有"工独知之""工常先见"而"故工之所以异也"。

这里涉及使用和设计制造是两个不同范畴的问题，也就映射出了经络的自然生成和经脉的人为认定之间的差异问题以及经络（图19）、经脉（图28）各自建模和应用之间的形而上和形而下的区别问题，所以要不断正视和保持"经有常色而络无常变也"，"先知针经"和"工独知之"的形而上范畴的、"无之以为用"的作用发挥和要有不断进行"法往古""思求经旨"的自觉。老子《道德经》云："三十辐共一毂，当其无，有车之用。埏埴以为器，当其无，有器之用。凿户牖以为室，当其无，有室之用。故有之以为利，无之以为用。"这里有一个"当其无"的特殊的形而上的认识论的理论形成和处理阶段。这个阶段对于局限在"有之以为利"范畴的后来人是往往不清楚甚至会忽视掉的思考内容。同样，针灸铜人（图21）的实用模型如同造好的汽车和驾驶汽车一样已经从形而上经络模型转换成了形而下经脉模型，一般使用者并不知道制造过程和设计思想的形而上范畴的完整的"其法星辰者"和"法往古"过程。汽车驾驶员只知道打火、换挡、加减油门、刹车、停车的操作，知其然不知其所以然，针灸医师只知道牢记症状与穴位的把握而不用去追根问底，所以不仅没有、也不可能有实现经脉向经络回归的"其法星辰者""法往古"的认识和理解，相反却把"工独知之"的更重要的理论过程和理论基础，即"思求经旨""以经解之"被简单实用化而加以忽略。如果没有设计的形而上，就没有、也不可能有使用的生成。自然生成和人为造成了《素问·宝命全形论》中所批判的主观与客观脱离、形而上与形而下的断裂，以及后续操作实践与思求经旨脱离的实际现象，即"木得金而伐，火得水而灭，土得木而达，金得火而缺，水得土而绝，万物尽然，不可胜竭。故针有悬布天下者五：黔首共余食，莫知之也"的理论断代现象。并告诫人们在面对针灸治疗的时候，要有更深入全面的思考，即"一曰治神，二曰知养身，三曰知毒药为真，四曰制砭石小大，五曰知府藏血气之诊。五法俱立，各有所先。今末世之刺也，虚者实之，满者泄之，此皆众工所共知也。若夫法天则地，随应而动，和之者若响，随之者若影，道无鬼神，独来独往"的形而上的先决思考，告诫人们应有高境界的"道"和"集道唯虚"的认识，不得将"形而上者谓之道"的认识层面降低到简单操作模仿的"术"的层面。

这是中医理论传承中深入与普及，理论建设（"道"）与实用操作（"术"）之间的矛盾。事实上，在中医普及和实用的过程中，中医形而上抽象太极图变为形而下实体针灸铜人的事实提醒我们，在有了扁鹊的《脉经》针刺之后，经络的"其法星辰者""法往古"传统已经开始发生了动摇和实用主义的蜕化（可以参看司马迁《史记·扁鹊仓公列传》中淳于意的经历和《史记·鹖冠子》中魏文王问扁鹊的内容）。而在宋代针灸铜人的实像之后，人们虽然并不能改变原有的"经旨"基础，而只是进一步忘却了经络传统的"经旨"和"思求经旨"的途径，更加以"术"代"道"，直到今天整个经络的理解完全变味儿而全不知和全不理会传统"其法星辰者"和"法往古"传统的元始基础。事实上，在经络的认识范畴，人们最不应该的是以形而下取代形而上，以"术"替代"道"，而是更要重视和注意对于太极图"其法星辰者""法往古"的回归和把握。这就是中医强调"有道无术可以求，有术无道止于术"的基本观念，这点在中医理论现代化的进程中具有特别重要的作用和意义。

德国伟大的哲学家康德说过"人类一劳永逸地放弃形而上学研究，这是一种因噎废食的办法，这种办法是不能采取的。"这个思维与经络传统的"法往古"和经络的"法往古"的思考同出一辙。所以，在这里有必要做一次中国"形而上者谓之道""当其无"的思考与康德"形而上""范畴"思考基本概念的对接，以便读者从基本概念的对接中认识到东西方思想的本质相通和相同但表达会出现差异的真实，进而理解"经络"概念"法往古""形而上"的重要性。康德"形而上（学）"哲学的思想理论的一个基本出发点，是将经验转化为知识的理性（即范畴）是人与生俱来的，没有先天的传承和认定我们就无法理解世界。这说明了"经络"认识"形而上""法往古"的自然生成的本能性质是人类直觉基础上的元始理性。而"范畴"（category）的进一步解释："范畴是已经经过无数次实践的证明，并已经内化、积淀为人类思维成果，是人类思维成果高级形态中具有高度概括性、结构稳定的基本概念，如：单一、特殊、普遍、形式、内容、本质、现象、原因、结果、必然性、偶然性、可能性、现实性等，具有普遍的方法论意义。"这就是中国的"当其无"。只有在这个层面上做出关于"经络"的解释说明，才能算是符合传统中医"经旨"的原意和真谛。由此可见，经络本身首先是属于形而上，同时又对于人类认识的形而上向形而下转换或者形而上与形而下之间的互动功能决定了经络和中医理论学说的极为特殊的地位、意义和对于生命内化的特殊认识和解读。就凭这点，对于传统中医的经络学说如何评价都是不会过分的。

能量和物质永远是时空共处的，能量与物质永远是形而上、形而下交融转换的，形而上和形而下永远是结构和过程性的。没有结构，形而上形而下无法共处；没有结构，也就无法实现形而上和形而下的共同表达。中医在"**经脉为里**"的表述时，一方面是侧重于能量作用时空过程抽象的结构内涵（如同对地轴的认识和认定），同时也兼顾到了质能相当和质能转换的基础理念。"经"和"脉"一虚一实，"经"是"形而上者谓之道"，"脉"是"形而下者谓之器"，说明中医的思考是"形而上"和"形而下"兼顾考虑的。这个发现当然就很重要了。

选择"经脉"的组合，使得"经"有了物质实体的承载，也使得"脉"有了能量的赋予和融入。在中医的理论和实践中，血脉是物质属性的，用血脉的物质属性来类比经络的实体存在就有了针灸铜人（图21）的经脉认识和认定，这对于中医的实际操作是势在必行，也是一个历史性发展和转折。针灸铜人的表达形式和操作体系无疑地会带来针灸治疗和中医的极大简化和普及，但同时也造成了宋代以后整个中医经络学说被形而下化和物质化所误导。没有针灸铜人，古代圣人基于经络基本关系结构的基础，能够形成前有天文能量作用、后有血脉反应承载的实践格局。所谓"针经"，强调的就是"法往古"和"先知日之寒温，月之虚盛"的形而上和能量属性的内容。我们不能否认在长期的实践中也形成了以汉代经脉漆人、宋代针灸铜人为基准的经络从形而上向形而下转换的实像承载表达是一次重大的发展和进步。但也必须认识到，这里也出现严重问题：正是因为有了针灸铜人的形而下的实像（实际上仍有浓厚的抽象成分）的表达和具体操作，中医传统的思维和操作习惯已经严重脱离原始理论形成过程和实质内涵。以致在宋代针灸铜人之后，人们已经走上了逐渐淡忘和忽视经络原始的、形而上的天学模型和理论基础，形成了对于经络的失去了形而上能量属性的仅仅局限于形而下实体层面，甚至以形而下取代形而上的现实的狭义理解【注34】。

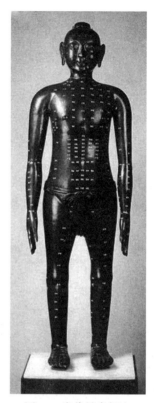

**图21　宋代针灸铜人**

事实上，当我们回到《黄帝内经》的整体性的文字结构里，我们会发现"经络"，"**经脉为里，支而横者为络，络之别者为孙络**"的形而上范畴的结构特征和过程三部曲的顺序规范【注35】，这对于纠正针灸铜人之后中医领域出现的严重问题有极好的警示和纠正。《黄帝内经》本质上就是一本诠释形而上生命的人类思想记录，从自然能量的形而上到阴阳五行关系的形而上，再到天干地支的形而上承载，直到经络的形而上，形成了一个如图27《中医象图》中能够表达完整的形而上自然关系的、用图形表达的完整体系。所以，这种既抽象又具体实像的认识论基本思想原则在《黄帝内经》中比比皆是，特别是对于藏象的描述和"藏"为抽象、"脏"为实体的，虚实互动的循经和归经思考，也使得"经络"这一概念成为了一个涵盖丰富的思想结构和生命的整体关联的结构模型，这对于我们能够摆脱现在中医领域理论和习惯出现的形而下化和物质化的严重问题，重新回归中医"经旨"提供了基本保障。

**【注35】只要从字面就可以得到顺序三部曲的理解："孙"是儿子的儿子，到"孙络"时，已**

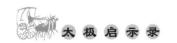
经是第三代的或者说是第三阶的结果了。没有第一代的"经脉为里",哪有第二代的"支而横者为络"和后来的"络之别者为孙络"？有了"络"的二阶和"孙络"的三阶，又不能够忘记"经"的一阶，这才是完满。

## 二、经络的形而上承载和自然要素转换之间的全息不变属性

《黄帝内经》中关于"经"的表述具有极强而且不容置疑形而上和结构的特征**【注24】**，说明古人在经络问题上下了大功夫，并从中解决了大问题，受到了大益处。

因为能量的无形和人类认识能量"无生有"的形而上，所以必须保持"**经脉为里**"，"所行为经""经有常色"（对应太阳白光和无所不包）自然核心地位的自觉。在中国道家的思维中有太极图的形而上"其法星辰者"的向形而下经脉的转换机制，能量作用首先可以通过日晷的指针"经脉为里"的对应，即日晷三维立体模型的晷针 Z 轴及其阴影投影在地平面（或者说晷平面）形成二维太极图形和经天纬地结构，因为有了"经脉为里"的 Z 轴和 Z 轴的"经脉为里"，日晷指针正午投影就成为西方三维坐标系的 Y 轴，从而确定了太极图的南北纵轴和不同时间阴影长短的测量（图19、图20），成为太极图中能量作用"正"和"纵"。"正"是垂直的概念，是一个纵横呈 90°直角关系的概念，也就自然生成了一个南北纵、东西横双要素结构属性固定的数学坐标表达，这个通过三维日晷从三维时空中由阳光投影出来的三维数学坐标系既是客观存在也具有主观测量认定的内涵，实现了自然虚无向主观实有的具备现代科学全部要素特征的"变易"，实现了形而上向形而下的转换。所以，中医的经络结构是一个标准的三维属性坐标体系（**三维基形**），"经"为 Z 轴，有确定的"虚"的"天"的能量作用的自然属性，即"天经"，"所行为经"和"虚极"；而太极图南北"纵"为 Y 轴，具有能量"支而横者为络"（这里的"横"是相对于"经"Z 轴的 XY 平面，在投影到晷平面之后抽象成太极图的纵 Y 轴和横 X 轴，这是一个特殊的投影几何处理，前后具有**不变性**）的作用状态的集中抽象表达，同时也是二维几何坐标"子午""正"的标定，具有对于**能量性信息**定量和定性的表达作用、恒定坐标定位等物理数学的综合抽象表达的意义和能力。与纵（Y）轴垂直的是"络之别者为孙络"的物质属性的横为（X）轴，具有**物质性信息**和纯质量属性定量和定性的表达能力。XYZ 三轴三维立体坐标共同完成了自然本质的全要素和全息的完整抽象的属性表达。

"支而横者为络"在日晷中就是阴影的状态，不仅在正午时分可以精准测量做出"四时之气"的记录，而且有 360°的周期旋转。因此，在更加严格而广义的含义和理解上，日晷指针在日晷平面正午的 90°投射的阴影实像全都是"支而横者为络"的聚焦代表，是立竿见影具有显现全方位、全时空综合自然信息（比如阴阳、时空、维度、温熵等）转换的整体抽象表达**【注36】**，因为立竿见影的阴影的"实有"，使得"支而横者为络"就圆满完成了对于"天"的"形而上者谓之道"虚幻能量转换成"地"的"形而下者谓之器"物质属性的可记录状态（图22、23）。二维太极图实际上就是三维"**经脉为里，支而横者为络，络之别者为孙络**"的降维投影表达。经纬纵横的经络模型无疑就是自然能量作用转换成人类认识，形而上转换成形而下的、承上启下的中介过渡和法天则地的标格圭臬（这是中医理论现代化的一个关键难点）。"**经脉为里，支而**

**横者为络，络之别者为孙络**"的论述也就成为日晷与太极图关系作用直接相关，也可以说是日晷太极图承载表达自然关系和自然全息的综合再现（图19、图20、图22）。

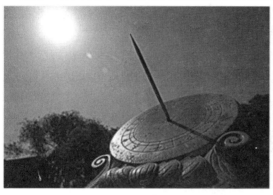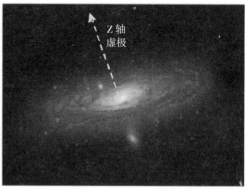

图22 日晷星体三维基元关系虚实对应图

**【注36】**在道家思想体系中，首先太阳光是三维整体的一元化形而上全息覆盖，是"道"和"大"的统一，是能量源头的"元"，经过日晷指针对于阳光的"支而横者为络"和阳光阴影对于日晷指针的再次"支而横者为络"（纠缠），"日晷之玄影"完成第一次认识论"形而上者谓之道"与"形而下者谓之器"的共存互动降维转换，即第一次的"玄之又玄"，日晷指针三维形而下使得阳光三维形而上生成"一"的二维形而上，生成认识的提升，经验形成，规律显现，从"一即日晷之玄影"生成太极图又经历了无数次的"致虚极，守静笃"三维与二维之间的"形而上者谓之道"与"形而下者谓之器"的共存互动转换，自然信息和自然本质真实没有变，但是人的思想认识发生了深刻的变化，这就是一步紧接一步有依据、有顺序的"玄之又玄，众妙之门"。

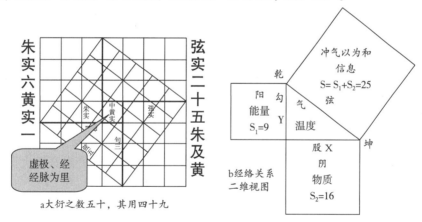

图23 纬平面全息示意的两种表达

因为"经纬""纵横"以及"纵横"又对应"经"形成图纬的重叠关系（图26），又因为"纬"平面可以与"纵横"坐标几何平面重叠，日晷平面的二维太极图记录结果就具有自然三维空间的"其法星辰者"的完整信息和数学几何学的承载表达和内在转换的必然联系，又因为太极图的记录亘古不变，具有时间的固定性、精确性和周期性，于是具有天然"法往古"的特征性质和能力，能够"执古之道以御今之有，以知古始是谓道纪"而不会丢失和改变任何的自然信息。这就是汉代以前的"经方"的真实内涵。所以在古代经典的记录和论述中，只需二维太极图形表达就能够代表和包含

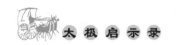

了"观象""度天"的真实全息内容和科学内涵而被认为是"太一"和**前科学**。其中的主观操作和数学关系转换的形而上范畴的"道枢"和"枢机"的内容和功课因为表述困难和内容极为重要，往往就成为"惧非其人，而时有所隐"的内容而时常被隐去（并非忽略和缺失）。

《黄帝内经》的文字记录中"经""纵""横"三者在文字描述中多有出现，"纬"的文字表述相对少有，只有受过训练的"其人"能够很自然地通过三个概念中任一概念就会形成一个与现代三维坐标系相同的经纬模型（图19、图20），并做出"以经解之""以经求之"的系统连带思考（**【注34】**），而没有受过训练的"非其人"就无法进入中医形而上范畴的、天学的、结构性的惟象思维体系，这就是"工独知之"。

在中医惟象思维体系中，"经"对应现代三维坐标系的Z轴形成与地轴的"致虚极，守静笃"的主客观互动的、"法于阴阳，和于术数""法往古"，"法星辰"的处理，"横"对应X轴，"纵"对应Y轴，"纬"对应XY轴二维的平面直角坐标系（图19、图22、图23a）。这样在论述和操作的时候，只谈"经"的"虚无"与纵横的"实有"就可以实现晷针与地轴之间既区别又相关的虚实结构性表达，实现形而上与形而下之间的互动和整体思维形而上向形而下的转换，实现"经方"和"方术"的思考和判断，从而构成"言天者求之本（圆），言地者求之位（方），言人者求之气交（方圆叠套）"结构性和主客观性质的转换能动的**数学机械化**处理规范（集道唯虚）。此时"经"也可以是"致虚极"的主客观虚空互动处理，也可以是整个太极图构造体系要素关系的综合能动把握，比如《内经》中"太过不及，在经有也"的"经"所涉及的就是整个《内经》的内容和所有"法于阴阳，和于术数""法往古""法星辰"的综合操作（经方）。而谈"纵横"和"正邪"，就是特指二维的太极图方圆坐标系的几何数学处理（方术）。

在中医自身的理论体系中，经络对于人体生命的解读是最根本、最直接的形而上范畴的结构支持。经络结构中，用"横"（X轴）统一表达与"经"（Z轴）的对接，可以形成二维的XZ表示能量作用时间和"谨候其时，气可与期"的经络相关，这样纬平面的圆周就可以分度出十二经络的表达（图9、图10、图23）。又通过日晷"立端为始，表正于中，推余于终，而天度毕矣"加上投影几何学的"致虚极"处理，可以做出完全符合现代科学准则的、关于经络的、多种信息和多学科理论的现代科学解读。在中医传统理论体系中，可以认为经络模型和太极图模型完成的是对于生命的时间和温度（温度是不可见的形而上）解读，即"谨候其时，气可与期""太过不及，在经有也"，这又从根本上避开了"形而下者谓之器"的物质性解剖学的生命认识，创造和成就了人类用形而上和整体论解读生命的典范。

汉代以前的中医被称为"经方"和"方术"，司马迁强调："扁鹊言医，为方者宗，守数精明。"医圣张仲景也强调："余宿尚方术，请事斯语。"说明了传统中医在宋代针灸铜人之前的基本特征是"经络"模型和太极图模型共同支持的"经方"和"方术"。历史复原的事实证明，正是这些看上去并没有什么特别之处的二维太极图图形一旦得到第三维能量属性和主客观互动的"经"的自然信息与"经络"过程的作用，也就是说当主客观互动的"致虚极"的Z轴被引入到二维的XY轴封闭坐标的时候，原来混沌无法形成判断的形而上的自然能量作用，即"言天者求之本"的没有载体虚幻无形就变成了有活力的主观分析判断（经方），自然中没法形成"太过不及"判断的思维状态就成了有几何图形和数学依据的"方术"处理，这时的（圣、真）人们可以通过 XY 轴二维封闭坐标系（图9、图10），可以对应"经"的"言天者求之本"依托"地纬"进行"言地者求之位"的判断机制会立刻形成和启动，（圣、真）人的思考就能够很自然地通过二维几何图形和**数学机械化**的处理"感而遂通天下之故"，并且能够进一步做出"言人者求之气交"的判断。此时的"经""经络""太极""阴阳"等都是主客观互动的活的信息**【注37】**。这也是王冰所说的："夫运者，司气也，故居中位。在天之下，地之上，当气交之内，万化之中，人物生化之间也。故运者，动也，转动也，即轮流运动往来不歇也，于是太极始判，横五运于中，轮流至今，终而复始，圣人望而详之。"

**【注37】** 这点可以通过甘肃武威出土的汉代的漆栻盘得到考古证明，进而还追溯到凌家滩玉版的至少数千年的历史记录。这些古物制作精美是二维图形的文化产品，但更是阴阳术数的操作工具，而且直接与中医相关（图24）。

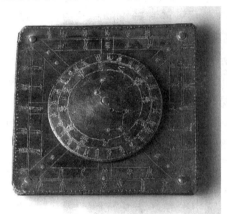 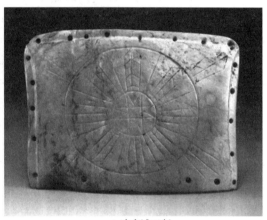

a 漆栻盘 b 凌家滩玉版

**图24　考古证明**

**"支而横者为络"**，"支"取"天干地支"的"支"、（日晷指针和阴影的）"支点"和"分支"的含义，有"朴散则为器"的形而上向形而下虚实全息转化的内涵（图18），也有动词和名词的含义变换，即能量作用物质，或者说是能量衰减成物质又引发物质反生成能量的多重含义。用传统的理解，"支"是"阴阳互根"的"根"，用现代 $E = mc^2$ 公式表达 E 属形而上，m 和 c 属形而下，"支"相当于公式中的等号。"络"有动词和名词"动静等观"的不同含义，所以"经络"一词有虚无动态的"经"的内涵，也有物质变化关连性动态纠缠的"络"（合），还有物质性形体的"脉"的既有区别又同时存在的承载表达，是并非针灸铜人的形式所能够涵盖表达的。

降维之后经络的终极抽象结构是二维直角三角形（图9、图23b），通过仿射几何学的展开又可以还原出有"虚极"的抽象能动的三维的直角坐标系（图19）。每个"支而横者为络"的直角三角形（图9、图23）底边围绕中心"经"（Z）轴转动就形成三维的能量几何学的"致虚极"经纬坐标系（图17、图19 和图23），这些建构和解构的转换都是在头脑和功课中完成的，是"留动而生物，物成生理，谓之形"和"集道唯虚"**【注38】**。事实上，中医十二正经的分布就是一个与十二地支、十二时辰完全

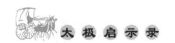

重叠的完整封闭的圆形纬平面分度的结果（图18、图25、图26）。所有这一切，现在都可以被现代数学和现代科学的成就加以证明，同时又没有任何与物质的关联瓜葛。这样"**经脉为里，支而横者为络**"就在完全避开"**形而下者谓之器**"的器形物质刚性干扰的情况下完成了勾股弦直角三角形的数学模式的转换（图9、图22、图23），成就了自成一体的"**形而上者谓之道**"纯自然内在关系的思想理论体系。

　　【注38】庄子《人间世》："*若一志，无听之于耳，而听之以心；无听之以心，而听之于气，耳止于听，心止于符。气也者，虚而待物者也。唯道集虚，虚者，心斋也。*""*斋*"是固定空间，"*心斋*"就是思维性构造和构造性思维。

　　当然，人们只是从图形结构来认识经络是不够的，因为几何图形失去自然要素属性的内涵之后只能是脱离了自然真实的纯粹主观的思维符号集合，脱离了"气也者，虚而待物者也。唯道集虚，虚者，心斋也"的单纯符号思考就会走上了西方纯数学的道路。西方欧几里得几何学就存有几何要素失去自然属性的问题，虽然形式逻辑严谨而有深度，但在解释自然真实的时候出现了形式逻辑的诸多悖论。通过东西方思想体系的比较让我们认识到，必须结合图9、图19所承载的形而上的自然属性"守静笃"来进行思考，一旦将中国经络构造承载的、规范的自然属性重新赋予西方几何学，对于整个东西方的人类思想成果而言是一次重新激活和整合，科学和中医都会因此有全新的变革与升华（图14），这充分说明了中国的经络模型和经络概念具有巨大的认识自然的潜能和无限宽广的普适性以及深厚的涌现性。要结合抽象图形融入自然属性，弄清楚中医经络的自然内涵，才能够真正理解中医的理论实质。根据中国道家和中医"取象比类"以及几何形式实现思维终极抽象的原则，我们可以"其法星辰者""法往古"地复原古代思维形成一个既符合传统理念、又符合现代科学语境的经络结构关系模型（图19、图22）对现代科学的所有成果做出21世纪的重新解读。

　　从上文的表述中，我们可以充分看出，传统中医经络学说的基础是天人关系，本身是个过程构造和构造过程，是属于人类形而上思维的成果。在人天关系得到承上启下关联解读的经络模型中，人们对生命的认识早已超出了地球和物质形体的范围和限制，已经进入到了一个能量性质和几何关系结构支持的、可以证明证伪的、全息的、终极抽象的层面和范畴。而传统中医经络学说和经络模型，因为日晷－太极图模型和经络模型思想体系的双重证明已经雄辩地彰显了中医思想理论的无所不在的真理性质，无疑也使得中国道家和中医思想体系成为了人类最完善的形而上向形而下转化的完整体系，这也是中国天学和经络学说的典型特殊意义。事实上，中国天学经纬纵横的"经天纬地""在天为气，在地成形，形气相感，而化生万物矣"的属性关系如果对应西方三维坐标系也就可以形成非常确定的符合现代语境的现代科学规范，可以实现中医理论现代化和中医理论现代化的全面表达。

　　图23是中国人古代科学研究的重点内容之一，其成果——天学是渗透于整个中国思想文化各个领域之中起纲领性决定作用的【注39】。这是对于图23a纬平面的勾股弦三角形翻转布局细化解构方形的极为重要的数学几何学的基础成果，并能够进一步得出《周髀算经》的一系列"大方无隅"全息数理结论成为中国自然文化乃至整体文化的科学基础。这对我们认识中国文化的自然科学基础，认识中国文明的起源发展是至关重要的。

【注39】中国古代科学家就有详细完整的思考和论述："勾股可以测地，亦可以窥天。其理至精，其用至博。凡方圆三角诸形，皆依勾股立算。虽浑圆弧曲，虚空中绝无勾股之迹，亦可寻出勾股算之。日月星辰之高下，行度之迟疾，交食之浅深，御之以勾股，则分秒莫能遁。若数十里间，立表测望，而知高深远近，犹其用之小者耳。近世天文学家讲论綦详，究其根源，亦与《河图》《洛书》、八卦、五行相联贯，学《易》者，何可不深究乎？"（清朝江慎修《河洛精蕴》）

需要说明的是，"一即日晷之玄影"的可见投影记录是以每天选取南北 Y 轴表达作为记录规范，进而一年记录下来形成太极图的，需要时间过程的支持，有过程内涵。**通过投影几何学和仿射几何学的不变性原理**就能够在含有过程时间要素融入的二维方圆坐标图形中起到取代 Z 轴的地位的作用，形成 XY 轴固定坐标替代真实"经络"ZXY 三维关系的纬平面表达，这是一个形而上范畴的非常科学的成果，也是形而上向形而下转换的复杂过程（这与《庄子·齐物论》中"彼是莫得其偶，谓之道枢"的"道枢"概念相关，在此点到为止，不作论述）。因为 XY 对于 ZXY 的降维转换，二维图形坐标系拷贝出自然质能关系实现能量作用状态的图形表达，保证了图 23 关系对于自然本质"大衍之数五十，其用四十九"全息承载的确定和真实，使"经有常色"（太阳白光）状态的叠套互补寓于勾股弦关系之中，于是，"经"对于能量作用的抽象以及能量对于物质作用的"络"合等等问题的思考有了几何形式和数学的系统表达和支持，进而因此变成可见的方术形态和可操作状态（图24）。这就使得人们在所处的自然真实中不可见的"**经脉为里，支而横者为络，络之别者为孙络**"三维有序状态，通过中医二维太极图进入经络构造的惟象思维体系变成为"易者，象也；象也者，像也"的、"取象比类"的、"不以数推，以象之谓也"的、"然其要一也"的、"法于阴阳，和于术数"的、"揆度奇恒"的、可"祝由"的、"工独知之"的属性对应叠套的"经方"和"方术"处理（图26），实现对于人体生命的"集道唯虚"、形而上对形而上、"玄之又玄"的解读。这也就是古代语境的"玄学"和现代语境的**数学机械化**处理。更准确地讲，是**能量几何学＋几何机械化**的理论体系和实践处理，不论是在古代和现代都是可以证明证伪的，是**前科学**，也是科学的，是毋庸置疑的真理。

## 三、经络实现形而上和形而下两个范畴的有机互动与和谐贯通

### 1. 经络构造对于形而上与形而下之间融会贯通的重要意义

中国有一句古话说"**顺是凡，逆是仙，只在中间颠倒颠**"。从某种意义上说，就是指在形而上与形而下之间升降维的顺逆处理问题。在真实三维时空向二维人为太极图过渡的过程中，古人保持客观自然生成与主观是非形式逻辑思维确定性的同步，主客观两者没有分离，这与 Z 轴、经轴，"虚极"、"致虚极"的"**心斋**"融通作用直接相关【注38】。但是一旦二维几何图形形成之后，人的认识很容易会局限在二维几何图形的分析处理上，原有发生作用的"虚极"因注意力转移而自然消失，"经纬纵横"三维结构变成了"纵横方圆"的二维图形和文字符号，太阳白光的"**经有常色**"变成了"**而络无常变也**"，经轴湮灭，一维主观思维的形式逻辑推理会形成与自然生成分离而独自发挥主导作用影响人们的习惯思考和知识形成（道家"智"的概念）。人类会因为有了平面化的概念知识就认为脱离自然生成同步的一维理性推导可以无限地成立和

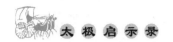

持续，进而认为二维平面知识就是真理，形成用自己视觉内二维平面知识的概念来解读自然真实，这就是因为形而上向形而下顺行导致的"顺是凡"，也是现有的西方几何学、数学＋是非形式逻辑推理＝科学知识思维体系的实际状况和规则。实际上，因为一维是非是主观毕竟是属于人为判断的结果，二维平面的知识和概念又容易缺失与自然互动的"经（验）"的三维结构自然真实的支持，所以这个脱离了与自然经络过程同步基础的人为知识推衍并不真实，相反给人类带来无限的烦恼和无奈。

中国道家的"逆是仙"是指在形而上向形而下转化的过程中能够放弃或者限制形式逻辑的顺行推理做出二维平面知识回归三维经验构造体系"反朴归真"的思考和相应的处理。比如，中国古人为了保持形而上的真实形成了"**经脉为里，支而横者为络，络之别者为孙络**"理念和理论模式，不去作"经络是什么"或者"经络不是什么"的概念纠缠和后续的是非形式逻辑推衍，而是将所有要素置于三维经络构造中"只在中间颠倒颠"，没有形成西方形式逻辑推理导致几何学与三维自然真实的脱离和割裂的结果。经络学说时时保持二维太极图的三维"以经解之""以经求之"的认识源头和"致虚极，守静笃"的逆向升维思考，在形而下的二维图纬基础上"以经求之""以经解之"，保留三维经纬和经络的自然构造中退一步进两步的真实，这就是"逆是仙"的自觉处理，也是"**顺是凡，逆是仙，只在中间颠倒颠**"的形而上与形而下在经天纬地结构之间的往返互动，"留动生物，物成而生理，谓之形"以限制和克服主观是非形式逻辑（局限于"孙络"横行的）推理，避免了自然能量信息的发散逃逸和主观认识的失真，求得一种对于生命的三维动态封闭认识的真实完整而保持生命长久健康的处理能力。

中医因为有"经"的能量作用和几何构造同一的"道生一""一达之谓道"的结构式特殊理解和诠释以及经络"**经脉为里，支而横者为络，络之别者为孙络**"有顺序的三维构造性思维，人们可以依托有过程顺序的认识模型（"心斋"），知道并保持经验的作用，知道在经络模型中如何把握顺逆，以求得健康长寿。中医的经络再加上针灸实践，使得中国的"经纬"并非像西方那样的纯几何结构关系，而是始终保持着一种具有自然能量属性内涵和能量作用的认识论和理论模型，在这个模型中，能量作用的顺序和过程的顺逆是可以"以经求之""以经解之"实现自主把握和调控的。顺，可以实现形而上向形而下的转化，体现能量的自然作用，即"道生之，德畜之，物形之，势成之"；逆，可以调动主观积极因素、利用常规能量作用的反作用，以克服自然顺序可以导致的疾病状态，质能守恒，质能转换，"反者道之动，弱者道之用""只在中间颠倒颠"则实现了形而上和形而下（即能量作用和生命物质消耗）两个范畴之间的有机互动与和谐贯通，使常规和反常规的生命活动恰到好处，避免夭折，健康长寿。为此，经络的过程和构造就成为整个"**顺是凡，逆是仙，只在中间颠倒颠**"的时空包容和构造支撑，即"**心斋**"【注40】。在认识论中，如果失去经络结构的封闭和"以经求之""以经解之""只在中间颠倒颠"是做不到的。

【注40】引《内经》原文加以印证。《素问·阴阳应象大论》："是以圣人为无为之事，乐恬憺之能，从欲快志于虚无之守，故寿命无穷，与天地终，此圣人之治身也。天不足西北，故西北方阴也，而人右耳目不如左明也。地不满东南，故东南方阳也，而人左手足不如右强也。帝曰：何以然？岐伯曰：东方阳也，阳者其精并于上，并于上则上明而下虚，故使耳目聪明而手足不便也；西方阴

也，阴者其精并于下，并于下则下盛而上虚，故其耳目不聪明而手足便也。故俱感于邪，其在上则右甚，在下则左甚，此天地阴阳所不能全也，故邪居之。故天有精，地有形，天有八纪，地有五里，故能为万物之父母。清阳上天，浊阴归地，是故天地之动静，神明为之纲纪，故能以生长收藏，终而复始。"

《素问·五常致大论》："帝曰：天不足西北，左寒而右凉；地不满东南，右热而左温，其故何也？岐伯曰：阴阳之气，高下之理，太少之异也。东南方，阳也，阳者其精降于下，故右热而左温。西北方，阴也，阴者其精奉于上，故左寒而右凉。是以地有高下，气有温凉。高者气寒，下者气热，故适寒凉者胀之，温热者疮，下之则胀已，汗之则疮已，此腠理开闭之常，太少之异耳。帝曰：其于寿夭何如？岐伯曰：阴精所奉其人寿，阳精所降其人夭。"

中国古代确实长期存在通过 XY 轴二维直角坐标系的"纬"和图形作为对于 XYZ 三维自然关系的抽象几何平面支撑的思想格局，也有"图纬""谶纬"的深刻理解和操作，使人类认识过程中的无形转化为有形的恒定的承载和表达，这对实现"形而上"向"形而下"的转化是不可或缺的，"易者，象也，象也者，像也"。自春秋以后，从"象"到"形"的三维形而上的**"心斋"**完整结构基础被二维平面的文字文化所冲击取代，出现了系统的二维平面承载和传承的儒家文化逐渐替代三维经络构造道家文化的社会世俗化演变。太极图阴阳五行的思想理论体系逐步被文字文化所排挤取代，进而使人类的思维最终沦为依赖于文字概念的处理"道可道，非常道"的状态，使得中国文化和中医的传承受到严重的干扰【注41】。

**【注41】**《吕氏春秋·先识》记有："夏太史终古见桀迷惑，载其图法奔商；商内史向挚见纣迷惑，载其图法奔周；晋太史屠黍见晋公骄无德义，以其图法归周。"图必有天圆地方，图法必有"以经解之。"

春秋历史时期"百家争鸣，百花齐放"的文化繁盛，有文字和形式逻辑思维冲击传统构造性思维文化的成分，说明从形而上向形而下转换的转折关头仍然存在两种处理的可能和两种主观认识的自觉，一种是在三维形而上形成二维平面承载知识的时候，立刻建立概念性思维体系，放弃三维思想模型进入形式逻辑思维的路线，这就是西方科学所走的路线，是"顺则凡"。另一种是在二维平面承载知识的基础上坚持"经验"向三维构造性思维的回归，限制形式逻辑思维无限延伸的文化格局，这就是中医的道路，是"逆是仙"。由于中国有实际上最完整的三维形而上构造的文化体系（太极、大一、经络、六合），中国的文化已经不可能脱离这个基础完全走依托二维平面概念进行形式逻辑思维路子，所以中国的文化在春秋（世界的**"轴心时代"**）之后就处于一个形式逻辑和自然生成逻辑两条道路都走不彻底的**"顺是凡，逆是仙，只在中间颠倒颠"**的社会振荡不断的格局。**"当官时是儒家**（依托二维平面的文化和坚持形式逻辑思维的文化），**不当官的就是道家**（回归三维形而上文化的）"（引自费正清《美国与中国》）。因为不属于本文讨论的重点，不再赘述。

三维形而上的文化特征就是有"致虚极"的"经"明确的存在和主导【注42】。二维平面的文字文化可以在三维自然真实的结构中回归自然真实。三维形而上文化的二维平面知识基础不是文字概念，而是"一""太一""象"是几何形式。"经"可以与"一"实现"致虚极"的投影重叠，避免无形能量作用的认识缺失，进而用经络定义和经络的模型对"一"进行**"拓扑性质同一"**和**"同一拓扑性质"**的几何形式展开，通过结构的**仿射几何**的不变性处理保持住形而上范畴所有要素、所有关系以及所有关

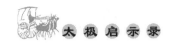

系作用过程的结构完整，进而实现二维太极图的还原三维自然真实的表达，形成了一个形而上和形而下共处、融会贯通以及形成可以在形而上和形而下主客观两个范畴"只在中间颠倒颠"的"逆是仙"的功能机制和思想格局。人们可以在经络模型的结构基础上用**数学机械化**的处理方法将所有的形而上的抽象承载表达"在经有也""以经求之"和"以经解之"地进行同轴和同步的叠套处理（图26），即"反朴归真"，实现超物质、超形而下的，符合自然本质真实的、完整的生命和宇宙解读，并在此基础上做出比解剖学更加真实的、自成体系的解读、诊断、养生和治疗处理。中医的事实说明了中国人成功地做到了西方人没有做到的事情，达到了西方人没有到达的境界【**注43**】。

【**注42**】老子《道德经·归根第十六》："致虚极，守静笃，万物并作，吾以是观其复。夫物芸芸，各复归其根。归根曰静，静曰复命。复命曰常，知常曰明。不知常，妄作凶。知常容，容乃公，公乃全，全乃天，天乃道（通），道乃久，没身不殆。"这是一个自然生成的"顺"，但每一个文字表达出的思想小节又都包括了主客观互动的"顺逆"。

【**注43**】引用著名德国哲学家、数学家、科学家、思想家莱布尼茨（1646－1716）的论述："然而，昔日有谁会相信，地球上还有这样一个民族存在着，他比我们这个自以为在各方面都有教养的民族过着更具有道德的公民生活呢？但是从我们对中国人的了解加深以后，我们却在他们身上发现了这一点（也有翻译成'我们从前谁也不信在这个世界上还有比我们的伦理更完善、立身处世之道更进步的民族存在。现在从东方的中国，竟使我们觉醒了'）。如果说我们在手工技能上与他们不分上下，在理论科学方面超过他们的话，那么在实践哲学方面，即在人类生活及日常风俗的伦理道德和政治学说方面，我们不得不汗颜地承认他们远胜于我们。的确，我们很难用语言来形容，中国人是如何完美地致力于谋求社会和平与建立人与人相处的秩序，以使人们能够尽可能地减少给对方造成不适。人类最大的痛苦是由个人以及人与人之间造成的，这是一个不争的事实，'人与人相互为狼'这句话亦再现实不过了。尽管我们已经面临着如此频繁的自然灾害，人们还是要给自己添加苦难，这特别是我们这里的一件巨大蠢事，然而全人类亦是如此。""物理学更多地建立在实际观察之上，而数学则以理性的纯粹思维为基础。在后一方面，我们欧洲人非常出色，但在实际经验方面中国人则更胜一筹，因为他们的王国数千年来一直繁荣，古老的传统因此能够得到保持。而在欧洲，由于民族的频繁迁徙，这类传统大部分已经丢失了。"

莱布尼茨的论述虽然还有些零散，也没有完全到位，但是关键点已经十分明确，认识也十分深刻，而且在此基础上又进一步提出了东西方文化最终会汇合成一个更高的人类文明的认识，体现了人类科学巨匠的与众不同。他在最经典的论述中是这样讲的："人类最伟大的文明与最高雅的文化终于汇集在了我们大陆的两端，即欧洲和位于地球另一端的——如同'东方的欧洲'的'Tschina'（这是'中国'的读音，也是瓷器产地"昌南"即景德镇的读音）。我认为这是命运之神独一无二的决定。也许天意注定如此安排，其目的就是当着两个文明程度最高和相隔最远的民族携起手来的时候，也会把它们两者之间的所有民族都带入一种更合乎理性的生活。我相信，这绝不是偶然的，即借助其辽阔疆土把中国同欧洲连在一起，并统治着北冰洋沿岸那些北方不文明地区的俄罗斯人，正在通过他们当今统治者和教会牧首的精诚努力，就像我所说的那样，致力于仿效我们的功绩。"莱布尼茨的论述强调的是人类初级基础文化的更高级的、根本影响作用，而不是形式逻辑思维次级的、二手实用主义的现代文化意识形态影响作用。也就是说，人类最终还是形而上的高级文明影响和决定形而下的低级文明的，是自然形成的基础文化决定着主观思维整合的世俗理念。基础自然文化的融合才是人类思想天下大同的最终的归宿。

直到二次大战后的今天，在这个文字文化横行的世界上，只有中医是唯一的、高于二维概念文化"横行"的、明确具有"经络"三维超然的系统文化，中医没有走上

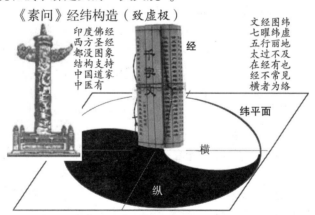

西方那种完全依赖文字概念进行思考的道路，始终坚持着《黄帝内经》的经典传统和惟象思维的形而上和形而下共存互动的思维模式和意识形态格局（"大一""心斋"）。在这种特有的文化和文明的坚持中，惟象中医和中医的经络学说以及系统的针灸实践显然起到了极为特殊的中坚骨干作用，因而使经络学说和针灸成为了对于人类的、任何人无法取代的、最独特和最重要的世界观和文明贡献。

**2. 形而上与形而下互动的困难在于"经"的形而上主导部分的有结构无形体**

经过经络模型的建构，人们除了确立天地关联之外，也能够依托经络三维构造建立更加广泛的构造性思考（这种关联实际上就是当下"量子纠缠"的实质性内涵）。凡是具有自然能量作用和作用过程的自然事件都可以抽象建构和解构成经络三维几何模型以及太极图构造体系的图象表达，完成了人类对于自然本质认识的形而上向形而下的关联性转化。在经络模型中通过 Z 轴与"经""致虚极"的虚化投影重叠人类实实在在地保留了一个与客观真实存在的能量作用虚极实现主客观互动的自由维度（图26 的 H 和 h），为形而下能够回归形而上的思考保留了特殊的能动自由和规范机制。虽然中医传承的是一个二维平面的太极图构造体系，但中医的经络学说始终确立着能量属性"经"的存在和"经脉为里"的"致虚极"的地位和功能机制，加上道家和传统中医对于"抱一""守中"的强调，使得道家圣人和中医"众工"们能够始终存在着和持有着对于二维太极图"纬"平面的一个垂直的"经"轴（图19、图25、图26）和"致虚极，守静笃"的认识论二维形而下向自然三维形而上回归的自觉意识和路径，也可以说是**世界观**和钱学森定义的**"人天观"**。

**图25 中国古代自然文化结构关系示意图**

太极图构造体系的南北的纵（Y轴）、东西的横（X轴）方位（图25、图30）是经过"立端于始，立表于中，推余于终，而天度毕矣"严格规范重复操作的全部过程确定下来的，其中涉及自然形而上范畴的全部内容和信息，方圆的**几何学**封闭和逻辑完整，**仿射几何学**与**拓扑几何学**的不变性处理无疑实现了二维"纵横"取代三维"经纬"的真实完整转变**【注44】**。这个从三维自然形而上关系向二维几何图形的转变，虽然看上去简单，但因为在转换周期过程中存在着多方面、多层次和多次数反复的虚实转换，的确也会出现和存在相当大的信息量处理和操作难度，需要相当长的时间跨度和相当高的经验要求，一般人没有这样的经历条件是很难掌握的，特别是对于在形而

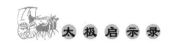

上主客观范畴的区分转换问题（【注34】【注38】）经历时间短的人，会因为经验和专注度不够而根本无法掌握。所以，经络模型的建构就成为人类认识上具有相当难度而又必须真正切实把握住的人类认识的特殊理论体系，这是一个需要有一定特殊的行为重复（比如练功）、思维质变和思想跨越（所谓的"悟道"）才能形成的特殊思维成就和世界观。而能够实现和已经实现了这个思维质变和思想跨越的人就是《黄帝内经》所称的"工""方士"和**"真、至、圣、贤"**（《素问·上古天真论》）。

**【注44】**西方欧几里得几何学也是西方思想文化的基础，西方形而上学师祖柏拉图就在他的学园的大门上写道**"不懂几何学者不得入内"**的准入条件。这个极富于内涵的特定思考体现了东西方思想的共同和共通之处——几何学和中医的能量几何学，即太极图构造体系，是从形而上向形而下转换的必要条件和必然途径。

首先，在古代文字文献上，特别是在《黄帝内经》里，"纬"字就出现得极少。这说明当时就已经有了将图纬和经文单独对待的处理，懂得的人在一般说经的时候就自然会有图纬的习惯对应，不懂得的人认为纵横的表达已经很具体了，也就不去考虑纬图的问题，形成"其人"和"非其人"之间明显的知识割裂。现在分析下来，这其中也有极为复杂的原因存在：一方面图形制作保存相对困难与文字经典制作保存相对容易，另一方面也有图文内容分割和制作要求知识结构不同的原因与图文分别处理有利于专业化水平提高和有利于保密的原因。于是经文图纬分治也就成为古人一种由于分工而形成不言而喻的*"惧非其人，而时有所隐"*的处理**【注45】**。从历史经典文献的存留情况来看，经和图共存的情况也很少有，经和图分离的情况成为常态，真正懂经又懂图的人凤毛麟角，读过经而不知图者却多如牛毛，"以经（文）解经（文）"的凡人、无方之民在数量和影响上远远超出可以以图解经、经纬共用的圣人，占据绝对优势的"凡人"和"非其人"人云亦云的"道可道，非常道"逼迫极少数的圣人不得不退居江湖，隐居山林处于文化的边缘状态。这说明了在中国完整的中医传承已经出了问题，经络的形而上内容和形而上的建构过程已经名存实亡，这也导致了现代被留存下来中医体系并不完整、并不真实和中医的传承发展背离"经旨"成为常态的困局。

**【注45】**《周易·系辞上传》第十章：*"易有圣人之道四焉：以言者尚其辞，以动者尚其变，以制器者尚其象，以卜筮者尚其占。"*这是一个有知识分工合作的有机思想理论体系，有内在的适当适时的关联互动机制，也需要一个多人合作的组织才能实现完整和谐运作的格局。从安阳殷墟的规模和水平以及《吕氏春秋·先识》的有关记载中，可以证明在三千年前中国就存在这种图纬经文分治共存的格局。这种格局和组织关系、涉及的资源量和规模甚至是相当宏大的。一旦这种格局和组织遭到摧毁，整个文化的运转和传承就会受到严重的打击和摧残，而且遭受打击之后也是极难恢复的。所以高水平完整的中医传承不是一件简单的事情，是社会文明程度的综合表现。考古和历史研究证明，为了暂时利益需要而冲击和僭越形而上范畴优秀传统的文化格局和残暴事件在中国历史上出现过多次，每次改朝换代的动乱也都会使长期建设的文化成果特别是文化格局毁于一旦，其中历史上以秦始皇焚书坑儒、王莽被杀和宋朝灭亡为最。

**3. 形而上与形而下融会贯通的关键是能量+几何学**

在经络模型和经络学中，在纵横二维的"纬"平面中，实现所有相同单个结构中"经"与"纵"都可以实现能量属性相同的**仿射几何学和投影几何学**重合与叠套，形成整体"经脉为里，支而横者为络"与所有单个个体的几何形式转化是双向性的，也就是说，所有事务事物，不论个体还是整体，能量属性仿射 Z 轴投影 Y 轴而"通一"

"合一""抱一"，这也是一个极为重要的形而上与形而下之间相互转化处理的关键（图26）。一旦单个个体的"经"可以因为**仿射几何学**的**不变原理**被从虚化（致）为"虚极"的状态变成太极图的实像的纵（Y）轴，无疑形而上向形而下的质变转化就告一段落，也就是完成了一个认识的质变——"阶"。这个段落有两个后续的可能：一个是升维返还三维结构整体性思维的"逆是仙"；另一个是继续降维形成单个概念开始形式逻辑为主导思维的"顺是凡"，此时人的主观意志和判断成为就事论事的形式逻辑思维的起点。"于是太极始判，圣人望而详之"是"逆是仙"，是中医的处理；就事论事概念性思维导致"形而下者谓之器"是科学的处理，是"顺是凡"。应该说，这些都是人类在二维平面知识基础上的辉煌成就。

在人类二维平面知识中，科学的成就和存在问题现在讨论得已经很多了，但对中医的认识还是非常模糊和不到位，以致中医不得不成为独立于现代科学之外的"自成一体"的理论体系。在人类高级知识体系中，最神秘的属太极图体系（包括卦象体系）和文字的经络学说，最令人困惑的又是中医。于是，进入太极图和经络模型构造人们不仅确实可以建立一个"思求经旨"恢复传统的新的世界观，而且确实也能够整合出一个"大器晚成"的知识体系——**能量几何学**。

西方的历史证明，光有能量的认识和光有失去了自然属性对应的几何学是不够的，有了几何学和物理学对于能量的表述也还是不够的（因为缺失真实的完整过程）。只有做到在经络模型承载支持的能量与几何学的有机融合，才能承载和表达整体自然和自然整体的本质真实。然而，毕竟经络学说是一个完整的思想理论体系，又有针灸成功实践的支持，加上《黄帝内经》等一批经典强调"道生一""通于一而万事毕""然其要一也""抱一以为天下式"等论述和实际操作的存在，再加上经络确实存有的"逆是仙"的形而下可以返回形而上的过程功能机制，所以现代人仍然可以依据这些古人存留的文字和二维图形的基础条件追溯出经络承载的历史真实。这也是《新经络论》在新形势下能够应运而生并使得古老的经络学说重新绽放出耀眼光芒的原因。

因为"**经脉为里，支而横者为络，络之别者为孙络**"的定义是过程和内容都清晰明确的。经络的勾股弦关系（图23b）决定了中国的几何图形并没有成为纯数学的表达和思考，而是成为包含能量、物质、信息生命三要素的、能量第一性的、有能量作用过程的、所有主客观要素关联互动的特殊的几何学，我们称之为**能量几何学(心斋)**。在**能量几何学**的思考中，客观是时空混沌、能量物质信息三维纠缠。所有主观认识抽象成为线性维度、几何形式的点线面结构，自然三维形而上混沌中的能量属性全部投影到"经"轴，进而再通过"日晷之玄影"落（络）实成为二维太极图的"纵"轴，主观认识在与客观能量"致虚极"对应互动时，处于"经脉为里"的位置，在做出主观判断的时候，主观位置仍然处在"经"轴（图6），成为"纵"轴的外在，并做出"于是太极始判，圣人望而详之"的互动结果，保持着二维太极图承载的信息能够随时回归三维形而上的自然真实中去。这就是中医的"**经方**""**方术**""**工独知之**"和中国道家的"**图法**"。

通过经络构造和**能量几何学**，人们思想中承载着的所有经验和知识属性都能够取象比类地抽象成能量（Z轴投影Y轴）、物质（X轴）、信息（XY向量的封闭连线）的固定规范，在太极图和经络构造中进行"颠倒颠"纠缠以实现对于自然本质的整体

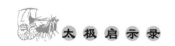

性和形而上非物质性的认知解读。事实上，**能量几何学**的结构性的知识整合（**标格诂训**）已经融入了迄今为止所有人类知识，可以进行对于所有人类知识最规范属性基础上的虚实解构，可在结构基础上实现和进行阴阳、二进制等**数学机械化**叠套转换的延伸和建构虚拟世界，可以形成一个新时代对于生命的统一物理学形态的**能量几何学**结构性的表述。也就是说，中国经络的定义和太极图构造体系的存在完全可以使得数学与物理学在可能出现分离的时候，及时阻止了物理学和数学的分离，实现了形而上对于形而下的主导和凌驾，实现"**中医将决定将来科学的发展**"的新时代人类所有知识的和谐互动。

**4. 关于传统经络学说整体恢复的思考**

（1）结构关系具有超越主观形式逻辑推理的客观性质

中国人把"经脉为里，支而横者为络"抽象成为一个直角三角形（图23b）寓于其中的三维结构模型（图19）的主客互动全息基元（简称"**三维基元**"），在三维经络主客互动全息基元中，人们又以直角三角形作为一个进行**数学机械化**转换处理的二维"术数"全息基元（简称"**二维基元**"），进而可以在不做任何自然生命实体解剖和物质属性解析的基础上，通过固定三维模型和勾股弦直角三角形几何形式投影翻转出整体论的全息处理（图23a）的"经方"，这样又可以在连续保持能量作用内涵的情况下得到**三维基元**没有任何信息缺失的**二维基元**"大衍之数五十"全息表达（这个互动是道家的"**六合**"的概念）。对生命本质作出既符合认识论原则又能够进行**数学机械化**处理的理解和诠释，最终形成一个可以达到《黄帝内经》所说"**经脉者，所以能决死生，处百病，调虚实，不可不通**"的、"**天地之象分，阴阳之候列，变化之由表，死生之兆彰。不谋而遐迩自同，勿约而幽明斯契。稽其言有微，验之事不忒。诚可谓至道之宗，奉生之始矣**"的生命诠释。这已经不是人们习惯性的用一句话的表达就能做出完整理解的问题了，而是一个需要一系列形而上以及形而上向形而下转换认识过程支持的，需要有能量意识、几何结构和解构的系统学习和训练支持的思想理论体系和思想境界的问题，也就是中国的要达到"道可道，非常道""圣人行不言之教""法于阴阳，和于术数"和"同谓之玄，玄之又玄，众妙之门"的思想层面才行的问题。正因为如此，经络学说具有超越现代科学、超世俗的局限能够在所有领域形成和生存，也可以在受到科学成果影响和扰动的时候重新启动发挥独立作用或者和科学成果共同发挥作用，成为科学发展不可或缺的组成部分甚至是主导部分。

由于"经"（所行为经）是一个被古人设定的能量作用和主客观互动的特定维度。中国古代知识分子精英就将认识自然的主客观互动成果通过结构关系定义为"经"加以对待和保留，形成图25的"文经图纬"**三维基元**结构，甚至所有的文字书写都限定为经向的排列。这就形成了中国文化的独立于世界文化的特殊的非宗教迷信的和非主观主义的"天人合一"的结构性模式，以及整体的意识形态构建和相应的特殊理解。在这个意识形态的构建中，低维是非形式逻辑思维受到**三维基元**的过程构造约束而不能发挥线性的随意扩展延伸作用，主观形式逻辑的理性推理是受到严格限制的，是非问题被**二维基元**中"彼是方生之说"的定位来加以替代，这从根本上导致了在春秋之前社会的历史文明中是非标准趋同于自然关系的和谐。整体社会意识形态因为用"必本于大一"的**三维基元**和**二维基元**结构关系标格诂训加以规范定位，就会比世俗社会关系的一般主观是非认定要更加符合自然的真实，而且可避免社会是非会引发利益冲突来得客观与和平，这对于确定社会道德标准，解决社会矛盾，增进社会和谐有极为重要的积极作用【注46】。

【注46】老子《道德经·法本第三十九》有完整论述："昔之得一者，天得一以清，地得一以宁，神得一以灵，谷得一以盈，万物得一以生，侯王得一以为天下正。其致之，天无以清将恐裂，地无以宁将恐废，神无以灵将恐歇，谷无以盈将恐竭，万物无以生将恐灭，侯王无以贵高将恐蹶，故贵必以贱为本，高必以下为基，是以侯王自称谓曰孤寡不谷，此其以贱为本耶，非乎，故致数车无车，不欲琭琭如玉落落如石。"以结构式的方法来看待社会问题领导被领导是个上下的结构问题，而并非是非对错的问题，为政治和社会治理的诠释提出了超阶级、超利益的更加符合自然真实的要求和标准，具有深远的社会意义。《礼记·礼运》"是故夫礼，必本于大一，分而为天地，转而为阴阳，变而为四时，列而为鬼神。其降曰命，其官于天也"的论述也是这个意思。

（2）"经"对于主客观能动性的承载和转换功能的文明意义

过程就是"无生有"，就是形而上向形而下的体现。在综合的文化结构中，一般要用"所行为经""经""经旨""经方""经典""医经""针经""经验"等【注47】而不用"纵横"，这是古人用词极为精准的思考。古代"经纬"是以北斗星定位的，是客观存在的"经天纬地""七曜悬纬"，具有初始原发性、唯一性和绝对性，同时经纬又是人观察事物做出判断自由维度的具有"上下"定义的垂直存在，具有主客观互动过程的规范性，即"正""天下正"。也就是说，**三维基元**有着非常确定的过程性、真理性和普适性。

【注47】王冰《黄帝内经素问序》："孔安国序《尚书》曰伏羲、神农、黄帝之书，谓之三坟，言大道也。"伏羲之书指的是《易经》，神农之书指的是《神农本草经》，黄帝之书指的是《黄帝内经》，这些书都是同一个"言大道也"的书，都有经天纬地和文经图纬结构支持的古代经典。张仲景的《伤寒论》是"余宿尚方术，请事斯语"的结果，只能归于"论"的范围，还算不上是"经"。同样，《诗经》《道德经》《南华真经》《黄帝阴符经》也可以做如是的归类理解。

在"纬"强调固定纵横关系的二维平面（图19、图25）"有形"基础上，"经"强调的是对于"纬"平面的垂直关系"虚无"调整和判断的自由度，实现形而上形而下共存的三维包容。由于"经脉为里"又加进了"经"垂直的居中定位的"正"和"聚焦"的能"势"h的内涵（图26），使得经纬的三维包容是能动的、完整的。"经"h（归属融和于H，即 $H=\int h$）的客观真实性以及形而上内涵既是很丰富的又是能量属性的，既有客观真实的承载也有主观认识的赋予，是一个主客观互动的能量源头的标志和表达，整个**三维基元**的包容能力由"经"的h所决定。在**三维基元**中，主客观互动的自由维已经被锁死在"经"的Z轴，纬平面是可测量刚性的"大衍之数五十"，"经"是不可测量自由能动的矢量虚线（图6和封面）。所以，"经"的高度（h）是决定经络模型的容量大小（h×"大衍之数五十"）。而纬平面的"纵横"（X、Y轴）所存有的相对性和能动性取决于"经"的原始作用能势h的高度，取决于人们主客观互动自由维度（Z轴）h的认定。

在二维图象基础上加上《诗经》《易经》《黄帝内经》《神农本草经》《道德经》《南华真经》的诸多"经典"的**三维基元**（图25）同样也可以实现一种主观发挥能动性的理论指导实践的人类对于自然的反作用。也就是说，含有"经"和"经旨"的结构性的思维不仅是人们认识自然的被动而且也是人类适应自然、改造自然的主动。中国

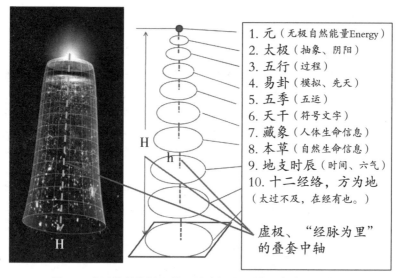

图 26　中医能量作用经纬"致虚极"三维叠套关系示意图

人将自然中"经"的认知融入落实到"经典"之中，坚持、保留和运用"经"的主客观互动功能机制已经渗透到了中华文明和社会生活的每一个角落，成为社会文明的最高准则和民族生存的血液，这就是中国民族的文化基因和文明基础，这就是中国特有的**"不忘初心，方得始终"**的思维原则（这里的*"初心"*与*"经""心斋"*直接相关，*"方"*与*"纬"*平面对应）。

　　**"一个三维物体，人眼只能得到从不同视角看过去得到的二维图像**（图 3、图 31）**。那么人脑是将二维图像融合，得到一个整体的三维表示，还是存贮成一族二维轮廓线表示，由此，发展了不同的视觉算法。"**从过程来讲，**"经脉为里，支而横者为络，络之别者为孙络"**包含认识过程存在三阶的发展**【注48】**，但是这种三阶的思维的后续思维能够保证符合自然规律就必须保持住**三维基元**支撑和支持的完整。因为人的认识规律也要划分成：①**"一个三维物体，人眼只能得到从不同视角看过去得到的二维图像"**，先降维；②**"人脑是将二维图像融合，得到一个整体的三维表示"**，后升维；③或者**"还是存贮成一族二维轮廓线表示"**的后续的**"由此，发展了不同的视觉算法"**。也就是说，人的认识阶分，是因为存在**"一族二维轮廓线表示"**（文字、图形）的基础，可以暂时或者长期忽视"经"存在的情况下，失去**三维基元**支持，只是在**二维基元**基础上**发展了不同的视觉算法**，形成诸如东西方思想体系的不同思想文化的。

　　好在《黄帝内经》中有"阴阳者，数之可十，推之可百。数之可千，推之可万。万之大，不可胜数，然其要一也"和"是明道也，此天之阴阳也。夫数之可数者，人中之阴阳也，然所合数之可得者也。夫阴阳者，数之可十，推之可百，数之可千，推之可万，天地阴阳者，不以数推，以象之谓也""以经解之""以经求之"特别的强调，使得经络学说和经络模型的三维完整的重要性得到留存和彰显。《黄帝内经》的强调说明了在中医的思想理论体系中必须在人类**"一族二维轮廓线表示"**的基础上回归经络构造的三维和三阶的完整，以保持人类思想的深厚包容，保证在中医的生命认识领域必须做到自然真实的形而上与主观认识最初始的形而下的**"形与神俱"**的共存与互动，让人类的一阶直觉持续不断地贯通于二阶、三阶甚至更加后续的思维中去发挥真实的影响作用。因为经络的基本模型（**三维基元**）在古代已经首先建立形成，自然的经纬关系和经纬关系的自然属性已经被牢牢地确定下来，我们祖先在纷繁的"**发展了不同的视觉算法**"的世俗人们思想文化保持了一个三维经纬坐标系，保留了主客观互动的"经脉为里"的自由维度，实现了对应包含形而上能量作用以及所有能量作用关系（"厚"**【注49】**）对于二维纵横"**轮廓线表示**"（"薄"**【注49】**）的覆盖决定关系和作用规范，使得中医的思想理论乃至真正传统文化没有被类似形式逻辑思维形而下刚性物质层面发展的影响而保持了"万物生之于有，有生于无"的元始的真实和形而上的完整有效。

**【注48】**老子《道德经》"道生一，一生二，二生三，三生万物"和《周易》"太极生两仪，两仪生四象，四象生八卦，八卦生万物"的论述都是三阶思维而转入形而下范畴的物质性后置的判断和认识。

**【注49】**《道德经·论德第三十八》："上德不德，是以有德；下德不失德，是以无德。上德无为而无以为；下德无为而有以为。上仁为之而无以为；上义为之而有以为。上礼为之而莫之应，则攘臂而扔之。故失道而后德，失德面后仁，失仁而后义，失义而后礼。夫礼者，忠信之薄，而乱之首。前识者，道之华，而愚之始。是以大丈夫处其厚，不居其薄；处其实，不居其华。故去彼取此。"这是中国道家关于思维层次分立而又叠套式的思考，也是关于结构式思维模型的文字表述，每个抽象的平面就是一个"纬"，"纬"对应的是"薄"，数个"纬"平面的叠套为"厚"。《道德经》告诫人们，不要以为高水平的思考就是最终的思考，所有水平思考的叠套才能形成深厚完整的认知（见图27）。而在所有层级散乱的思考得到厘清时，经络都要也都会"侯王得一以为天下正"地发挥提纲挈领，纲举目张的编织整合作用。

由于"经"对应的是形而上的自然能量作用和主观思维的能动，是非定域的，柔性的，也是会聚焦集中为"经脉为里"的，是"天"，是"势成之"，所以"经天"还包含了能量作用和时间过程的矢量方向等众多信息内涵转换的功能和机制，具有 0 到 1 线段的所有数学属性和抽象的功能机制，具有无限多的点集和无限多层次"支而横者为络"的表述可能（图26）**【注50】**，可以使人的思想具有无限的厚度可分，所以"以经求之"也是解决整体包容（容量大小）问题的处理（"经"的长度越长，整体相关的容量越大）。由于"经"具有线段与无数点集的关系那样具有无限多"支而横者为络"的"支"点可能，也就可以形成不同"支"点、不同状态的无限多个对于自然现象的解读。比如，最简单最普适的层面是阴阳，紧接着是五行，再就是天有五季，地有五味，人有五藏等（图26、图27）。当阴阳成为二维平面时，能量属性会刚性化，需要"覆冒阴阳之道"的升维处理。"冒"可以对应"经"，是指具有主动性发散的作用内涵；"络之别者为孙络"对应"纬"的纵横矢量，则具有弥漫生化延伸覆盖的动态内涵，覆冒两者结构性的几何形式抽象构成三维时空、有顺序、由内向外发散性的、总量完整的封闭表达，这个三维几何时空是以能量作用为第一性的和不以人的意志为转移的终极抽象的全息的客观存在，也是形而上主客观范畴统一完整能动的规范，人们可以形成"经""与道同"，形成稳定不动摇的"道生一"的理解，而整个经络模型和理念就是"天下之至柔驰骋于天下之至坚，无有入于无间""反者道之动，弱者道之用，万物生之于有，有生于无""道生一，一生二，二生三，三生万物"的封闭循环的一元化整体恒动。

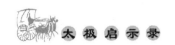

【注50】在《什么是数学》第二章第3节"康托的'基数'"中写道："也许有人以为，找出一个比从 0 到 1 的实数集有更大基数的点集是一个简单的事。一个'二维'的正方形肯定显得比'一维'的线段包含有'更多'的点。十分令人诧异的是：一个正方形中的点集的基数与一个线段上的点集的基数是相等的。"基数相等决定拓扑性质同一是自然逻辑，这些思考都是用数学的形式包容整体的思考（引自《中医启示录》）。

地球每个经度也会有无数个纬度对应，而同一纬平面也有对于不同经度的无数多个支点，并环绕出的同一的温度带和作物带，但是地轴只有一个，就是南北极极点的连线，所有这些地球具有的自然关系表达出了"**经脉为里，支而横者为络，络之别者为孙络**"的规律性，使得**三维基元**经络模型和中医的系统思考和论述具有无限多的丰富内容和普遍的意义（涌现性），成为毋庸质疑可以"**决定将来科学的发展**"的"**前科学**"。

在图 26、图 27 中各有左右两个图形。左边的是现代宇宙大爆炸理论的设想模型【注51】，右图为"**经脉为里，支而横者为络，络之别者为孙络**"的连续作用具有厚度的抽象模型。放在一起，可以告诉人们，能量作用的"经"不仅与温度直接对应，而且可以将认识不同的层次**一气**串通成一个整体，即"**一达之谓道**"，东西方思维在深层次的高阶思维向元始一阶思维的汇合时始终就是这样，在**三维基元**经络模型上如此自然而然地聚焦、融合和殊途同归。如果说西方**数集**做了点与线一维的区别与融合问题的思考，**拓扑几何学**做了面与面之间实际上是二维自然有形的区别与融合问题的思考，那么中国经络的**能量几何学**解决的是三维有形自然时空的区别与融合问题的思考，所有这些思考中，从维度来讲中国经络显然比西方要多一个维度，从内涵来讲，中国经络比西方更加真实和谐地融入了自然能量和形而上。

自然属性经过终极几何抽象的，始终保留和保持能量作用和能量作用过程的"经"和"经脉为里"的"正"，经过人类主观认识时就会"支而横者为络"，而每一次的"支而横者为络"又有阴阳五行量子的本质内涵，构成了中医的"法于阴阳，和于术数"的形而上玄学体系，反映了古人坚持主客观互动基本原则依托**三维基元**的认识论自觉和文字表述的自觉，是一种极高的智慧。与此同时也反映了古人已经认识到了，人与自然能量主客观互动的认识论在能量作用过程中具有代表全息总量的 0 到 1 线段抽象，即"经"，在通过"支而横者为络，络之别者为孙络"的支点和纬平面限制和展开层级、范围性、阶段性与主观认识判断等诸多对应，使图 26 的结构性质能够发挥主观认识阶升、改变层次、质变量化与自然真实过程阶段等"**存贮成一族二维轮廓线表示**"的诸多思考，最终能够实现对应一体有机能动的整体性表达。这种表达是在分析基础上不断向**三维基元**归纳聚敛的，是西方还原论思考做不到的整体论的表达。

在**三维基元**中，"经"直线，是连续的，也是 0 到 1 线段 $H = \int h$（图26），不仅可以在需要分析时做出定性定量刚性测量，而且在归纳综合时可以实现全息的柔性融通。比如在认识水的自然现象时，温度"经"$h$ 的范围被定在 $0 \sim 100℃$ 的范围内**三维基元**是液态水的表达，$100℃$ 以上水平界（阶）面的**三维基元**形成的是蒸汽表达，$0℃$ 以下为水平界（阶）面以下的**三维基元**形成固态的冰的表达，三个小**三维基元**$h$ 积分在大**三维基元**H 中（$H = \int h$）"致虚极，守静笃""三者不可致诘，故混唯一"形成完整的有生命的关于水的气液固态质变量化的完整认知。这也反映了自然经纬关系与人们认识主观认定的纵横关系之间的相对论和量子论区分（因为涉及太多的内容，相对论和量子论的内容又在笔者其他文章中有所论述，所以在此点到为止，不可能作展开论述）。中医理论用经络的概念指导实践，就是要强调主观认识要与自然能量对接和要有结构性关系把握才能真实，要克服主观局限在某个纬平面纵横是非理性脱离自然三维经纬，特别是要克服脱离能量过程之"经"，不去"以经求之""以经解之"的弊病，要限制主观是非形式逻辑的干扰，这才是中医认识生命的本质真实。

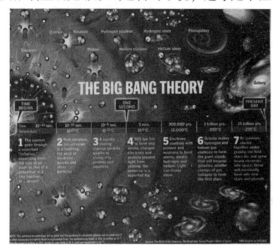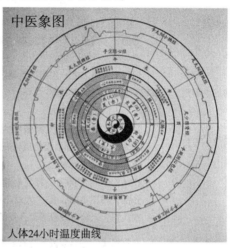

中医象图

人体24小时温度曲线

图27　经络三维关系经向多层纬平面俯视叠套效果示意图

【注51】大爆炸是描述宇宙诞生初始条件及其后续演化的宇宙学模型，这一模型得到了当今科学研究和观测最广泛的且最精确的支持。1951年11月22日，庇护十二世教皇在教皇科学学会的开幕会上声称大爆炸理论和天主教的上帝创世概念相符合。宇宙学家通常所指的大爆炸观点为：宇宙是在过去的有限的时间之前，由一个密度极大且温度极高的太初状态演变而来的（根据2010年所得到的最佳观测结果，这些太初状态大约存在于133亿至139亿年前），并经过不断的膨胀到达今天的状态。

关于宇宙大爆炸的理论研究是西方宇宙学和理论物理学融汇的一个宏大的理论体系，属于西方科学最尖端前沿的学术领域，其成功之处在于宇宙大爆炸之后，按照温度的递降把西方科学所有的研究成果做了有顺序的结构排列，在很大程度上统一了西方科学体系的所有知识成果，体现了西方温度概念与中国"一气氤氲""通天下一气耳"理念的不谋而合，宇宙大爆炸理论之成果纷繁多彩无所不有，其论述汗牛充栋，但简化下来的图形表述（图27）最终还是一个类似中国经络的构造（图19、图26），并没有超出中国太极图构造体系和经络三维基元形式的范畴，而且从另一个现代科学的角度综合地证明了中医理论构造的科学性和完整性。因为西方宇宙大爆炸理论没有解决爆炸原因以及与黑洞理论之间尚存有冲突的问题，所以整个宇宙大爆炸理论至今并没有能够彻底解决西方物理学实现统一诠释的科学愿望，而"最后一公里"的打通对接和最后愿望的实现就在于中医的解答之中。《中医启示录》和本书的《黑体辐射与"太一生水"》一文对于宇宙大爆炸的原因都通过太极图的几何形式有所解答，致使中医理论与宇宙大爆炸理论能够做到新时代的互相支持，相互融合，相得益彰。在此笔者避开文字的繁琐，改变人们仅仅依靠文字公式的习惯，改变人们认为几何图形不能够对于复杂科学问题做出圆满解答的常规，只是借花献佛、依托宇宙大爆炸的理论模型的图形表达做一些东西方思维模式差异的"标格"比对，就能使读者很快得到一种21世纪东西方思想汇通的新思考。

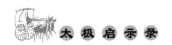

表4　　　　　　　　西方宇宙大爆炸模型与中国经络模型认识论比对表

| 认识方法及其结果 | 东方思维 | 西方思维 |
|---|---|---|
| 主客观互动 | 集中在"一即日晷之玄影"<br>直接，同步，不可分 | 分散在各种试验和观察之中<br>间接，不同步，可分 |
| 出发点 | 客观的能量作用（道），主观思考的"虚无"，主客观互动的"无生有"，一方面"太初有始"地不断向初始源头探寻，另一方面"一气氤氲"阴柔驰骋于阳刚<br>天一生水，地六成之 | 人为设定太初奇点（爆炸）<br>无限高温、无限大的物质密度、无限弯曲的时空和无限趋近于0的熵值等<br>温度、粒子、波的分别表达<br>充满悖论无法统一 |
| 形而上形而下关系 | 形而上者谓之道，形而下者谓之器<br>形而上与形而下共存<br>形而上向形而下转化 | 概念＋主观形式逻辑<br>形而上形而下分离各表<br>形而下体现形而上的存在 |
| 三维坐标系 | 强调"经脉为里，支而横者为络，络之别者为孙络"，经纬纵横的属性顺序 | 没有属性和顺序赋予的强调<br>几何形式与物理概念各表 |
| 过程与时间 | 结构性循环往复表达<br>在结构中虚实同在，相互转换，先包容后分割，循环不断，有"太过不及"误差精准认识，但没有线段不可公度的问题 | 线性脱离循环表达<br>先设定刚性时间，用时间测量过程，线性发散，力争绝对避免"太过不及"的误差，但存在线段不可公度的问题 |
| 温度表达 | 几何形式、有温度段和分布的准确区分 | 数字形式、无温度段和分布的区分 |
| 温度与波 | 过程显示表达的一个问题两个方面 | 作为两个独立的问题加以对待 |
| 负熵意识 | 明确"太一生水，地六成之" | 因无法实证而悬置回避 |
| 虚极意识 | 明确 | 不明确甚至没有 |
| 表达方式 | 象帝之先，太一，大道至简 | 具象、复杂碎裂 |
| …… | …… | …… |

（3）经络确定形而上与形而下互动的边界

形而上是没有边界的，是"天下之至柔驰骋于天下之至坚，无有入于无间"，形而下是刚性有边界的。因为形而下是有边界同时又是形而上无边界的作用结果，形而下是由形而上决定的，两者是相辅相成的动态的同一事件。脱离了经络**三维基元**结构是表达不清楚这个转换边界的，即"道可道，非常道"。

为什么图27《中医象图》到经络圈就结束了？概括地说，这既是一个在经络**三维基元**结构中"经"代表的自然能量所承载信息总量受到物质反作用产生的"支"点阶段性的问题，又是一个形而上"天文"与形而下"地理"之间的转换问题，也是思想认识和实际操作、医疗宗旨（诊断）和医疗实践（实际治疗）不同阶段之间的转折点和分界线的问题。"夫圣人之起度数，必应于天地；故天有宿度，地有经水，人有经脉"（《素问·离合真邪论》），一旦"支而横者为络"出现，客观能量形而上的无形已经转成了形而下的有形，"天地温和，则经水安静；天寒地冻，则经水凝泣；天暑地热，则经水沸溢，卒风暴起，则经水波涌而陇起。夫邪之入于脉也，寒则血凝泣，暑则气淖泽，虚邪因而入客，亦如经水之得风也，<u>经之动脉，其至也</u>，亦时陇起，其行于脉中，循循然。"（出处同上）主观认识从自然的三维结构关系变成了图形的二维表达，进入二维"络之别者为孙络"的纬平面展开充填分布（即转入"（4）经络形而上范畴的**数学机械化**解读"的思考）。图 27 和图 26 是一组机械制图三视图关系，图 27 是图 26 的顺着"经"的辐射方向三维变二维纬平面的俯视图，左图对应左图，右图对应右图。图 27 宇宙大爆炸图俯视图和《中医象图》是由内向外扩展的分层叠套关系，在本质上是在地纬平面上的"天度"。的图示，也可以说是"络之别者为孙络"的表达，此时"经之动脉，其至也，亦时陇起，其行于脉中，循循然"经已经消失成为"经脉为里"的"虚极"（即圆心中点）了。

《中医象图》的经络圈是形而上和形而下的分界，这是因为 h 温度阶段对于**三维基元**有限定均衡态作用的原因所致。每个温度的 h 会形成一个质变量化的范围，会形成一个稳定的可以用太极表达的均衡状态——量子（图 10、图 30），一旦这个量子的均衡态有了表达，**三维基元**的边界也就有了规范的确定（因本书还有专门的论述篇章，在此不展开）。

生命形而上的所有要素和信息已经有了《中医象图》内在"言天者求之本"表达支持，人体"天人合一"的表达已经完成，人们可以依据《中医象图》内圈做到四时、五运、六气、藏象等多重的信息处理进而实现"言天者求之本，言地者求之位，言人者求之气交"的基于五行完整过程支持的人体生命完整的过程、状态、时间的封闭和术数判断，而且都与形而上的经络有关。出了《中医象图》的经络圈，图形就转向了图 21 和图 28 的具象表达，是结合具体人形的、直观的"脉"和"脉象"图形表达，而不是纯粹抽象的几何形式表达。也就是说，《中医象图》经络圈是一个结束形而上范畴抽象几何形式表达进入具体实像形而下表达的分界线，也是思想理论与实际操作的分界。

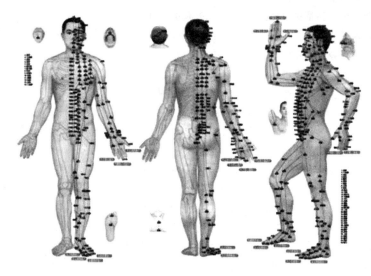

**图 28　人体经脉实操图**

出了经络圈的形而上"六合"表达之外，"经有常色"已经转为"络无常变也"的形态（图 34、图 35），几何形式抽象表达的"道"的理论思考已经变成了具体实际的三维"术"的操作，术数变成了脉诊。"**经脉为里，支而横者为络，络之别者为孙，盛而血者疾诛之，盛者泻之，虚者饮药以补之**"的内容会从"**经脉为里，支而横者为络，络之别者为孙**"客观追随转成"**盛而血者疾诛之，盛者泻之，虚者饮药以补之**"主观性的医疗操作。于是就会有人体的相应自然能量的"经"对于人形的具体的形而下的"络"合【注52】，形成经脉，人们无法感到"经"的存在，但能够通过"望闻问切"转入"太过不及，在经有也"判断和实际诊断，理论问题转化成实践问题。由天干地支与时间的"谨候其时，气可与期"的"揆度奇恒"，"祝由"与实际的"望闻问切"出现分离转化，"经方"与"方术"分离，形而上的思考任务已经湮灭隐去，形而下的问题彰显可见。久而久之，人们出现了以人体外在定位操作的具体表达替代三维基元内在"集道唯虚"的思考，并且总结成就针灸铜人和图29具有形而下属性的十二经脉的表达。

【注52】这种区分也是"**经脉为里，支而横者为络，络之别者为孙络，孙络之盛而血者疾诛之，盛者泻之，虚者饮药以补之**"下划横线者与后续思维的区分。类似的思考和记载在中医经典中多有存在，比如《素问·病能论》："上经者，言气之通天也。下经者，言病之变化也。金匮者，决死生也。揆度者，切度之也。奇恒者，言奇病也。所谓奇者，使奇病不得以四时死也。恒者，得以四时死也。"

《灵枢·经脉》："经脉十二者，伏行分肉之间，深而不见；其常见者，足太阴过于外踝之上，无所隐故也。诸脉之浮而常见者，皆络脉也。六经络手阳明少阳之大络，起于五指间，上合肘中。饮酒者，卫气先行皮肤，先充络脉，络脉先盛，故卫气已平，营气乃满而经脉大盛。脉之卒然动者，皆邪气居之，留于本末；不动则热，不坚则陷且空，不与众同，是以知其何脉之病也。""经脉者常不可见也，其虚实也以气口知之，脉之见者皆络脉也。"

《灵枢·卫气行》："是故平旦阴尽，阳气出于目，目张则气上于头，循项下足太阳，循背下至小指之端。其散者，别于目锐眦，下手太阳，下至手小指之间外侧。其散者，别于目锐眦，下足少阳，注小指次指之间。以上循手少阳之分，下至小指次指之间。别者以上至目前，合于颔脉，注足阳明，以上行至跗上，入五指之间。其散者，从耳下下手阳明，入大指之间，入掌中。其至于足也，入足心，出内踝下，行阴分，复合于目，故为一周。是故日行一舍，人气行一周与十分身之八；日行二舍，人气行三周于身与十分身之六；日行三舍，人气行于身五周与十分身之四；日行四舍，人气行于身七周与十分身之二；日行五舍，人气行于身九周；日行六舍，人气行于身十周与十分身之八；日行七舍，人气行于身十二周在身与十分身之六；日行十四舍，人气二十五周于身有奇分与十分身之二，阳尽于阴，阴受气矣。其始入于阴，常从足少阴注于肾，肾注于心，心注于肺，肺注于肝，肝注于脾，脾复注于肾为周。是故夜行一舍，人气行于阴藏一周与十分藏之八，亦如阳行之二十五周，而复合于目。阴阳一日一夜，合有奇分十分身之二，与十分藏之二，是故人之所以卧起之时有早晏者，奇分不尽故也。"

从上面这些论述，我们也可以看到《黄帝内经》没有纯粹"形而下者谓之器"的思考，关于经脉的论述也是一种典型的形而上形而下互动的思考和表述。即使穴位的命名也是充满着形而上的内涵。

与《中医象图》以经络圈作为中医经旨和实操界定相关的中医发展的重要医史事件和典型相关历史人物是扁鹊和张仲景，当然也还有王冰。因为本书主要是围绕王冰的思路展开论述的，所以在本章节有必要侧重谈一下扁鹊和张仲景为王冰的整体思维做出更早远的历史支持。司马迁在《史记》花了相当大的篇幅作《扁鹊仓公列传第四十五》，在《扁鹊仓公列传》正文中司马迁详细记录了春秋时期神医扁鹊和汉代名医仓公的学医经历都是由圣人单独传授秘方所成，行医效果极其神奇，治疗过程因人而异而且记录得相当具体。总之，一方面学医和诊断的过程都极其的形而上，另一方面历史事实又清晰明确，形成了人们对于扁鹊仓公的形而下历史存在没有任何可质疑的印象，同时对于中国古代传统医学的认识却是充满着关于形而上医术经旨的神秘感。从此用形而下个人化（"其人"）和形而上神秘化也就是真实的神秘和神秘的真实对应保留住中医形而上理论成就就成为中医文化历史传承的事实上的一个问题两个方面的典型特征和特殊处理（这种处理被后来学者认为是"司马迁设的套"）。

然而，为了避免对于历史真实的失真，司马迁还留下了概括正文提要的《太史公自序》，在《自序》中司马迁写到："扁鹊言医，为方者宗，守数精明；后世修序，弗能易也，而仓公可谓近之矣。作扁鹊仓公列传第四十五。"这个论述完全没有神秘的色彩，而是有非常明确的"后世修序，弗能易也"的绝对定论，这无疑给了后人一个明确的提示和规定，写《扁鹊仓公列传》绝不是猎奇和造神，而是为了完整记录一个重要的传统领域的传统成就——"方""方技""方术""经方"。司马迁出身于一个从颛顼时代就开始身居"太史公"贵族高位的天文学和史学世家，是正统中华文化的正宗世袭传人，显然，太史公是家族世袭的官职，除了长期存有和直接掌握大量详细史料之外，从小就受过严格教育训练，司马迁作为家族中的佼佼者和担当者，当然能够成为集华夏历史文化之大成、完整把握史料记叙文书规则的"其人"。司马迁用一般史料事实写正文，又用序言纲领的方式强调形而上的存在以及形而上决定形而下（"扁鹊言医，为方者宗"）关系的重点和关键，说明中医的基础宗旨是传统的"方""方技""方术""经方"，扁鹊的医术的神奇高明从根本上在于"为方者宗，守数精明"，从而使得具有特殊形而上效应的医学摆脱世俗神秘讹传回归到华夏传统文化超政治、超形而下的高尚正位。结合《汉书艺文志》、张仲景《〈伤寒论〉张仲景原序》【注53】以及王冰的《〈重广补注黄帝内经素问〉序》和《〈玄珠密语〉序》的相关论述我们看到了古代方技属于非常成熟严肃的形而上思想文化范畴，是个完整的思想理论体系，是华夏历史传统不可或缺的"是故夫礼，必本于大一"的组成部分，也是必须单独区分特殊对待的专门学问。在这个思想文化领域存在着从岐伯、僦贷季、俞跗到扁鹊、仓公的一支训练传承有素的专家队伍（"真、至、圣、贤"的"其人"）而绝非一般属于"无方之民"的等闲之辈。至于正统中医经典显然也是存在一个非常明确的"惧非其人，而时有所隐"的表达定式：即文字表述与"方""方技""方术""经方"绝不混为一谈，必须分开的规范表述方式。而这种分开与图25文经图纬、图28《中医象图》和图29《经络实操图》以及针灸铜人的分开也是直接相关和有所规范的。

【注53】《汉书艺文志》原文：医经者，原人血脉经络骨髓阴阳表里，以起百年之本，死生之分，而用度箴石汤火所施，调百药齐和之所宜。至齐之得，犹磁石取铁，以物相使。拙者失理，以愈为剧，以生为死。经方者，本草石之寒温，量疾病之浅深，假药味之滋，因气感之宜，辨五苦六辛，致水火之齐，以通闭解结，反之于平。及失其宜者，以热益热，以寒增寒，精气内伤，不见于外，是所独失也。故谚曰："有病不治，常得中医。"房中者，情性之极，至道之际，是以圣王制外乐以禁内情，而为之节文。传曰："先王之作乐，所以节百事也。"乐而有节，则和平寿考。（在这里还是有明显的健康的标准。）及迷者弗顾，以生疾而陨性命。神仙者，所以保性命之真，而求游于其外者也。聊以荡意平心，同死生之域，而无怵惕于胸中。然而或者专以为务，则诞欺怪迂之文弥以益多，非圣王之所以教也。孔子曰："索隐行怪，后世有述焉，吾不为之矣。"方技者，皆生生之具，王官之一守也。太古有岐伯、俞拊，中世有扁鹊、秦和，盖论病以及国，原诊以知政。汉兴有仓公，今其

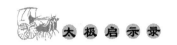

技术暗昧，故论其书，以序方技为四种。

《〈伤寒论〉张仲景原序》："余宿尚方术，请事斯语。"

司马迁将民间风传的医学史料与"扁鹊言医，为方者宗，守数精明"分开对应整理出史书，实际上不仅是史学家的眼光，而且是深谙传统医学的专家大师用心良苦的刻意，是故意为之。显然司马迁懂中医，懂方技，知道扁鹊仓公是怎么回事，也知道表述传统中医文献图文分开，"法往古""法星晨"与"望闻问切"分开，"上工"与"下工"分开的规矩。司马迁不仅点破了中医存在的方技思想理论基础的历史真实，而且点破了在医学神奇的效果背后存在着形而上范畴经方、方技决定形而下范畴脉诊医术之间的内在联系，也为本文和本书提供了非常关键的史料证据。

现在中医理论现代化的问题首先遇到的问题就是无法做到古代图文资源的统一和谐，而需要做的又恰恰是摆脱针灸铜人形式的经络形而下思考的误解，要进入《中医象图》经络圈的内在，进入自然能量形而上抽象的范畴，即进入阴阳、太极图、五行、五藏、天干地支、四时之气、法星辰、法往古等诸多形而上（本）范畴回到中医传统的"太过不及，在经有也"的"言天者求之本，言地者求之位，言人者求之气交"的结构性思考。然后再从人体特定脉象（标）做出系统"以经解之""以经求之"的回归，整个中医的发展和人类的进步都会从中得到巨大的益处。人们的认识判断会因为**经络三维基元**的恢复而摆脱形而下物质性思维的羁绊，真正进入能量生命的思考和研究**【注54】**。现在中医存在的形而上与形而下脱节，中医传统思想理论与实际操作脱节，形而下无法返回形而上的问题会最终得到解决，经络的形而上认识必然性地进入到了实际操作的行为阶段。人们可以在实际操作的时候参考形而上的揆度判断（"祝由"）实现形而上形而下有机转换、"言标本者，易而勿及""知逆与从，正行无问，知标与本，万举万当"，得到更好的治疗效果。

**【注54】人们在长期的实践中用经脉的理解替代和等同于经络，造成经络与经脉混同的问题是当下急需解决的理论和实践问题。传统中医确实存有"谨候其时，气可与期""天人合一"的系统认识以及运气学的理论和更加原始的"移精变气"的祝由操作系统，这个理论和操作系统与后来的中医经络学说，特别是扁鹊之后的"脉学"既区别，又重叠。区别在于古代的经络概念主要是作形而上的分析求解，只做天干地支、三阴三阳和时间之间的转换运筹，而没有对于经络向经脉的转换对应，而至扁鹊以降的以脉象和穴位操作的经络学说则没有运气学的运筹，有的只是经络对应经脉直接的实操转换，以至用"脉"的物质功能表征替代了古代中医思想理论的整体性和所有自然要素形而上形而下之间你中有我，我中有你，"参伍以变"所承载的状态叠套的真实，造成了古代中医理论与后来中医实践甚至中医说法的断裂。完整传统中医的"为方者宗，守数精明"、形而上形而下重叠在于整体针灸操作本质的能量属性，以及中医用药的温煦（现代热力学）信息属性，这使得中医没有也不可能走上西方解剖学和对抗医学的道路。**

当然，形而上与形而下不是绝对分离的两张皮，而是互相转换的一个问题的两个方面和质能及神形的两种态，必须通于一方能万事毕。事实上，传统中医实践经验的并不是只有从形而上向形而下转化的一条路，也存在着从形而下向形而上回归的诸多路径，比如在中国广泛运用的行之有效的阿是穴、足反射、耳反射、针反射、灸反射、按摩压力反射等医学和非药物疗法都已经成为了"先标后本"**【注55】**、能量性质的有效医疗的操作体系，进而形成了中国中医能量疗法"朴散则为器"的丰富多样性格局。正因为如此，在中医的经验基础上清晰认识《中医象图》经络圈的分界就更加重要和有意义。因为经络圈的分界使人们明了中医的理论顺序和转换的边际，对于经络学说有更加完整的认识。

【注55】《标本病传论》："凡刺之方，必别阴阳，前后相应，逆从得施，标本相移，故曰：有其在标而求之于标，有其在本而求之于本，有其在本而求之于标，有其在标而求之于本，故治有取标而得者，有取本而得者，有逆取而得者，有从取而得者。故知逆与从，正行无问，知标本者，万举万当，不知标本，是谓妄行。夫阴阳逆从标本之为道也，小而大，言一而知百病之害。少而多，浅而博，可以言一而知百也。以浅而知深，察近而知远，言标与本，易而勿及。"

下面我们引用《黄帝内经》《素问》和《灵枢》原文尝试回到这种在形而上"道"理的范畴转入形而下"器"脉范畴"朴散则为器"之间"言标本者，易而勿及"的互动中，领略一下《中医象图》经络圈分界具有的极为特殊的理论和实践意义。

《素问·移精变气论》："帝曰：善。余欲临病人，观死生，决嫌疑，欲知其要，如日月光，可得闻乎？岐伯曰：色脉者，上帝之所贵也，先师之所传也。上古使僦贷季，理色脉而通神明，合之金木水火土，四时八风六合，不离其常，变化相移，以观其妙，以知其要，欲知其要，则色脉是矣。色以应日，脉以应月，常求其要，则其要也。夫色之变化，以应四时之脉，此上帝之所贵，以合于神明也，所以远死而近生。生道以长，命曰圣王。"（**笔者注释："色即是空，空即是色"，"色"属于形而上范畴。"脉"可以有形，可以分辨测量，属于形而下范畴，两者不可偏废。**）《灵枢·终始》："凡刺之道，毕于终始。明知终始，五藏为纪，阴阳定矣。阴者主藏，阳者主府。阳受气于四末，阴受气于五藏。故泻者迎之，补者随之，知迎知随，气可令和。和气之方，必通阴阳，五藏为阴，六府为阳。传之后世，以血为盟。敬之者昌，慢之者亡。无道行私，必得天殃。谨奉天道，请言终始。终始者，经脉为纪，持其脉口、人迎，以知阴阳有余不足，平与不平，天道毕矣。（**笔者注释：前面的描述属于《中医象图》圈内的思考，后面的描述转向了具有主观形而上范畴思考作为开始和在虚的意识基础上的后续的依托形而下三维血脉实体反射的思维和感受经验记录。而这种感受记录在民间也已经形成了中国特有的、可以传授的、习惯称之为"祝由术"的精神疗法。**）所谓平人者，不病。不病者，脉口、人迎应四时也，上下相应而俱往来也，六经之脉不结动也，本末之寒温相守司也，形肉血气必相称也，是谓平人。少气者，脉口、人迎俱少而不称尺寸也。如是者，则阴阳俱不足，补阳则阴竭，泻阴则阳脱。如是者，可将以甘药，不可饮以至剂。如此者，弗灸。不已者，因而泻之，则五藏气坏矣。人迎一盛，病在足少阳；一盛而躁，病在手少阳。人迎二盛，病在足太阳；二盛而躁，病在手太阳。人迎三盛，病在足阳明；三盛而躁，病在手阳明。人迎四盛，且大且数，名曰溢阳，溢阳为外格。脉口一盛，病在足厥阴；厥阴一盛而躁，在手心主。脉口二盛，病在足少阴；二盛而躁，在手少阴。脉口三盛，病在足太阴；三盛而躁，在手太阴。脉口四盛，且大且数者，名曰溢阴，溢阴为内关。内关不通，死不治。人迎与太阴脉口俱盛四倍以上，命名关格。关格者，与之短期。人迎一盛，泻足少阳而补足厥阴，二泻一补，日一取之，必切而验之，疏取之上，气和乃止。人迎二盛，泻足太阳，补足少阴，二泻一补，二日一取之，必切而验之，疏取之上，气和乃止。人迎三盛，泻足阳明而补足太阴，二泻一补，日二取之，必切而验之，疏取之上，气和乃止。脉口一盛，泻足厥阴而补足少阳，二补一泻，日一取之，必切而验之，疏取之上，气和乃止。脉口二盛，泻足少阴而补足太阳，二补一泻，二日一取之，必切而验之，疏取之上，气和乃止。脉口三盛，泻足太阴而补足阳明，二补一泻，日二取之，

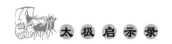

必切而验之，疏取之上，气和乃止。所以日二取之者，太阳主胃，大富于谷气，故可日二取之也。人迎与脉口俱盛三倍以上，命日阴阳俱溢，如是者不开，则血脉闭塞，气无所行，流淫于中，五藏内伤。如此者，因而灸之，则变易而为他病矣。"（**笔者注释：这些描述都属于形而上和形而下对应反射互动的自然关系，完整体现了中医经络学说本质内涵是形而上主导形而下，实现形而上向形而下的互动转化，而不是相反。形而上形而下共存，转化顺序有定，主观思考则为"言标本者，易而勿及"【注55】，操作则为"顺是凡，逆是仙，只在中间颠倒颠"。**）

(4) 经络形而上范畴的**数学机械化**解读

《中医象图》的结构体现"经脉为里"（中点），由上至下、由内向外的，"天一地二天三地四天五地六天七地八天九地十"，每次都是一虚一实，一奇一偶，一阴一阳，反复叠套的，思想内容的辐射式进化过程，其涉及《黄帝内经》的所有内容，这是中医"法于阴阳，和于术数"的特定规矩。三维时空真实和太阳的能量辐射（天一、经天、虚），即"经脉为里"的概念含义（图19、图20、图26、图27）→日晷之阴影（地二、实、仿射几何学、投影几何学、几何学、勾股弦），即"支而横者为络"的概念，是第一次"经"虚"络"实转换（图9）→二维太极图"纬"平面的主观纵横对于自然能量作用的由图形的"实"向能量的"还虚"转换（天三、虚、勾股弦、五运经天图、中医象图，十二正经时间分布）（图27）→能量作用与人体物质和人体组织的功能性状态（"精气神"的科学内涵），即保持能量对应的自由维度，做出图形"实"，能量作用功能机制"虚"的勾股弦结构性数学关系（地四、实）（图29）→经天纬地三维的多个纬平面的叠套（天五、虚、方圆叠套）进入"法于阴阳，和于术数"的天干地支可以表达承载的进一步**数学机械化**演算处理，即"谨候其时，气可与期""太过不及，在经有也"的判断（图26、图27等）→"言天者求之本，言地者求之位，言人者求之气交"的实际判断，选择配方（地六、实，已经从《中医象图》体系过渡到了实际操作）（图21、图28，张仲景《伤寒论》等）→需要返回到太极图二维时空的纵横坐标关系关联承载的物质性征功能机制的转换（天七、虚，返回"以经求之""以经解之"）→**"经脉为里，支而横者为络，络之别者为孙络"**的实际穴位体系以及经络反射区的认定（地八、实，脉诊，人的实体治疗操作）→脉的经向的能量属性传导纠缠和穴位认识论属性的主观调整，"刺""经别"范围及其中关键点的点位（穴位）和"横"向对应具体功能作用转换，《十二络脉图》、针灸铜人、《子午流注》等经论成果（天九、虚，现代经络研究属于这个层面）→《素问·经络论》《新经络论》的与现代物理学概念和语境可以对接的整体的统一物理学的认识和总结的文字描述（地十、实，今后的经络和中医研究）。当然，这里边的虚实转换也是参伍以变的你中有我、我中有你的叠套式**数学机械化**进展，一环扣一环，一步接一步，"玄之又玄"，不能中断，既杜绝了虚幻的介入，又排除了主观形式逻辑推理的干扰。最终才会落实到文字的《黄帝内经》的成就（**【注24】**），使得"太过不及，在经有也"的论述不仅包含了自然的经纬的三维时空关系，也包含了人类经典的内容，综合起来乃"大方无隅""大制不割""六合之内，圣人论而不辩"的"方术"，也是张仲景的"余宿尚方术"和王冰的"于是太极始判，圣人望而详之"的对于整体中医"太过不及，在经有也"的"思求经旨""以经解之"和"以经求之"。

上面的论述是一个符合《黄帝内经》本质内涵的记录，读者不一定在阅读一次之后就完全理解，也不可能经过一次或数次阅读就能够完全理解，这是一个中医"法于阴阳，和于术数"的思想过程和理论操作体系，需要有相当的积累之后才会形成以上的有过程，有阶次的完整理解，笔者也是经过十多年学习积累之后才形成以上的认识和诠释能力，虽然还不能说是完全吃透，但也算是可以作出关于《黄帝内经》："天一地二天三地四天五地六天七地八天九地十"的对应理解和表述。在这里，读者可以在阅读的基础上有一个先入为主的感受，建立起图 17 - 图 21、图 25 - 图 29 等系列图形的相关关系和关系顺序，这对于学习和理解《黄帝内经》，学习和理解中国天学及其与人体生命的关系，学习和理解经络等等都是十分必要和有益的。

总之，在上述的整个过程中既充满着对于自然能量形而上的自觉承认尊崇，同时又做到了对于自然神秘的直觉基础上的一步一个脚印可以证明的毋庸置疑和有序规范把握，既有老子《道德经》"孔德之容，惟道是从，道之为物，惟恍惟惚。忽今恍今，其中有象；恍今忽今，其中有物。窈今冥今，其中有精；其精甚真，其中有信，自古及今其名不去，以阅众甫，吾何以知众甫之然哉？以此"的真实途径，又有实实在在的主观直觉感受的理性支持，而又没有任何的盲目迷信和臆断执拗，更没有失落自然真实和失去自我的缥缈虚无，形成了人类"常无欲以观其妙""无之以为用"的，不做任何物质性分析解读的，"稽其言有征，验之事不忒"的、认识无形自然能量的、能够解决问题的、规范完整的"形而上者谓之道"的思想理论体系【注56】。

**【注56】**当代数学家吴文俊院士对中国数学有深刻的认识和诠释："中国传统数学在从问题出发，以解决（笔者注：关于自然能量作用的形而上自然真实的）问题为主旨的发展过程中建立了以构造性和机械化为其特色的算法体系""所谓机械化，无非是刻板化和规格化。"而"数学问题的机械化，就要求在运算或证明过程中，每前进一步之后，都有一个确定的、必须选择的下一步，这样沿着一条有规律的、刻板的道路一直到达结论。"

《素问·疏五过论》也有相关思考、系统实践和翔实论述："故曰：圣人之治病也，必知天地阴阳，四时经纪，五藏六府，雌雄表里，刺灸砭石，毒药所主，从容人事，以明经道，贵贱贫富，各异品理，问年少长，勇怯之理，审于分部，知病本始，八正九候，诊必副矣。治病之道，气内为宝，循求其理，求之不得，过在表里。守数据治，无失俞理，能行此术，终身不殆。不知俞理，五藏菀熟，痈发六府。诊病不审，是谓失常，谨守此治，与经相明。《上经》《下经》，揆度阴阳，奇恒五中，决以明堂，审于始终，可以横行。"

可以明显看出古人在"可以横行"之前有一个"知""四时经纪""以明经道""与经相明"的、突出**三维基元**"经纬纵横""八正九候"顺序严谨标格规范的、"法于阴阳，和于术数"，即**数学机械化**的、配合"望闻问切"的综合程序。"总体大于部分之和"，形而上高于形而下，自然生成逻辑思维决定形式逻辑思维，"形而上者谓之道""万物生之于有，有生于无"的基础总是掌控着中医的思想理论和实践的命脉。所以，对于经络的建构和经络模型而言，总的认识论过程的演变都是保持着能量作用的第一性质并且需要得到几何学以及三角函数关系的几何形式的**数学机械化**处理支持，即"然其要一也""不以数推，以象之谓也""同谓之玄，玄之又玄，众妙之门"，或者是一纵一横，或者是一虚一实，或者是一圆一方，或者是一主一客，即"天一地二天三

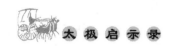

地四天五地六天七地八天九地十",从上至下,从里向外(图27、图28,实际上是从高温向低温)地展开和具体可见地思想深化和操作细化,而这才是真正的中医"经旨",也是中医理论的"深水区"。

(5)经络形而上的延续与回归

这个问题是针对于针灸铜人之后经络认识必须"法往古"问题的思考和论述。

"**经脉为里,支而横者为络,络之别者为孙络**"的二维基元和三维基元互动展开对应着**数学机械化**的一步接一步的落实,是一个过程,也是一个(逻辑)程序。除了过程之外的经络是一种什么样子,如何以人的主观感觉来归纳出经络?《素问·经络论》给了我们一个结合阴阳五行学说,感性直觉与理性深化,形而上与形而下共存,"**留动而生物,物成生理,谓之形**"能动的穿透性表述,能够实现不同于经络自然过程和经纬模型的与主观感受相结合的、具有主观形而上总体判断的深刻表达。

《素问·经络论》:"**黄帝问曰:夫络脉之见也,其五色各异,青黄赤白黑不同,其故何也?岐伯曰:经有常色而络无常变也。帝曰:经之常色何如?岐伯曰:心赤,肺白,肝青,脾黄,肾黑,皆亦应其经脉之色也。帝曰:络之阴阳,亦应其经乎?岐伯曰:阴络之色应其经,阳络之色变无常,随四时而行也。寒多则凝泣,凝泣则青黑,热多则淖泽,淖泽则黄赤,此皆常色,谓之无病。五色具见者,谓之寒热。帝曰:善。**"

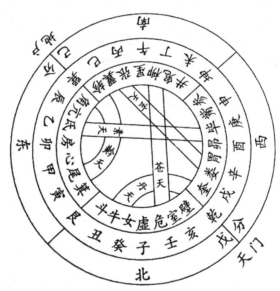

图29 五运经天图

《素问·经络论篇》:[笔者加注:**温度和序的含有经纬结构的能动思考,是同时依托整个自然现象(图34、图35)和太极图构造体系图形(图29-图32)支持的文字表述,没有结构和机械化算法支持根本看不懂,也是解释不通的。**]黄帝问曰:夫络脉之见也,其五色各异,青黄赤白黑不同,其故何也?岐伯曰:经有常色而络无常变也。[笔者加注:**"络脉"的提法已经是能作用有所落实的纬平面上的状态表达。是物质性的,也是能量性的,而不是纯能量性的表达。古人有意选择了一个能够感知的过程点和过程状态,这是一个承上启下的点和自然状态,所以选择这个点【注57】对应经络的感受和理解非常的睿智。**老子《道德经》云:"知其白,守其黑,为天下式。为天下式，常德不忒。常德不忒，复归于无极。朴散则为器，圣人用之，则为官长。故大制无割。"这句话和《经络论》选择的是同一个过程点和状态。这个点的承载是全息完整的，其中包括了主客观所有形而上的内容和它们之间的互动，而且是有温度，有颜色的，并且能够对温度和颜色作出区别表达的【注58】。白光与阴影是一个能量作用的完整封闭，只要把握阴影，白光的信息也就尽在其中。同样，白光的色散和色光叠套为黑暗也就是一个经络的过程（图34、图35）。"经有常色""支而横者为络""络脉之见也，其五色各异""而络无常变也"这些描述是可以分开的也是叠套的，要综合考虑。相当于白光和色散，比如彩虹，这是太阳白光常色实际包含五行对应五色和天有五季的表达。注意，白光和彩虹的观看方向是相反的，不可能同时看到，但却是同一个东西（图31、彩图2）。一方面"经脉为里"的能量中心作用不失与能量作用必然导致"支而横者为络"的感受直觉使人确信现象与能量本质的标本互根形成生命中的、有规律性的基本思考。这段表述针对的图形是图27《中医象图》的五季里边的三圈的内容，也是针对《五运经天图》（图29）的文字表述。脱离了太极图构造体系的支持，有时很难理解中医的文字表述。关于颜色的思考可以参看图31－34四种显示，而整体性的穿透叠套视图把握就会使得对于这段论述的整体性理解得到显示和升华。图34的白光是"经有常色""经脉为里""朴""能量作用"的多含义叠套，图30、图34的整体是"朴"，三棱镜是"络"，是"支而横者为络"，是纬平面的纵横的有规定颜色分布的表达，可以通过图32、彩图3的规定得到体现。]

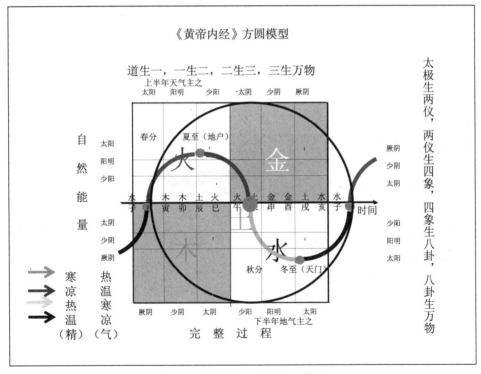

**图30 温熵波色量子图形一体化**

帝曰：经之常色何如？岐伯曰：心赤、肺白、肝青、脾黄、肾黑，皆亦应其经脉之色也。[笔者加注：借助图27，我们可以在垂直于图27、图29、图30和图32的主客观互动的经（Z）轴视角上和在图27、图30和图32的经（Z）轴视角上叠套地得出黄帝和岐伯对话的藏象理解，再加上图27、图29、图30和图32的颜色对应进而实现从自然状态关系向人体生命状态关系的多层次的数学机械化的转换，解决具有相同结构关系不同事物之间，比如自然药物与人体状态五行生克关系的非定域性，非定时性等存在的形而上的神秘纠缠关系问题。这种自然中的纠缠关系是渗透于

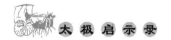
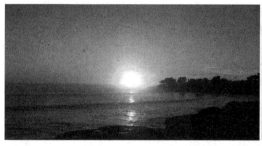
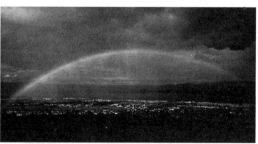

图31　彩虹一体两分视图

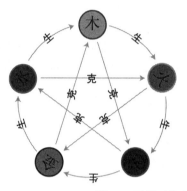
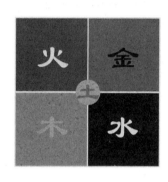

图32　五行五色术数方圆布局图

整个中医和中国文化之中的自然生成关系，是中国"天学"的非常重要的成果，因在《中医启示录》中有所阐述，在此不再赘述。]

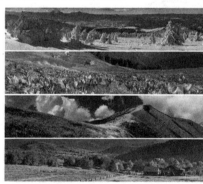
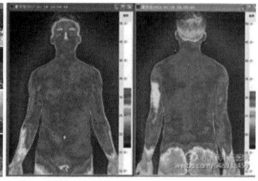

图33　"五色具见者，谓之寒热"图

　　帝曰：络之阴阳，亦应其经乎？岐伯曰：阴络之色应其经，阳络之色变无常，随四时而行也。[笔者加注：这句话的结构背景已经转到了纬平面上，只是谈论纬平面的"支而横者为络"之后的包括"络之列者为孙络"的情况。因为纬平面纵轴为经的投影，经对应能量作用的虚极，横为天圆地方叠套纬平面坐标系分布，对应物质构成"应其经""络之阴阳"就主要表达物质性信息，也就是生命体物质的"序"的变化，"阳化气""冲气以为和"，不稳定，功能状态为阳，"阳络变无常"，是因为外在能量不一定能够胜过和覆盖体内能量状态，涉及《内经》的"胜复化政令"的问题，因篇幅有限，不做展开论述；"阴成形"，特定的物质对应能量作用的特定状态，一般是很稳定的，就人体生命而言，人体24小时有不同的体温段（图27最外圈中线），不同体温人体新陈代谢的结果不同，能量作用络合出来生化结果（比如酶、同分异构体）也是有定数的。但是，对于经络的最终考虑还是要回到地球的自然总体上来才是，春生、夏长、秋收、冬藏最终就成为生命的自然能量作用的络合状态和物性规则。] 寒多则凝泣，凝泣则青黑，热多则淖泽，淖泽则黄赤，此皆常色，谓之无病。[笔者加注：这句话表达的内涵在形而上向形而下转化的层次深入上，已经进入了现代物理学热力学的范畴，经络的思考已经在纯能量的基础上又向物质性的特征前进了一步。寒热是温度，已经可感，但是，温度仍然属于自然三维形而上，看不见。所以整句话的论述，做出了明显的现代理论物理热力学的综合表达，形成温度、颜色和序（三者都具有独立的以及一、二、三维直觉分别与综合实现表达的形而上特征）的叠套式表达，这又体现古人坚持对于经络认识和诠释解读绝不离开形而上的基础原则。宇宙间所有的总体封闭与温度相关而过程则与熵同在，所以，实际上经络的关系已经从初始结构关系进一步进入、涉及和深入到了气血形态的思考层面。气热则血淖泽，气寒则血凝泣。因为气、血、温度、熵、序、色等热力学概念仍然保持了形而上的特征而且已经与人体生命紧密相连且可以脉诊，所以整个经络的后续的思考延伸不仅仍然可以回归中医惟象思维结构由太极图显示（图10、图30）而且还可以转入实际诊治的操作，在理论上也已经可以与现代科学理论物理学实现和谐的全面洽接从而实现中医理论的现代化。呈现出形而上向形而下承前启后转换的作用和无所不能的全方位对接能力。] 五色具见者，谓之寒热【注59】。帝曰：善。[笔者注释：从图33我们可以看到传统自然的和科学远红外手段观察到的"五色具见者，谓之寒热"的真实——状态叠套与"络之别者为孙络"的继续展开。但这仍然是一个全封闭和状态叠套的表述，具有非常重要的理论和现实意义——柔（弹）性地无限充填全息封闭的经纬三维空间（图19、图22）——三维基元的完整"覆冒阴阳之道"。关于状态叠套的问题是量子力学的重要思考和理论内容之一，奥地利物理学诺贝尔奖金获得者薛定谔的著名的"薛定谔猫"就是状态叠套思考的实验。与《经络论》不同的是薛定谔猫是一种封闭的黑箱形式的内外在明显分割的思考把握，人们在实际操作时只能得到死活猫的二者必居其一，而中国的图形和图形叠套表达的状态叠套不仅有死活的同时承载表达，而且可以实现诸多状态参伍以变的、既可以一目了然又可以解构细化，既可以静态又可以动态的，既是内在又是外在的贯通式的、"言标本者，易而勿及"【注55】的思考表达。具有明显的东方思想的优点和优势（图26、图27）。另外，色和温度的同时思考也是现代理论物理学普朗克量子理论的基本内容，实际上表达的也是现代理论物理学的整体的基本内涵。非常睿智！]

总之，人们的思维因为《素问·经络论》和经络模型以及太极图构造体系的支持和引导，在经历了形而上范畴的所有过程和涉及形而上范畴所有内容之后（【注32】）又回到客观形而上范畴自然真实的时候，已经有了与原有，也就是未看到本文和本书以前对于生命与一般视觉感受完全不同的能量性质以及自然构造承受所有信息的全新而又真实的认知。这就是经络，也是整个《黄帝内经》体系的现实和理论作用，还是庄子的"留动而生物，物成生理，谓之形"和王冰的"夫运者，司气也，故居中位。在天之下，地之上，当气交之内，万化之中，人物生化之间也。故运者，动也，转动也，即轮流运动往来不歇也，于是太极始判，横五运于中，轮流至今，终而复始，圣人望而详之"。

【注57】这个问题涉及庞加莱猜想的自然真实性问题。1904年，法国数学家亨利·庞加莱在提出了一个拓扑学的猜想："任何一个单连通的，闭的三维流形一定同胚于一个三维的球面。"这是"一达之谓道"的同理表达，但是在西方只能是"猜想"，而东方是有经络结构支持的公理。简单地说，一个闭的三维流形就是一个没有边界的三维空间；单连通就是这个空间中每条封闭的曲线都可以连续的收缩成一点，或者说在一个封闭的三维空间，假如每条封闭的曲线都能收缩成一点，这个空间就一定是一个三维圆球。通过中医能量几何学的证明，宇宙蛋的形状就是这个三维圆球并非是正圆球体而是在三视图中，正视图是椭圆，俯视图是正圆的三维球体。这个证明可以在封面中看到，也可以在《中医启示录》一书中读到。

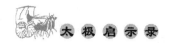

在这里涉及几何学定理之间关系的问题：几何学的正定理成立，其逆否定理就一定成立，但是其逆定理和否定理就不一定成立。但是在西方思想体系中正定理、逆定理、否定理和逆否定理在语言表述时都可以存在，而且可以作为形式逻辑思维展开的起始。彭加莱猜想就是这样的一种存在和存在的一种，其结果是一种思考的记录和"相信"的表示，与自然真实到底有多少距离是不清楚的。中医的思维不是这样的，中医的思想理论因为只是承认自然生成顺序，形成自然生成逻辑，所以在思想理论求证和论述时只承认与自然顺序同步的源头正定理，对于正定理的论述又只是结合几何图形进行数学机械化的跟踪表达而不做形式逻辑的逆和否的推理论述。所以并没有西方那种得不到几何图形和实际过程顺序支持的"猜想"。比如"任何一个单连通的，闭的三维流形一定同胚于一个三维的球面"的猜想就是一个可以脱离自然实际过程，只有形式逻辑思维过程的表述，这种表述按照形式逻辑思维的语言规范来讲，语言文字表达是无懈可击的，而且非常精彩，但是在与自然实际过程顺序对应时会表现出脱离真实自然过程顺序或者是反自然顺序的明显问题。因为自然中能量作用永远是从一个原点的三维散发的状态，实际的能势和过程抽象表达是"道生一"，这种能量作用的三维散发状态经过抽象"势成之"的"道生一"的太极图实现的五行过程表达之后，完成完整过程形成物质形态的黄金分割分布（《新五运六气考》）。中国人在做与彭加莱同样思考的时候，体现了数学机械化的真实，在通过规矩圆方几何作图"玄之又玄"证明之后只能得出"天一生水，地六成之"的有过程顺序的正定理与河图的共同表达，不可能也没有必要形成"任何一个单连通的，闭的三维流形一定同胚于一个三维的球面"的形式逻辑的"猜想"，就能够通过"象之谓也"把自然本质规律作出真实的描述和记录。在这里将东西方思维做一个比对，将同一个思考中西方人依托形式逻辑思维和中国人通过惟象思维得出不同表达的事实加以分析是很有意思的。经过分析之后，人们一旦实现了两种思维在同一个问题上的思考和表达叠套，其结果是非常有价值的事情。

【注58】色温对应是量子力学的基本理论成果，本书在《黑体辐射与"太一生水"》有详细论述。

【注59】这个古代的论述（图33、彩图4），既可以用"万紫千红总是春""一叶而知秋"的阳光下大地的分时的色彩绚烂的图景对应，也可以用的现代远红外人体成像来同时叠套加以诠释，说明古人通过经络定义和经络模型的运用实际上可以得到完全被自然现象和现代科学成果加以求证的自然本质真实的认知。这就是"常无欲以观其妙"认识论功能机制的实际作用和效果。

## 四、经络对于现代科学研究的积极作用

概括地讲，经络对于现代科学研究的积极作用在于**三维基元**和三维整体构造性和过程顺序性的客观真实的完整规范，因此可以实现和实现了人类哲学、宗教与科学之间自身形式逻辑思维知识成果所欠缺的能动的完善和圆满覆盖充填，以及可以赋予和赋予了所有人类知识成果以真实的自然生成活力和具有无限涌现性的实际生命效应。

单独的一句"**经脉为里，支而横者为络，络之别者为孙络**"论述，不论从理解和要表达的内容来看，只是一个可以联想的过程和程序而已，并没有多大的实际意义，但是作为一个自然能量作用的基础理论概念和一个模型，乃至一种具有构成顺序的过程结构关系，这句话的内涵就具有了"三生万物"的无限的理论意义和涌现性。人们如果将白纸黑字的文字句子结合图形结构加以思考，这句话就变成了极为丰富和极为重要的，甚至是一个全息全能的理论体系和构造模型，成为人类世界观和中医思想理论至关重要和整体结构不可或缺的关键内容。

我们已经知道，中医的经络概念本身既是一个能量、物质、信息勾股弦结构支持的自然本质完整关系状态的固定思想理论模型（图23），又是一个三维立体的几何时空

完整的、有完整能量作用程序的整体构造性关系表达（图19、图26），所以经络构造又是一个自然要素与人类抽象认识几何要素实现互通转换的极为特殊的认识论结构。如同勾股弦直角三角形关系渗透寓于所有几何数学结构中实现方圆转换表达一样**【注60】**，经络结构关系同样渗透于所有的自然事物之中并支持着自然事物的内在本质的建构和解构表达**【注61】**。这就决定了经络构造具有认识、解释世界和指导实践的可以说是"放之四海而皆准"的能力而极具科学和实用价值。事实上，经络结构关系出自中国天文观察回归整个自然，有太极图基础上的惟象思维结构体系的支持，本身就具有现代科学的所有内涵，一旦经络构造和经络学说与现代科学体系融合对接，就会发生人们意想不到的作用和功能效果。以致人们一旦破解经络构造，重新建构和解构传统中医的经络模型就会实现人类整体思想认识的一个质的飞跃，具有不论怎么评价都不会过分的重要意义——中医经络是个筐，科学知识往里装。

　　**【注60】**每个三角形决定一个平面、一个圆、一个方，微分、矢量都是直角三角形的关系……

　　**【注61】**所有自然事物都有能量、物质、信息的基本要素和直角三角形的基本关系。整个传统中医的选药和用药的原则也是基于这个抽象的自然结构和解构。在此不作展开论述，还可参看**【注39】**。

　　由于经络构造"泰初有无，无有无名。一之所起，有一而未形"的抽象，所以经络具备能量作用的初始过程源头的形而上的**"前科学"**的地位和作用，以致传统中医的经络和经络学说也就成为了一个居于人类思维最高点的具有辐射和涌现能力的，不可或缺，不可僭越的**世界观核心**以及**"一达之谓道""留动而生物，物成生理，谓之形"**理顺所有人类思想认识和知识的程序规范。

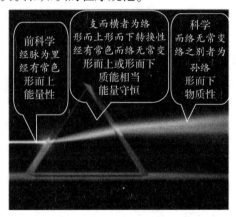

**图34　"整体大于部分之和"示意图**

　　在这里我们就面临着经络形成的**世界观核心**和科学研究的一个新的概念和关系的问题。中医经络基础上的**世界观核心**与科学的关系，可以用图11、图34和图35对照来加以说明。图34是三棱镜分光，图35是闪电和极光的**"经脉为里，支而横者为络，络之别者为孙络"**的三维构造情景的真实照片，都是经络的自然过程结构的真实存在和表达。这些真实的图像告诉我们，在真实的直觉感知过程中，人们不可能同时看到和感知到经络的全部内容，人们或者只能够看到"经"（图35a），或者只能够看到"络"（图35b）不能够同时看到完整的"经络"，于是人们必须将经络的实际过程和感知程序通过"致虚极，守静笃"的经络**三维基元**实现一种专门的对于人类直觉感知形

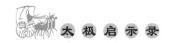 

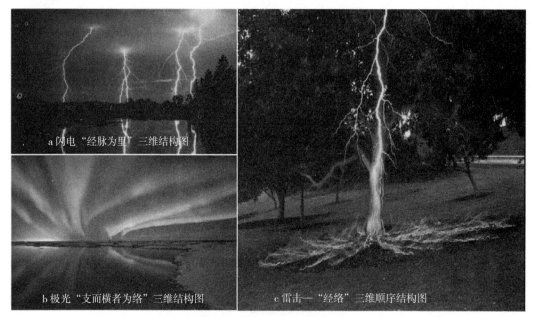

a 闪电 "经脉为里" 三维结构图

b 极光 "支而横者为络" 三维结构图

c 雷击—"经络" 三维顺序结构图

**图35　经络形而上顺序之瞬间**

"经有常色而络无常变也。""阴络之色应其经，阳络之色变无常，随四时而行也。"

而上和形而下共存的构造性和过程性的完整信息表达。于是，我们认识中医经络的概念就只能是一个形而上与形而下同构的自然过程，将这个过程在人的意识里固定下来就是经络基础上**"本于大一""唯道集虚"**的**世界观**，而在整体世界观中对于形而上部分的"所行为经"的感官知觉无法把握的部分就成了整个**世界观**中重中之重的**世界观核心**——中国道家的**"元"**。

总体来讲，日光的三棱镜折射和经络是一样的，都是自然生成但又必须规范的完整过程，虚线左边为"经有常色"的白光，属形而上主观范畴的认识，如果不借助等边三角形三棱镜的"络"，人们就无法认识白光的"色"的内涵，也无法规范性地分辨光的色彩；虚线右边为"络无常变"的色光，比如阳光的反射就是"络"，树干的"络"是褐色，树叶的"络"是绿色，花果的"络"是多彩的，是"络无常变"。"络无常变"状态实际上已经进入了属形而下主观范畴的认识，即能够分辨也必须分辨色彩，甚至无法形成和回归白光认识，因为所有颜色叠加之后反而成为了黑色，白光的阳已经变成为阴（"阳化气，阴成形"的另一种理解）。自然之光自然而然地放射以及与物质纠缠中出现散射和折射一直到湮灭的客观的自然过程只会生成一元化一体化的自然顺序，同时也会导致主观认识的散裂和疑义。我们把**世界观核心**对应白光，科学就只能对应三菱镜纠缠之后的"支而横者为络"的色光，形成**中医前科学**与科学的整体关系的表达。

在这里我们必须认识到一个主客观的差异，那就是自然过程是不可逆的，色光不可能返回白光，多色叠加变黑，必须形成新的光源才能重新克服黑暗。而在人类社会的范畴，人的思维顺序和实验操作是可逆的，是可以黑白颠倒的。这样我们又会发现**世界观核心**以及**世界观核心**主导后续形式逻辑思维顺序实际上会与人类科学形式逻辑思维基础上的主观认识过程可逆存在和形成的强烈冲突。主观认识的可逆和主观认识（能够）只是停留在自然过程某一阶段，某一范畴静止不动的各种情况，也就是说，主观认识形式逻辑思维可以与真实的自然全过程完全脱离，产生主观认识与整体自然真实之间完全相悖。而经络的程序和结构规范可以从根本上克服主观认识与自然真实的相悖。认识到这点，我们会欣然认同钱学森先生所做出的"**中医自成体系**"与"**中医将决定将来科学的发展**"的结论。科学与中医两者的中医整体性和科学精准性，中医的形而上能量属性与科学的形而下的物质属性之间融会贯通将成为今后科学发展的新常态。

在中医经络回归人类世俗习惯思维的进程中总是会出现人类顶级（同时也是最基础）思维和顶级（同时也是最基础）思想成果的纠缠。一方面，相对于佛教，天主教等宗教三维混沌＋人形表达思想体系对于阴阳五行、数学基础、几何学基础以及**数学机械化**诸多环节的缺失以及可以感受到自然形而上而无法落地做到"形而上者谓之道"的困局（图2显示的客观形而上与主观形而上完全分离，各自独立存在的状态），中医经络不仅没有宗教的三维和三阶不分的主观虚空特征和宗教信仰包含的那种主观的迷信和强制盲从的性质，相反却增强了人的基于主观直觉和知识维阶变换玄学术数基础上**数学机械化**的充分自信；另一方面，相对于基于一维形式逻辑推理包括数理逻辑＋实验证实的，缺乏过程和过程顺序规范的，物质复杂性垒积以及表述刚性"精准"的科学体系而言，中医经络认识维度和阶段的有顺序建构解构的转换深入使得科学的分离复杂和散乱相悖变得"**留动而生物，物成生理，谓之形**"的完整。总之，中医经络具有更加完整的以"**一达之谓道**"**三维基元**构造式充填实现完整包容的全息自然真实，获得了人类解决形而上问题去魅化【**注62**】的终极成就。以致中国人在两千年前就能够得出宗教思想体系和现代科学都不可能做到的思想理论天书式的"**前科学**"规范表述。

**【注62】"去魅化"是德语的概念，die Entzauberung。中医的去魅化，也叫去魔术（幻）化，问题是德国人和西方人认为需要解决的最重要问题，对于中医的疗效和自然生态优势问题西方人没有疑义，其肯定程度和认真对待的态度甚至比中国人还要更胜一筹。但是对于中医现在的说不清和道不白的形而上范畴缺乏形式逻辑思维求证的"魅"态却存在着很深的纠结和争议，西方人认为现在正规教育所编纂的中医理论既没有规则也缺乏数学论证和可重复性，光是"阴阳五行"的重复充满着魔幻的色彩，需要有去魅化的改善和进化才能够成为现代知识和操作体系的一个组成部分。从某种意义上讲，"去魅化"的问题也就是中医充满着形而上特征但是形而上问题又没有得到很好阐明的问题。德国人的认识不仅代表了西方人的看法，实际上也是中国现代知识阶层的追求。经过本书的写作，我们现在可以说，事实上传统中医并不是没有解决"去魅化"的问题，而是"非其人"没有理解的问题。**

中医经络的实质内容是形而上的和从形而上向形而下扩展的，是老子所说的"**朴散则为器**"。这点在《中医象图》（图27）有清晰的表达和描述。经络应具有的内涵到经络圈为止，《中医象图》将整个图形的最外圈用十二经络和人体24小时体温【**注63**】作为外圈封闭设定一条形而上与形而下界线显然是很有道理和十分睿智的。因为在经络圈之内的**二维基元**的视图中已经包含中"经脉为里"的"致虚极，守静笃"，而出了这条界线之外的所有思考应该是已经经过"无生有"的阶段进入到了"朴散则为器，圣人用之则为官长"的"形而下者谓之器"的物质实体"反者道之动""络"合能量作用具体形态的范畴，形而上范畴的特征和认识论的功能机制减弱或者湮灭，人们会

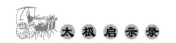

从二维的思维中转入三维形而下的各种处理，比如测量。此时"朴虽小，天下不敢臣也"和"形而上者谓之道"的思考已经转入了具体物质功能状态的范畴，也就是科学研究的范畴。

【注63】《素问·八正神明论》："帝曰：善。其法星辰者，余闻之矣，愿闻法往古者。岐伯曰：法往古者，先知针经也，验于来今者，先知日之寒温，月之虚盛，以候气之浮沉，而调之于身，观其立有验也。"这段话已经点明了经络除了三维基元结构与天象的直接关系之外，还有"法往古"的内涵。而"法往古"的内涵直接就是个温度和熵（"日之寒温"）的热力学和太阳与月球万有引力合力（"月之虚盛"）的生命的先决条件问题。事实上，中医的经络学说也确实是一个形而上太极温熵的理论体系，因《中医启示录》对太极温熵有详细论述，在这里就不展开论述了。

在《中医象图》中，经络模型的三维构造和太极图二维图形承载的能量作用过程顺序规范中，能量是绝对第一性的，能量作用的"所行为经"，"络"合后续的物质形态产生无限的信息表达。而在复杂的信息表达中阴阳同在，阴阳互根的"阴成形，阳化气"的二维封闭图形结构性表达和三维"立隆以为极"结构性认识论转换和对应，使得"法于阴阳，和于术数"和"同谓之玄，玄之又玄"的**数学机械化**处理成为最基础、最抽象，最本质的人类对于自然的"真""信"合一认识。加之传统针灸的"凡刺之法，必候日月星辰，四时八正之气，气定乃刺之""凡刺之法，先必本于神""凡刺之法，必察其形气"的实际经验和规范，生命的形而上特征和中医能量属性、能量医学的本质已经彰显和确定无疑。

结合西方科学在中国的发展过程和回顾解放以后的中医经络理论现代研究的纷呈格局，我们认识到了中医经络问题的研究和认识已经经过了一个集能量的所有形式（电能、磁能、引力能、热能等）与集物质所有形态所有结构形式（蛋白质、分子、原子、基本粒子，固态、液态、气态等）和集人体所有组织器官及其功能状态（解剖学组织、器官、神经传感，血液输送、信息传递等）以及集多种相关关系的天人合一的复杂纠缠（集道唯虚），最终还是回到"**经脉为里，支而横者为络，络之别者为孙络**"的勾股弦直角三角形、圆、方（**二维基元**）和经纬纵横三维坐标系结构（**三维基元**）及属性对应的**能量几何学**的思考。传统的简单问题经过现代科学的复杂碰撞又从复杂问题回归"大道至简"的结构性"元"点。形而上的思维变成了形而下的复杂操作之后，又重新从形而下的复杂操作回归经络模型"一即日晷之玄影"和"一气氤氲""一达之谓道"的整体涵盖。这个循环还会进行下去，"周流不断""终而复始"。

有了图34和图35、彩图6以及《中医象图》经络圈的界定，我们可以建立以经络圈为边界的形而上与形而下，**中医前科学**和科学，也就是中医经络基础上**世界观核心**与一般世界观的清晰明确认识，认识到在所有人类对于物质形态的认识之前必须有一个能量作用的形而上的过程阶段，认识到不论是古人的经脉、气血、刺法的认识、研究和操作，还是今人祝总骧先生的声电传导，肖辉恒、王德嘉先生电传导，张维波教授的组织液，费伦教授的八个甚至更多生命物质系统及诸多功能系统的表达，王唯工、张长琳等教授的波的综合关联认识和研究，都是**世界观核心**展开之后的"支而横者为络"的相关，属于能量作用初始阶段的后续形态。总之，不论古今的科学属性的研究，实际上都是在显示着能量作用经络结构性关系络合的多样性，显示着经络模型的全息包容的初始主导作用，显示着经络结构关系具有宽泛、深入、普适的理论意义；同时，也在一定程度上提出并证明了经络具有形而上向形而下，能量向物质转化的承载和解读能力的实际问题。科学研究最终无法摆脱"扁鹊言医，为方者宗，守数精明"、张仲景"余宿尚方术，请事斯语"和王冰"于是太极始判，圣人望而详之"的"以经求之"和"以经解之"。

《道德经》云："无之以为用，有之以为利。"《周易》云："形而上者谓之道，形而下者谓之器。"现在这些论述变成了一个完整的经络构造，在经络构造中"有"和"无""形而上"与"形而下"有定位，有连续过程顺序，人的思想在他们中间往返自如而不失自然真实，"大方无隅""大制不割""大道至简""大器晚成"。圣人和官长以及"用"和"利"的不同范畴以及主从相关关系会自然地摆脱魔幻而清晰可辩，也可以依照辨别分出先后，为人们减少主观武断，做出适时的利益调整，避免世俗中人们总是图"利"而弃"用"的短见和盲目。

中医思考是基于形而上向形而下的顺，科学的思考总体属于形而下向形而上的逆，科学家和圣人的思考则属于"只在中间颠倒颠"，这才构成人类完整的思维。一旦失去《新经络论》所论述的构造完整性和在构造中客观形而上向形而下导致主观认识形而下向形而上"留动而生物，物成生理，谓之形"以及人主客观必须在形而上与形而下"知其顺逆""言标本者，易而勿及"互动的完整自觉（图2），人类的思维是不完整不真实的。

20世纪以来，哥德尔们已经认识到现代科学的不完整性，更多的科学家们开始将整体世界观完善的关注和调整聚焦在中医和东方神秘主义，中国也开始加强了向传统的回归。但是科学至今还没有完全清晰地意识到自己与自然过程顺序不合的根本问题。中医经络构造告诉我们，每次感到黑暗的时候就要点灯。整体的人类的思维必须做到向**世界观核心**退够，然后从**世界观核心**出发理顺所有思想成果才能得到真实的发展进步。没有人类向中医的退一步，就不会有真正进两步的发展收益。面对生命和人类思想认识的完整，只有回归传统中医和经络形而上与形而下之间互动的真实完整，只有在中医经络结构**三维基元**中进行叠套融合之后，才会具有完整生命和人类认识的真实意义。毫无疑问，所有现代科学已有的成果都有二维升三维的需求，需要中医经络模型的互补和矫正，人类进步需要退到传统中医的重新起步。

面对当今高度发达的科学和科学导致的复杂化和碎片化的庞大，中医和经络构造确实显得很弱小和微不足道，甚至在实际利益面前完全可以被人们所忽略。但是中医和经络的基础性质以及对于生命"**经脉者，所以能决死生、处百病、调虚实，不可不通**"的作用，却决定了其具有无比的重要性成为《道德经》所说的"**朴虽小，天下不敢臣也**"。

老子《道德经》："道常无为而无不为。候王若能守之，万物将自化。化而欲作，吾将镇之以无名之朴，镇之以无名之朴，夫将不欲。不欲以静，天下将自定""朴虽小，天下不敢臣也""当其无""无之以为用"的诸多论述体现了一种尊崇**世界观核心**的高度自觉。整体、部分，能量、物质，无形、有形，形而上（metaphysics）者谓之道、形而下（physics）者谓之器，无之以为用、有之以为利，客观存在、主观意识，虚、实……毕竟这一切都是自然真实一个问题的两个方面，也是相关和相互融汇贯通的两个范畴，根本不是人类想分就分，想合就合的问题，更不是想回避就能回避的问题，而是"万物负阴而抱阳，冲气以为和"的主客观互动和"**经脉为里，支而横者为络，络之别者为孙络**"属性直角三角形基础上的经络模型的**能量几何学**的关联性的问题。虽然人类科学能够从物质的层面寻找到了一种时效而分散的"**信**"，但是缺失了与自然过程顺序同步和相关知识资源的匹配，科学短期喜于一孔之见和用于一得之功的结果导致了人类长期处于"**信**"与"**真**"的世界观悖论和纠结之中。而中国的经络模型给出了这个与自然过程同步的认识、诠释和规范，给出了人类认识自然真实的永恒**前科学**之"道"，也使得人类辛辛苦苦探讨出来的日趋复杂的科学碎片能够摆脱长期的悖论和纠结、重新融汇成一个完整的自然真实。

# 五、小结

我是谁？神是什么？天是什么？人又是什么？天人关系是什么？生命又是什么？这些都是纠缠所有人终身的，也是语言文字永远回答不完的问题。中医一开始就避开了语言的尴尬，直接进入"**经脉为里，支而横者为络，络之别者为孙络**"的过程性和构造性的思考，得出了语言文字无法得到的符合自然真实的认识和答案。

中国古代的天学导致了生命的经旨天说，建构了以能量作用为经，以太极图为纬平面的三维经络模式，导致了《黄帝内经》的对于人的"**言天者求之本，言地者求之位，言人者求之气交**"的完整诠释和传统中医创建了生命形而上和形而上"**形神具备**"的**人天观【注64】**实现了用整体论诠释整体自然真实，用形而上解释形而上（实际上也包含了形而下）的方法理论体系，这些都是人类独一无二的最宝贵财富。

《新经络论》经过对于传统经络定义和结构的恢复性建构和现代科学语境的解构和释译，不仅实现了对于传统人天观的温故而知新，破解了《黄帝内经》的"**经脉者，所以能决死生、处百病、调虚实，不可不通**"的千古难题，而且实现了21世纪新思维的构筑。

**【注64】**这里有必要做一下对于钱学森先生"人天观"学术研究的回顾和思考。钱学森先生"新的人天观"的思考涉及人类最高知识的所有方面，说明了人天观的整体性和重要性。

1982年5月始，钱老倡导建立"新的人天观"和其研究小组。

什么是人天观？

一是讲人和环境，人和宇宙这样一个超级巨系统的：①宇宙的人天观，是把人放到宇宙中去考察。例——人体小宇宙，载人航天……②宏观的人天观，是考察人体内部与环境的关系。例——五行属性与人体和自然界的关系……③微观的人天观，是考察人天观的量子力学基础。例——人体经脉和宇宙网络的相似性……

二是讲人天观，即辩证唯物主义，由现代科学技术体系的11项桥梁的构成：①自然科学的自然辩证法；②社会科学的历史唯物论；③数学科学的数学哲学；④系统科学的系统论；⑤思维科学的认识论；⑥人体科学的人天观；⑦军事科学的军事哲学；⑧行为科学的人类学；⑨地理科学的地理哲学；⑩建筑科学的建筑哲学；⑪文艺理论的美学.

海德格尔说过："形而上学这个名称被用来称谓所有哲学的起规定作用的中心和内核。"康德说过："人类一劳永逸地放弃形而上学研究，这是一种因噎废食的办法，这种办法是不能采取的。"事实证明，对于中医经络模型和概念，即经络学说的探讨和考证已经带出了一个完整的形而上（学）问题的思考和求证，而经络形而上关系问题的解决又是带有全局性影响的大问题。可以说，本文对于经络形而上问题的求证和经络模型建模和解构乃至经络学说的应用过程中显示出的形而上与形而下的、几何形式的转换问题及其解决办法，甚至要比当下经络形而下实证问题的解决要重要和关键得多。也就是说，中国的经络学说在实际上已经成功解决了人类用**能量几何学**来沿接形而上和形而下两个范畴完成对于自然整体论认知的问题。对于中医理论问题现代化和中医去魅走向世界而言，经络形而上范畴以及形而上与形而下两个范畴互动对接问题的解决不仅证明了中国人对于人类生命认识的独到、深邃和睿智，实际上也解决了困扰全人类已久的哲学与科学，形而上学与唯物主义无法和谐统一的二元分立的问题，意义非常重大。中国经络形而上问题的解决又直接涉及先秦的中国道家"集道唯虚""常无欲以观其妙"的完整体系的清晰和恢复，也是"为无为而无不治"的基础和完整思想理论体系重新归位，所以《新经络论》的完成在事实上已经走出了中医医疗的范围而进入到了中医理论和中国传统文化全面现代化的境地，为中华民族的文化复兴奠定了坚实基础。

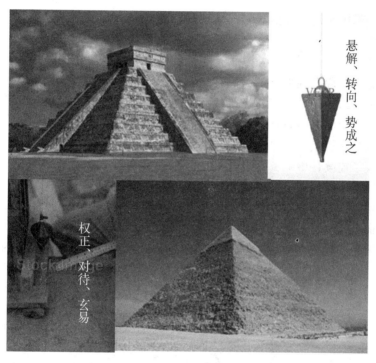

物质性金字塔是自下而上垒建的，能量第一性经络三维基形（元）是自上而下自然生成的。人类物质第一性思维与自然能量第一性生成总是形成对向的互动融合。在垒建金字塔的时候，铅锤是必不可少的、第一性的核心工具，但金字塔建成以后铅锤的作用就会自动湮灭，人们只是为金字塔实际存在的雄伟壮观赞叹不已，而不会再去想到铅锤。但金字塔的中垂线留了下来，经验留了下来，思想理论留了下来，文化留了下来，传统留了下来，形而上的自然真实和重要价值留了下来。这正是"留动而生物，物成生理，谓之形，形体保神，各有仪则谓之性；性修反德，德至同于初。"

铅锤与金字塔启示：建构经络三维基形（元）的经轴必须与自然能量作用基轴重合方可为三维基形（元）建构之"正"，方可成为人类三维认识坐标系的"道生一""致虚极"和"守中"的基准维度，籍以保证人类结构性认识自然本质的、绝对的真实性和可靠性。"五帝书象，仓颉作书，不如三皇结绳无文而治也。"

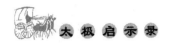

# 时立气布 如环无端

## ——六气（地支）→五运（天干）→黄金分割（参伍相合）→自然生成

**事情并不复杂，也不是很难，关键在于想到，更关键的在于功课做到。**

## 一、铺垫

五运六气是中医对于自然过程连续性进行规范表述的学说，因为形而上，中医运气学说只能是**能量几何学**作图方式的表达体系。自然过程是连续性中有阶段性变化的，也是周期性循环的，只有这三个方面同时都满足，形而上的自然真实得以等价有形再现。同时符合这三个方面的二维几何的连续性表达有直线式五角星和圆周参伍叠套（图36）。五角星形表达有尖锐折角，体现了连续性中的五行变化的阶段性、突变性和生克矛盾性，圆周形旋转平稳光滑体现过程作用本质的一贯性和均衡性。由于中医的理论基础是**能量几何学**，几何关系具有自然属性的承载，如何实现动态中综合的属性变化关系和属性变化状态的表达是制约中医理论现代化的一个关键问题，事实上这个问题确实是，也只能是通过**能量几何学**作图解决。

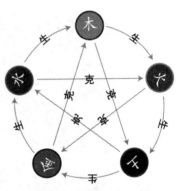

**图36 连续性几何图形**

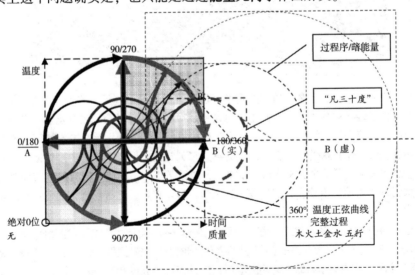

**图37 元太极自然属性关系联动连续变化示意图**

图36是五星与圆的叠套，说明圆形可以与五星相互替换，于是我们就以圆形来作为自然过程变化的基准，五星刚性变成了圆形柔性，数字关系自然出现了六（包含二、三）对五的转换，继续在以圆心为基准的能量几何学过程属性几何作图中人们很自然地实现了后续黄金分割线的、与生命物质生长规律相吻合的自然生成表达，这就是**能量几何学**几何作图的涌现性效果和不证自明的真理性。**言不达意，立象尽意。**

图37系《中医启示录》一书图2-52《太极图能量作用关系形态》。在图37的基础上，不用计算和文字，仅用几何作图会自然生成黄金分割线，能量原发作用关系会进而转换成物质生成关系的连续和整体表达。

## 二、"凡三十度"与黄金分割线的几何形式数学机械化求证

《素问·六微旨大论》：黄帝问曰：呜呼远哉！天之道也，如迎浮云，若视深渊，视深渊尚可测，迎浮云莫知其极。夫子数言谨奉天道，余闻而藏之，心私异之，不知其所谓也。愿夫子溢志尽言其事，令终不灭，久而不绝，天之道可得闻乎？岐伯稽首再拜对曰：明乎哉问：天之道也！此因天之序，盛衰之时也。帝曰：愿闻天道六六之节盛衰何也？岐伯曰：上下有位，左右有纪。故少阳之右，阳明治之；阳明之右，太阳治之；太阳之右，厥阴治之；厥阴之右，少阴治之；少阴之右，太阴治之；太阴之右，少阳治之。此所谓气之标，盖南面而待之也。故曰：因天之序，盛衰之时，移光定位，正立而待之，此之谓也……

帝曰：愿闻其岁候何如？岐伯曰：悉乎哉问也！日行一周，天气始于一刻；日行再周，天气始于二十六刻；日行三周，天气始于五十一刻；日行四周，天气始于七十六刻；日行五周，天气复始于一刻，所谓一纪也。是故寅午戌岁气会同，卯未亥岁气会同，辰申子岁气会同，巳酉丑岁气会同，终而复始。帝曰：愿闻其用也。岐伯曰：言天者求之本，言地者求之位，言人者求之气交。帝曰：何谓气交？岐伯曰：上下之位，气交之中，人之居也。故曰：天枢之上，天气主之；天枢之下，地气主之；气交之分，人气从之，万物由之，此之谓也。帝曰：何谓初中？岐伯曰：初凡三十度而有奇，中气同法。帝曰：初中何也？岐伯曰：所以分天地也。帝曰：愿卒闻之。岐伯曰：初者地气也，中者天气也。

很显然，《黄帝内经》关于"天道"（自然能量）和"气"的思考是圆形结构性的，而表示"天道""天圆"的"天度"则与"六"和"凡三十六度"的阶段划分最为精准，图形关系是操作最简单和线段可直接以圆规确定，而五角星形式操作复杂和线段需要圆规与直尺的配合作图才能完成。形式逻辑思维看上去这是存在相悖的两个问题，但在中医的结构性思考中是和谐融合的一个自然事件，并且具有唯一性和绝对性。我们在图37属性关系基础上按照《黄帝内经》：①"凡三十度"作图；②30°角自然生成36°角，"参伍以变"；③长宽比为2的矩形连续叠套展开。再自然生成黄金分割线连续展开，展示了"时立气布，如环无端"以及五运六气关系之间"参伍相合"几何抽象的变易过程，一气呵成、不证自明、真相大白。

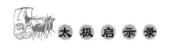

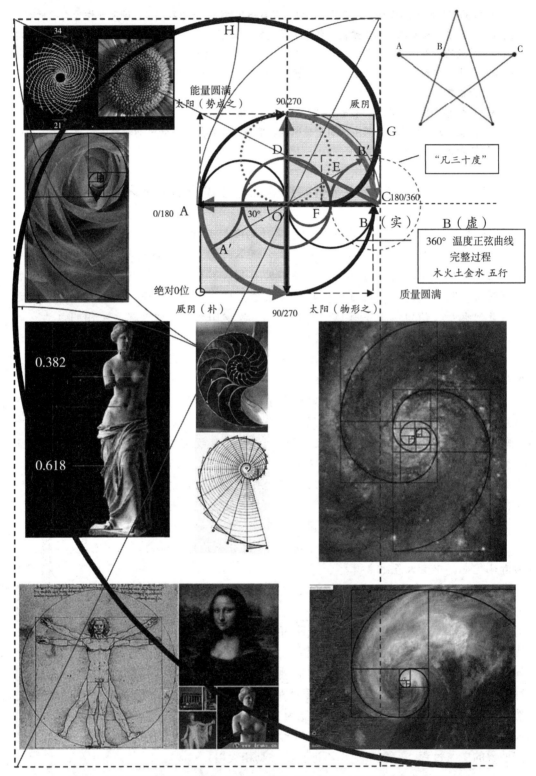

图38 元太极图能量作用理论"凡三十度"多阶关系（多阶数理逻辑）形态图
（彩图见封底）

作图过程及说明：在⊙O（大）中 AB 以 O 为圆心旋转 30°至 A′B′，从 B′作 A′B′的垂线交 AB（实）的延长线 BB（虚）于 C，以 B′C 为半径，以 C 为圆心作圆得 OC 线段的中点，可得⊙O（小）= ⊙C，即实圆等于虚圆，即"凡三十度"生命态的几何形式表达。此时，能量物质系统所具有的信息状态为内外全等，说明系统能量物质内外、虚实、动静的状态是可以自由转换，自由组织的生命均衡状态，所以用绿色作图。从 B′到 C 是从实到虚的转换。是第一次玄，为第一阶。这就是《黄帝内经》强调的"凡三十度"的重要意义，"凡三十度"与数字三、六相关，是"参"。

在绿色的"凡三十度"生命均衡状态，是能量总量以及能量、物质、信息转换的初始状态，属于"元"的第一阶表达。在⊙O（大）的全息条件下，⊙O（小）系统外部条件对于⊙O（小）的作用是⊙C 的表达，⊙C 上的弧形箭头表示⊙O（小）的内在生长能力。在⊙O（大）全息范围内能够显现的⊙C 影响的信息只能是 CD 连线上的点，其最大边际则为 C 点，能控制关联到的能量极值 D 点，从 C 点到 D 点是从虚到实，进入红色的第二阶，此时⊙O（小）生长能力的综合勾股弦关联出现了 △OCD 勾一，股二，弦开方五的数据关系（OD = 1，OC = 2，CD = $\sqrt{1^2 + 2^2}$），原有的"凡三十度"所有数字关系与三、六相关的格局有了变化，五的数值出现了；因为生命系统的信息总量不可能超出⊙O（大），但是纠缠和扩展是无限的，则以 D 为圆心的⊙O 的等圆⊙D，就只能交 CD 于 E 点，再以 C 为圆心 CE 为半径作圆，交 AB 于 F，形成质量的落实点，F 就是黄金分割点。黄金分割点处于 AB 线段上的⊙O（小）内，是⊙O（小）虚的外在环境作用在实的⊙O（小）和⊙O（大）相关系统内的一个特殊的信息和状态纠缠的表达。整体关系由"三十度"（π/12，与 2、3、6 相关）的直角三角形关系生成（"变易"）"十八度"（π/20，与 2、5 相关）的黄金分割角（正切函数就是 tan18° = OD/OC = 1/2）直角三角形关系。蓝色第三阶是能量作用物质的时空定位，其中包含了很复杂的纠缠关系。

直角 △OCD 是黄金分割关系，即 OC = 2，OD = 1，CD = $\sqrt{5}$。这样，"凡三十度"的相位，就在几何形式的数学机械化处理过程中始于数字（三）六，终于数字五，"参伍以变"自然而然地导出了关于生命的更多的关系。

在直角 △OB′C 中体现的是全息⊙O（大）相位"凡三十度"的内外虚实关系，是能量物质信息全息总体关系结构的"象"，也是总体关系的一阶表达，具有"三十度"底角三角形的斜边 = 2，底边 = $\sqrt{3}$，垂边 = 1 的三角函数关系，形成了对于"道生一，一生二，二生三，三生万物"的定（公）理的数值关系支持；⊙C 是⊙O（小）实在系统"至大无外"的关系的极值表达，直角 △CDO 在实际上形成和实现了暗物质，暗能量等虚的外在环境的纠缠条件对于⊙O（小）以及⊙O（大）的实系统的关系作用的表达，是"至小无内"的"象"，是能量物质信息全息总体关系在能量投影仍然为 1 的，质量虚实转换总量仍然为 2，而信息表达可以变得更加复杂的 $1^2 + 2^2 = 5$ 的能量几何学中的二阶表达，而在总体关系的二阶过程中，一阶直角三角形斜（弦）边从 $\sqrt{3}$ 转换为 $\sqrt{5}$ 的"参伍相合"和"参伍以变"，以及整体现象表达的几何关系中出现了黄金分割线的延展状态，能量作用的无形变为了生命物质的有形和有序。这与中医、河图"生数一，成数六"的思考息息相关（图 13）。

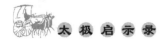

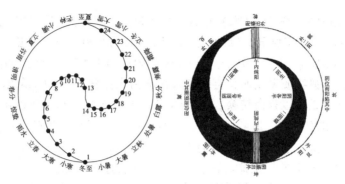

图39　古太极与来氏太极

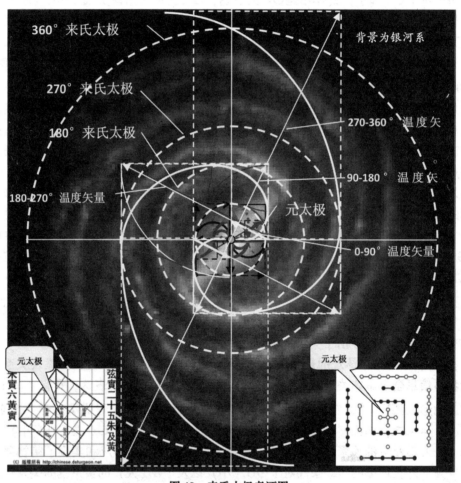

图40　来氏太极考证图

从蓝色F点起始的蓝色渐开螺旋线就是古太极图和来氏太极图的其中一条线（图39、图40），同时存在的另三条线在此省略，实际上四个90°极点可以画出的一共有四条黄金分割线。其中两条为实的可见的线，两条为虚的不可见的线）。这条线也是人们通过观察记录日晷阴影同样可以得到的一条相似曲线。它既是人为的也是几何学的，更是纯自然的。（彩图参看封底）

96

## 三、能量几何的涌现性——自然生成逻辑

中国道家有"一画开天"的理念，中国文化有"一图胜百闻"的传统，老子有"象帝之先""多言数穷，不如守中"的告诫，庄子有"通于一而万事毕，无心得而鬼神服"的论断，《易经》有"以制器者尚其象"的规定……

显然，中国的古人已经实践过以上的思考和制图，在能量为纵，质量为横，信息为弦基本直角三角形函数属性关系(**二维基元**)不变的情况下，几何数学关系从"**凡三十度**" **虚实同在，动静等观，内外互通，遥相呼应纠缠，参伍以变**的方圆阶段变成为黄金分割关系的，"**数以象生**"发生全新的"**变**"化，主客观互动"生生之谓易"，"三生万物"具备着不证自明的不仅玄妙和自然**涌现性**的本质特征，所以整个中医的理论"法于阴阳，和于术数"不仅光有一阶过程的简单关系的过去时表达，而且具有**"执古之道以御今之有，以知古始是谓道纪"**的自然涌现性，其中存在"**天一生水，地六成之**"的五行"**阶**"升生成规范，以及先后天的转换（图13）……

图39两个太极图中左边为日晷阴影记录的太极图，是纯自然信息抽象成几何元素的时间连续周期记录结果；右边的来氏太极图是经过图38和图40运用几何元素严格按照几何制图规定做出来的图形，两者有区别，但得出来的结果是一致的。这样的记录与主动作图的一正一反所体现的都是自然生成的过程；也就是自然生成逻辑，其中将勾股弦三角形三条边对应能量、物质和质量的自然属性带到图40，其表达的物理学内容也完全符合现代科学的解读，有些方面甚至能够表达出现代科学难以和不能够表达的更深层次的自然内涵。因为有天圆地方和"天一地二天三地四天五地六天七地八天九地十"的自然顺序规范，在作图过程中的所有做图辅助线都是有属性意义和过程时空对应的内涵，这实际上实现了人类对于形而上的无限的科学证明，这是西方整个思想体系没能做到的事情。西方数学的数理逻辑非常严谨，功底深厚，但在计算推理过程中失去了中医作图时的属性和顺序的自然生成过程内涵，实际上损失了非常重要的自然信息。比如图40的温度矢量的概念就与勾股弦的弦有了对应和重合，使得勾股弦斜边的信息属性有了热和温度的承载，也使得整体性认识自然生命有了热力学的新的理解和理论依托。在黄金分割线的作图中始终需要和依托长宽比为2的矩形，并且围绕着边长长宽比为2的矩形叠套并90°旋转展开放大形成黄金分割线，而边长长宽比为2的矩形的对角线与长边夹角为18°和对角线与短边夹角为72°，比例为1/5：4/5，始终与360°圆的五等分直接相关，表达五行、天干和地方；黄金分割线始终是弦切角为定角有规则的、90°圆弧的连接，表达六气、地支和天圆。这些都显示了生命物质变化直接与温度+几何学关系，即热量（矩形短边）×质量（矩形长边）=温度（长宽比为2的矩形），也就是中医"气"的相关理解和认识。就是说，人们通过能量意识加上几何学的关系，也就是**能量几何学**，就能够对于自然生命做出形而上的整体性解读，而且这种解读又能够完全与自然的宇宙真实图形做到天衣无缝的重合。这又一次证明了中国道家经典和《黄帝内经》中诸如"**通天下一气耳**"（庄子）"**万物负阴而抱阳，冲气以为和**""**常有欲以观其徼，常无欲以观其妙**""**象帝之先**"（《道德经》）"**一气氤氲，斡旋宇宙，万端神变。造化升沉，东西颠倒，金木情相恋**"（元·王吉昌）"**谨候其时，气可与期**""**五日谓之候，三候谓之气，六气谓之时，四时谓之岁，而各从其**

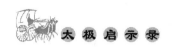

主治焉。五运相袭而皆治之，**终期之日，周而复始，时立气布，如环无端，候亦同法。**故曰不知年之所加，气之盛衰，虚实之所起，不可以为工矣"（《素问》）的大量思想理论内容和理论关系。因篇幅的限制，在这里就不再引用和展开论述。

西方对涌现现象进行深入探索的第一部著作《涌现：从混沌到有序》作者翰·霍兰（John Holland）认为"涌现现象是以相互作用为中心的，它比单个行为的简单累加要复杂得多。"涌现性（emergent properties）告诉我们，一旦把系统整体分解成为它的组成部分，这些<u>特性</u>就不复存在了。人们在事先没有任何思想准备的情况下，只是把持住一些基本的几何学关系，比如属性勾股弦三角形，天圆地方，并用一规一矩将这些关系通过几何作图就能自然生成一阶、两阶、三阶的原来根本想象不到的、深层自然过程和本质状态的描述和表达，而且结果与自然真实和自然规律完全吻合，这是所有人类思想和科学实验都做不到，但是几何作图能够做到。在几何作图功课的过程中，中医的上工和中国道家圣人为此确实涌现出了"然而其文简，其意博，其理奥，其趣深；天地之象分，阴阳之候列，变化之由表，死生之兆彰；不谋而遐迩自同，勿约而幽明斯契，稽其言有徵，验之事不忒，诚可谓至道之宗、奉生之始矣""易有圣人之道四焉。以言者尚其辞，以动者尚其变，以制器者尚其象，以卜筮者尚其占。是以君子将有为也，将有行也，问焉而以言，其受命也如响；无有远近幽深，遂知来物，非天下之至精，其孰能与于此？参伍以变，错综其数，通其变，遂成天地之文；极其数，遂定天下之象。非天下之至变，其孰能与于此？易无思也，无为也，寂然不动，感而遂通天下之故；非天下之至神，其孰能与于此？夫易，圣人之所以极深而研几也，唯深也，故能通天下之志；唯几也，故能成天下之务；唯神也，故不疾而速，不行而至。子曰：易有圣人之道四焉者，此之谓也""故知逆与从，正行无问，知标本者，万举万当，不知标本，是谓妄行""天地之至数始于一，终于九焉。一者天，二者地，三者人，因而三之，三三者九，以应九野""有部分，用阴和阳，用阳和阴，当明部分，万举万当"的无比自信。

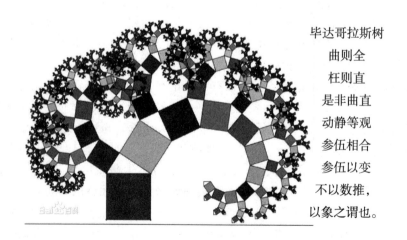

毕达哥拉斯树

曲则全

枉则直

是非曲直

动静等观

参伍相合

参伍以变

不以数推，

以象之谓也。

# 黑体辐射与"太一生水"

**显然，传统惟象思维、几何形式具有比文字公式更好的表述自然本质真实的能力。**

普朗克黑体辐射是奠定量子力学的基础思考和基础实验，是现代理论物理学理论的基础。

有一定权威性的《百度百科》对于"黑体辐射"概念介绍如下："任何物体都具有不断辐射、吸收、反射电磁波的本领。辐射出去的电磁波在各个波段是不同的，也就是具有一定的谱分布。这种谱分布与物体本身的特性及其温度有关，因而被称之为热辐射。为了研究**不依赖于物质具体物性的热辐射规律，物理学家们定义了一种理想物体——黑体**（black body），**以此作为热辐射研究的标准物体【注65】。**""在黑体辐射中，随着温度不同，光的颜色各不相同，黑体呈现由红—橙红—黄—黄白—白—蓝白的**渐变过程**。某个光源所发射的光的颜色，看起来与黑体在某一个温度下所发射的光颜色相同时，黑体的这个温度称为该光源的**色温**。'黑体'的温度越高，光谱中蓝色的分则越多，而红色的成分则越少。例如，白炽灯的光色是暖白色，其色温表示为2700K，而日光色荧光灯的色温表示则是6000K。"

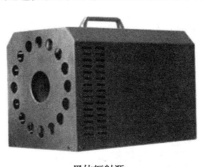

黑体辐射源
西方黑体辐射的"标准物体"

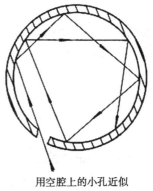

用空腔上的小孔近似
地代替黑体

**图41　西方黑体辐射相关思考图示**

**【注65】**从图41我们可以看出，西方黑体辐射的思考是制造一个物质的"器"，即"**标准物体**"，实现能量表达的标准化，暨温度和辐射波的形而上的直接对应转换关系的表达。从而消除物质属性对于人类认识能量时的干扰。黑体辐射最大和最终的收获是得到图42标准结果。

结合图42普朗克定律我们可以得到西方理论物理学最重要成果的一个基本关系：**能量E的表达直接与黑体辐射辐射波的频率相关，而黑体辐射辐射波则完全取决于温度。**能量、温度和波都是非物质性的形而上的物理量，这些物理量之间可测量、可计算关系的建立，使得无形自然要素得到了可以定量（实际上是降维）的数字表述，因

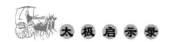

为普朗克的黑体虽然被视为一个理想的和实验的能量源头，但还是要定义为"**标准物体**"，连同温度的产生又是由物质"燃烧"所致，所以即使黑体辐射实验是一个纯属能量作用和能量作用过程的实验，那也是暴露和体现了物质第一性、物质决定论的西方基础思维的基础作用。

作为黑体的"**标准物体**"是物理学家的假设，这种定义实际上在人的意识中已经改变了物质的属性，使"**标准物体**"变成了与习惯物质认识完全不同的、没有质量的、不证自明的客观存在——能量（energy），物质属性变成能量属性，认识由形而下范畴转变成为形而上范畴，这就是黑体的最基本的理论作用，即"**易**"。正是这个最基本的理论和实验使有质量的物体的概念变成没有质量只有热辐射的"**标准物体**"的概念，进而使现代物理学从传统经典力学向量子力学发生了深刻转变，形成了 20 世纪的科学革命，牛顿力学公式 F（E）= ma 的 m 没有了，能量公式变成了 E = hν 的纯粹波的表达和 E = kT⁴ 的纯温度表达，为人类社会带来了极大的进步。但这些在黑体辐射实验中测得的无形自然要素的表述与物质的质量存在的相关性却没有因为黑体实验而得到直接可以测量的完整表达，也就是"**留动而生物，物成生理，谓之形**"的完整过程和全部信息的质能转换、能量守恒的表述问题并没有得到解决。因为黑体辐射实验只是也只能针对形而上实验要素——波、热的要素（波长、波幅、频率、温度）进行测量，不可能做到能量转换成质量的认识论和自然三维圆满同时测量（即波粒两重性的同时测得），只是依托形式逻辑和实验验证的西方物理学的能量物质两张皮和西方认识二元论的问题并没有因此而得到一个最终圆满的解决，这就使得量子理论的黑体辐射只是得到了完整自然过程的半个验证和表达，另外的半个表达因为（失维）测试手段的局限而无法实现。这就是 100 年来量子力学理论突破经典物理学羁绊而又并未带来科学圆满统一的原因所在。

当"**标准物体**"的物质存在变成一种理想能量源头（模拟），科学家的思维认识完全转化成能量性质的时候，也就是人的原有习惯的形而下范畴的物质第一属性认识转变成完全形而上范畴能量第一属性认识的时候，西方理论物理学出现和形成只考虑黑体温度导致黑体辐射的量子理论，产生了与牛顿经典物理学基于物质第一性三大定律思维完全不同的一个理论模式和表达方式，能量可以完全脱离物质而存在，并且能够在能量变化的过程中表达出一定的量和形态的关系，导致了西方物理学 20 世纪出现的经典物理学和量子理论两种思维模式以及现代理论物理学自身充满的诸如波粒二象性（五行与中土五）、测不准原理（气交，冲气以为和，反者道之动，弱者道之用）、非定域性（同谓之玄），量子纠缠（天圆地方，参伍以变）和薛定谔猫状态叠套（天圆地方）等许多的悖论冲突和困惑**【注66】**，因而形成了诸多的理论碎片而无法实现统一物理学的表达和物理学的统一表达。为了解决这个问题，西方科学界在 20 世纪的百年里费尽心机，耗资巨大，不遗余力，但至今仍然没有理想的结果。

**【注66】括号里边的文字概念都是中国道家和中医的基本理念，这些中国理念与量子力学的概念都有对应，说明东西方人类面对的自然是同一个，思考也是相同的，只是表达方式不同以及因表达方式不同导致最后的资源整合有所不同而已。**

黑体辐射研究除了借助数学推理与试验得出图 42、彩图 8 抽象的二维图形结果以外，当然还包含着普朗克公式（Planck formula）的形式逻辑的数学假设和数理推导

（推导过程请参看《普朗克黑体辐射定律/维基百科，自由的百科全书》，本文图 42 是出自该文，其文字在此省略）以及结论性的普朗克定律（Planck's law）E = hv。从总体上来讲，量子力学的黑体实验是一种纯能量加上数学推理的实证，因为物质已经变成**"标准物体"**，已经在认识和操作上改变了属性，其真正可以得到的实验观察结果与自然中的物质形体和物质的质量关系不大，甚至没有考虑到质量和质能转换的关系（这个关系在理论物理学上由相对论的 E = mc² 作出补偿，但又没有实验的验证，结果还是留下了形式逻辑推理的主观介入而存有问题。这一切都说明了科学依托实验非自然真实的尴尬），可以算是现代物理学从机械力学为基础的经典物理学向能量第一性思维转折中的理论空白点和瑕疵。

在量子力学，特别是黑体辐射的认识和理解中，涉及的主要问题是能量的形式、状态和能量的作用过程。在普朗克的研究中，除了连续性和周期性表达的数学符号和数学推理关系之外，普朗克定律和普朗克公式中真正的物理量只与温度和波频率成正比，而最终的表达式也可以简化为 E = hv 的能量的断续量子性状态（普朗克常数 h）和与波（频率 v）相关的数学关系式，而波的形态与温度的关系则由抽象成二维图形的图 42 进行表达。形成了数学公式与二维图形任何单一形式都不能够作出相对完整表达的量子理论的特殊表达方式，给整个科学界带来了全新的图形结构性的思考，这个思考和表达方式至今并没有受到任何的质疑和挑战，说明了它成功地经受了时间和实践的考验。然而，仅有以上片面表达仍不完善，量子力学还需要多种表达形式，比如波粒二象性，薛定谔的猫等，同时加以叠套进行表达才能够趋于完善。说明了量子力学能量第一性思维与原有机械力学物质第一性仅用单一公式就能实现完整表述的思维完全不同之外，也说明了完整抽象的二维图形才能够实现能量第一性思维的承载表达，而且这种二维的承载表达仍然需要中医理论的再次升维的承载表达补充。

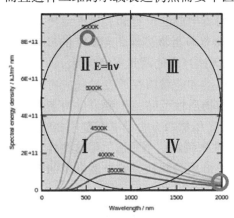

**图 42　黑体辐射温度与波形态的关连图**

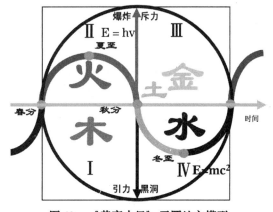

**图 43　《黄帝内经》天圆地方模型**

图 43、彩图 9 二维图形作为最主要的表述，确实使得量子力学能量思维能够超脱物质刚性的约束，实现纯粹形而上能量连续性作用和周期性，即量子特征的规律表述。遗憾的是，这个表述仍不完整，仍然需要一个明显的升维和周期完善。真实量子的连续过程中存在周期性而且确实与质量相关，这个特征通过普朗克常数 h 显示出恒定间断性对应表达。但在量子力学的理论中量子 h 实际上并没有明确说明连续性中断与质量有关也没有真实表达质量和质能转换的问题，而实验本身又没有出现能量转化物质

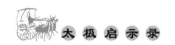

形态的任何表达，这就导致量子力学不得不只能用许多碎片式论述和实验结果形成量子理论体系，至今缺乏统一理论诠释的原因。而当 h 对应太极图五行周期的表达之后，普朗克常数 h 的阶断内涵变成了一个质能转换完整过程周期的承载和表达，整个理论表述从图 42 变成为图 43 和图 44、彩图 10 的太极图图形加上西方物理学公式的综合"标格"表达，具有了更加真实完整的自然本质真相。

从图中可以看出，所有半波曲线有一个共同的汇聚点（图 42 右下角绿圈和图 43 右下角黑圆弧，即中医太极的"太一生水"），但这个汇聚点是什么？西方科学家并没有作出任何后续交代，使得这个图形出现了连续性表述的断裂，继而导致对于完整过程应有完整思考和承载表达的中断。中医不同，中医的太极图构造（图 43）是对于过程以及过程状态有完整交代的理论结构模型，太极图的 S 型曲线体现了波形的完整和完整的波形，而且整个波形与温度对应的表达正好就是中医"太一生水"的五行过程的理论表达，而这个图 43 表示出来的理论关系和理论内涵又与图 42 表示的理论关系和理论内涵是同一回事，人们完全可以通过过程的重叠实现深层理论内容的有机重叠表达。这样，现代量子理论无法从根本上圆满解决的问题，就被中医理论画龙点睛、轻而易举地解决了。

图 42 和图 43 这两个图形都是从三维自然状态抽象成二维图形的表达，又都有过程的内涵，尽管有微观与宏观的不同，但仍然可以在过程相同这点上加以叠套处理。用中国和中医的太极图的模型（图 43）与图 42 做叠套处理，我们很容易发现图 42 缺少了太极图的第Ⅳ象限的部分（脉冲波的特征），也就是缺少了中医五行完整过程中"太一生水""阴成形"的冬至点的状态表达，这一缺失导致西方科学的统一物理学的能量性范畴表达出现了关键性和关键点位状态的自然完整过程连续性的中断，也导致了普朗克常数 h 的实验结果。因为实验条件的限制，量子力学理论的能量过程缺失了能量（形而上）转换成物质（形而下）的阶段、没有物质生成的位置和表达，致使本来是"形而上者谓之道"与"形而下者谓之器"的、"动留而生物，物成生理"的自然过程被分成图 42（$E = hv$）和非图 42（即 $E = mc^2$）的无法连贯的两张皮的割裂，即量子力学和牛顿力学成为两个独立的体系，失去了物质运动和能量内在质变量化应有的过程连续和完整。这就是西方能量性范畴的量子力学和物质性范畴的牛顿力学两者之间出现了不应有的断裂和矛盾的认识论和方法论的原因。虽然西方科学家在整个 20 世纪试图用爱因斯坦相对论公式 $E = mc^2$ 质量 m 的不确定性来调解这个矛盾，但这些作法本身就是一种主观臆断，就有逻辑和认识论的问题，其结果必然地导致自然真实的缺失和理论混乱。

由于西方科学理论诠释存在的主客观互动、连续性中断、时间过程虚实同在转换关系和形式逻辑强加等根本性问题并没有得到解决，特别是在宇宙学和生命科学领域的整体论和还原论、物质第一性的形而下和能量第一性的形而上之间总是存在着理解与表达上始终无法跨越的鸿沟。而太极图与黑体辐射的结果图示的重叠（图 43）帮助找回了西方物理学范式在实际操作中必然会丢失的信息，用阴阳五行和"太一生水"，即在太极图冬至点上一定是能量"凝聚""坍缩"成物质（动留而生物，物成生理）的思想理论模型补足了图 42 的实验欠缺，实现了西方物理学的统一和完整承载和表达。

由于太极图是出自自然降维的结果，既可属于公理的**能量几何学**的承载表达模型，也是纯自然的构造，在主客观互动中具有天然的真实性质和完整性质，而黑体辐射和量子理论也是西方成熟的理论体系，所以这两个经过严密求证的、成熟抽象出二维理论模型的所有基础是相同、相通的，也是不容置疑的。也就是说是自然同构，两者最终会合成一体。

在图 42 的图形表达中，所有的波都不是完整的周期，缺少第 Ⅳ 象限的"冬至点"的负熵作用内涵，这是因为实验设备和借助设备观察的人在能量形而上与物质形而下两个认识阶段（维度，图 2、图 9、图 31）不能够同时兼顾的原因，在测得波的性态之后，粒子形态（实际上成"水"的流动状态，有质量无形体，仍然需要有"太一生水，地六成之"的背景条件才能够做关于有形的最后判断）的测量和观察不能够同时实现，使得"冬至点"对应的"留动而生物"，"阴成形"亦即"量子坍缩"的自然信息在科学实验中因观察和表达不同，捉襟见肘地根本缺失，导致整体自然过程和关系的断裂失真以及物质和能量之间的二元对立。然而在中国太极图的表达中，因为所有实像都源于形而上向形而下三阶（三维）转换的自然过程，"冬至点"的物质性质成为不可质疑，人们可以认识到图 42 的温度曲线汇聚点就是"冬至点"，此时质量（现代物理学的基本粒子概念，也是"量子坍缩"的理解）虽然不可测或测不准，但事实上质量已经自然生成，化学元素（粒子性征）的形成条件已经具备。人们用图 43 中太极图的"冬至点"叠套到图 42 上去之后，不仅可以形成图 42 波形的汇聚点，实现能量变物质的表达（图 43、图 44），而且物质变能量的连续性也能够得到很好的完整表达，所有的物理学要素和关系都实现了量子的有阶段性的整体连贯循环。物质变能量、能量变物质，波变成粒、粒化成波，"阳化气、阴成形"，$E = hv$、$E = kT^4$ 和 $E = mc^2$ 俱在的自然五行过程和色温的周期的量子作用通过标格定位而变得完整一元。正熵、负熵、零熵、无限大熵，甚至每个量子的均衡态（由黄色横线加以承载表达，涉及分形几何学关系的动力源头和量子基元分界问题等）都在完整过程中得到表达，而最终二维图形作围绕最高能势轴的三维旋转（"致虚极，守静笃"）又正好涌现性地得到了与脉冲波**【注67】**探测得到的三维宇宙蛋的结果，实现了东西方思想、传统与现代的思考的有机融合，实现了东西方的、既传统又现代的、统一物理学的、统一构造模型的、统一形式的承载表达。

**【注67】注意：人工探测器在宇宙中只能测到图 42 那种没有冬至的脉冲波，不可能测到完整的正弦波，科学领域的正弦波可以说都是人为制造的，所以称为"驻波"。温度变化周期形成的波可以视为完整的正弦波，这有重要的理论和实际意义，因篇幅有限，在此不展开论述。**

图 44 用两个量子之间的连接实现对于自然温度过程连续性的表达，可以从西方科学研究在自然温度变化考察的结果得到有力的证据。普朗克定律 $E = hv$ 适用范围在太极图冬至点以左，为"阳化气"的形而上范畴（严格讲，"阳化气"之后包括"阴成形"的一部分过程，形而上形而下只是完整过程的阶段区别），而爱因斯坦的 $E = mc^2$ 和牛顿传统机械物理学属太极图冬至点之后"阴成形"的形而下范畴（严格讲是"阴成形"之后，忽略物质返回到能量状态的恒温运动形式），这样在太极图的阴阳结构中，普朗克定律 $E = hv$ 和爱因斯坦的 $E = mc^2$ 就都找到了自己恰当的"标格"定位和定律存在的自然的相对论条件和条件范围，形成了西方理论物理学两个基本定理的结构

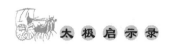

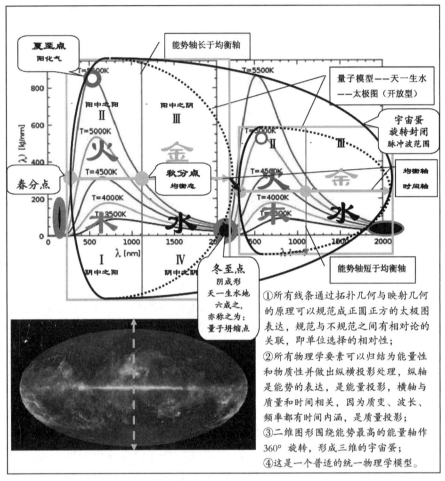

**图44　黑体辐射与太极过程叠套图**

性和连续性的统一和谐。

　　图45是张维波教授组织《中医多学科沙龙》微信群里由高也陶老师提供新西兰Fox Glacier exhibition hall 展出的、科学家考察冰山得到的几个不同的统计资料（我们可以认为冰山实际上就是长期"太一生水"的自然作品），而其中最有规律性的图45a可以实现与图42温度过程图形的重叠，也可以实现与图44的重叠，在这里笔者原文引用高也陶老师的论述和图片，使读者得到在直观感受基础上的深刻思考，再一次证明图45连续性地在长时间及长周期的低温条件下，也表达出与高温条件相同完整图形结构二维抽象统计表达的自然真实。

　　高也陶老师对此论述："昨天晚上提及冰川，呈上三张图供各位老师参考。图45a是44万年来一座冰川的温度变化，规律很明显。图45b是1000年来的冰川温度变化，其规律已经不是非常明显。图45c是100年来的冰川温度变化，没有规律。因此，一甲子60年，在冰川上很难找到明显的规律。所以庄子说：'小知不及大知，小年不及大年。奚以知其然也？朝菌不知晦朔，蟪蛄不知春秋，此小年也。楚之南有冥灵者，以五百岁为春，五百岁为秋。上古有大椿者，以八千岁为春，八千岁为秋。此大年也。而彭祖乃今以久特闻，众人匹之。不亦悲乎！'"【注68】

104

【注68】高也陶老师和古生物学家徐钦琦老师的"大年"思考，说明了自然真实的规律性特征的表达依赖于（温度）过程周期的连续完整。由于人类考察自然过程的时间范围和实际自然生成的完整过程是不能够完全等同的两回事，时间可以说只是主客观互动的一个中介手段和状态，人类能够掌握的时间并不能够形成对于自然完整过程的真实同步表达，比如冰山温度过程周期在于十万年计数，高温黑体辐射温度过程以微秒或者更小的单位计数，而人类个人或者说某项实验可以操作时间和条件的记录统计时间无论是从大处还是从小处都达不到这个数量级，两者之间彼此存在着的实际上"至大无外，至小无内"的相对论关系。从图45来看，当人类可掌握的时间跨度很大或者很小时，图形呈图45a的形态，而且是可以与图42重叠的，而图42的黑体辐射的图形在与图45a重叠时又是过程不完整的。这又一次说明人类认识的时间手段和实验手段不能够同时真实表达多元的、多层次的完整自然过程。所以在认识自然时，人类有必要把时间与过程分成本质内涵有区别的两个概念放弃时间而保留完整过程，追求图43、图44的完整过程，形成太极图构造性的思维和表述模式。因为简单地仅仅用一维时间矢量作为过程的表达自然真实度显然是不够的，是有问题的。从图45的时间与温度完整过程（即中医阴阳五行完整显现）实现东西方两个概念和思维体系实现图42+图43+图44叠套的情况来看，最终还是以自然的温度的太极图阴阳五行完整过程（春分、夏至、秋分、冬至"四时之气"全部出现）作为主导是一种最佳表达，即自然的形而上真实决定着人类的主观判断。太极图阴阳五行是完整过程的承载和表达，量子理论则是完整过程的能量实际作用部分过程表达，暨能量生成质量部分的过程表达，两者都与温度的波形完整相关。而图45冰山不同时间段温度的取证记录既是温度过程的表达，也是完整的波形周期表达，这些都不约而同地体现和证明了中国道家和中医思考的极高的科学价值和理论意义。

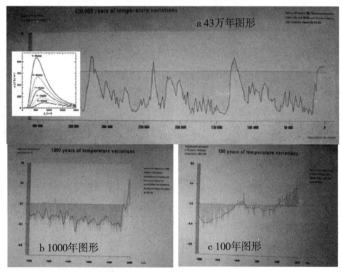

图45　冰川温度变化曲线图

　　不同研究得到同样的温波过程【注69】的二维图形表达不是偶然的，它们共同实现着太极图和黑体辐射温度过程叠套所揭示的最基本自然规律，而以上所有温波过程图形表达又是其他表达形式所不可替代的。图形表达的不可替代直接证明了《黄帝内经》"夫四时之气，各不同形""四时之气，各有所在""不以数推，以象之谓也"，中国道家的"太一生水，地六成之"【注70】以及《周易》"易有圣人之道四焉"论述的正确，说明中医**能量几何学**的理论体系具有现代科学的本质内涵以及比现代科学体系更加完整、连续、真实的对于自然本质的承载表达能力，而这些论述结合太极图在与西

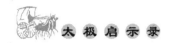

方量子理论黑体辐射表达对接中体现的有机和谐又进一步和已经实现验证了钱学森先生"中医将决定将来科学的发展"的英明预见和论断。

【注69】"一""自然过程""能量作用过程""温度过程""五行过程""太一""完整过程"、"正弦波"、三维基元等概念是视上下文关系有区别的、但可以通用的纯中国概念，是"道生一"。这里的"道"是纯粹自在之物的客观能量，能量作用是"生"，而"一"是过程的结构性图形抽象，即"象也者，像也"。

【注70】德国人出版的《什么是什么（Was ist Was）》著名科普丛书《古代希腊》一集中，作者吉尔哈德·芬特写到："不管怎样，现代科学也证实了他（古希腊著名思想家、科学家、哲学家泰勒斯，公元前624－547）最著名的论断：'万物皆由水生'。"说明了在同一历史时期东西方人都已经有了同样的语言文字结论，西方人的结论如何得到的过程已经不得而知，但东方人得出"太一生水，地六成之"结论的历史过程确实完整。从思想家的结论中我们应该看到和想到的不仅仅是文字的结论，而是深刻的思想过程和支持这个思想过程抽象思维结构和自然结构抽象的追溯和还原。这样我们会得到一个完整和真实的世界。

附件说明：为了说明东西方思想体系之间的中医思想没有悖论而西方科学体系充满悖论的区别，笔者节选了两篇典型的思考文章作为对比，供读者参考。第一篇是中国郭店汉墓出土的《太一生水》竹简，第二篇是现代科学家的思考作品。读者不一定非要完全看懂这两篇文章，只需要知道东西方思想家在相隔万里的空间和相距千年的时间里想到的最重要的是同一件事情，而且西方在21世纪的今天仍然无解，中国在两千年前就已经有解的事实。中医就是这样的毋庸置疑和令人心悦诚服！

附件一（摘引自互联网）

### 郭店楚简《太一生水》原文再校订

［导读］郭店楚简《太一生水》1998年整理出版迄今已有16年，对其中的缺损文字乃至第9简的位置，学界仍争论不休，故拨冗整理并试作校正和翻译（**笔者说明：没有太极图背景的支持，这种争论永无休止**）。

失传两千多年之水本论

郭店楚简《太一生水》现存14枚竹简，简长约26.5厘米，二道编痕。原无标题，"太一生水"为整理者根据内容所拟。其内容主要是论述"太一"与天、地、四时、阴阳等的关系，又提到道家"损有余而补不足"的思想，是一篇极为重要的道家早期文献。

李零先生认为："《太一生水》是一篇道论，与《老子》属于同一类型的作品，前者是宇宙论的描述，后者是哲学层面的探讨。太一生水的宇宙论描述的是以古代数术思想为背景，但又不是哲学层面的东西。"

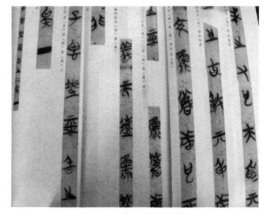

《太一生水》资料照片

此篇以水为万物之源，为失传两千多年之水本论。先秦又有气本论之思想，即稷下道派之精气说，气即是道，气又成天地万物。

1998年整理出版迄今已有16年，对其中的缺损文字乃至第9简的位置，学界仍争论不休，故拨冗整理并试作校正和翻译。

【订正文】（**笔者说明：光看文字是不可能全懂的，一定要结合本书图4和图10来看才能够明白文字表述的真实内容**）

太一生水。水反辅太一，是以成天。天反辅太一，是以成地。天地复相辅也，是以成神明。神明复相辅也，是以成阴阳。阴阳复相辅也，是以成四时。四时复相辅也，是以成沧热。沧热复相辅也，是以成湿燥。湿燥复相辅也，成岁而止。

故岁者，湿燥之所生也。湿燥者，沧热之所生也。沧热者，四时之所生也。四时者，阴阳之所生也。阴阳者，神明之所生也。神明者，天地之所生也。天地者，太一之所生也。

是故太一藏于水，行于时。周而或始，以己为万物母；一缺一盈，以己为万物经。此天之所不能杀，地之所不能厘，阴阳之所不能成。君子知此之谓［圣，是明太一也］。

天道贵弱，削成者以益生者；伐于强，积于［弱，谓上下之道也］。下，土也，而谓之地。上，气也，而谓之天。道也其字也，清昏其名。以道从事者，必托其名，故事成而身长。圣人之从事也，亦托其名，故功成而身不伤。天地名字并立，故过其方，不思相［辅。天不足］于西北，其下高以强；地不足于东南，其上［低以弱。不足于上］者，有余于下，不足于下者，有余于上。（说明：［ ］为商榷字）

**【译读文】**（笔者说明：用现代文字解释古代文字只能明白一部分，而且还会出现误解。比如这里对于"天不足西北，地不满东南"一句的解读就不是古人的原意，古人的原意指的是太极图的 S 曲线占据太极图方形坐标的部分，依托图 10 一看就懂，而没有图 10 的背景支持，光凭文字进行解读只能是瞎猜胡说）

宇宙混沌之太一，首先孕育出水；水反过来作用于混沌太一，成就出天；天反过来作用于混沌太一，成就出地。天地自身反复交流相互作用，成就出玄神难知和简明易懂的规律；神明规律反复交流相互作用，成就出阴柔和阳刚的物质本性；阴阳本性反复交流相互作用，成就出春夏秋冬的景象更替；四季更替反复交流相互作用，成就出寒凉和温热的感受变化；凉热变化反复交流相互作用，成就出湿润和干燥的物象征候；湿燥征候反复交流相互作用，成就出生命的年岁和寿命的终止。

因此可以说，年岁者，是湿燥相互作用所产生的；湿燥者，是凉热相互作用所产生的；凉热者，是四季相互作用所产生的；四季者，是阴阳相互作用所产生的；阴阳者，是神明相互作用所产生的；神明者，是天地相互作用所产生的；天地者，是混沌太一变化作用所产生的。

这样说吧，太一之道，本质与特性似深藏于水，变化与作用则全在于时间。太一通过周而复始的相互作用，使自己成为万物之母；通过缺失盈余的损益调节，使自己成为万物发展变化的纲要。这一点，既不能单单为天所能抹杀，也不能单单为地所能决定，更不能为阴、阳所能成就。君子知道这个道理就叫圣明，也就真正懂得了太一的玄妙之理了。

天道的可贵在于珍视柔弱，减损成者用来补益新生者，征伐于强者，积德于弱者，这才叫天地上下的生成之道。下，是生成万物的土壤，因而称之为大地；上，是变化万象的天之气，因而称之为苍天。

道，以它的实质规律内容而言，有清楚或不清楚的名分和内容。用道的实质规律来处置事物者，必然会依托它的名分和内容，也就能做到事成，而且自身也可久长。圣人的做事方法，也就是依托道的名分和内容，因而能做到功成，而且自身不受伤害。

天地这个名称是对等并列的，因而超过它的范围，是未能思虑相互作用。例如：天之气不足于西北，它的下面就山土高而强；地之土不足于东南，它的上面就水汽多而盈。不足于上者，下面就有富余；不足于上者，上面就有富余。（编辑：陶然）

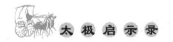 

附件二

中科院物理所 2017－04－29 发表《他死磕 6 年终让经典物理学崩塌，却掉了颜值，丢了信仰，绝了子嗣…》文章之节选：

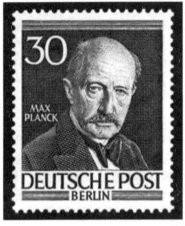

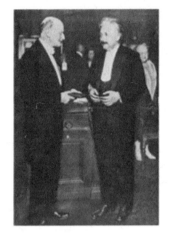

普朗克

然而我们悉知的普朗克是量子论的奠基人。

那他在热力学方面的研究又怎么跟量子论扯上关系呢？

正如前文所言，经典物理学已经算是一座竣工的大厦。

而普朗克就是这座神圣的物理殿堂最虔诚的信徒之一。

一旦这座大楼有什么风吹草动，他总是第一个站出来修缮的人。

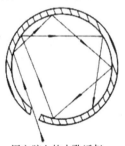

用空腔上的小孔近似地代替黑体

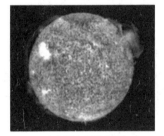

（太阳）黑体辐射

所谓黑体，是指这样一种物质，在任何温度下，它都能将入射的任何波长的电磁波全部吸收，没有一点反射和透射。

绝对黑体在自然界中是不存在的，只是一个理想的物理模型，以此作为热辐射研究的标准物体。

太阳也是一种黑体。

然而，在普朗克的那个时代，人们对黑体辐射的研究却得出了两个不同的公式。

这两个公式分别来自德国的物理学家维恩和英国的物理学家瑞利和金斯。

维恩的公式只有在短波（高频）、温度较低时才与实验结果相符，但在长波区域完全不适用。

相反，瑞利－金斯公式却只在长波、高温时才与实验相吻合，在短

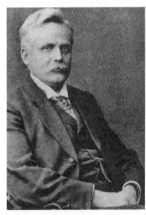

德国物理学家维恩

波区并不适用。

这个公式在短波区（即紫外光区）时显示辐射能力随着频率的增大而单调递增，最后趋于无限大（下图 a 线）。瑞利－金斯曲线（a），维恩曲线（b），普朗克曲线（c）。

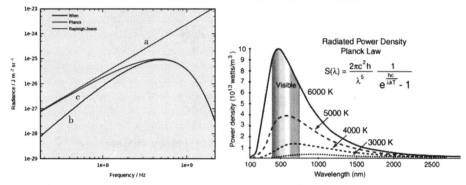

这和实验数据更是差了十万八千里，所以这个荒谬的结论也被称为"紫外灾难"。

**一个现象，对应两个公式？**

在经典力学时代，这完全是个不可思议的悖论！

**附件三（思考小品）**

**经络三部曲－－起源、纠缠、顺序（"道生之，德畜之，物形之，势成之"的完整过程）**

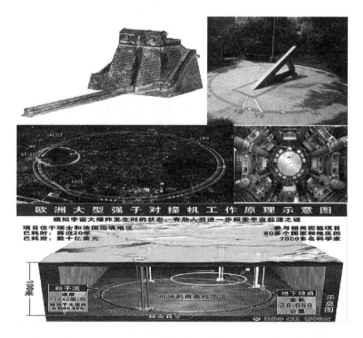

　　这是人类涉及量子研究的最传统、也是最廉价和最现代、也是最昂贵观察方式的整合比较，两者都是人类科学的经典范例和卓越成就。当我们把它们观察对象的过程顺序终极抽象成几何形式做出结构性表达的时候，就会发现它们是由共同基础要素组成的同一的宇宙事件和对于自然本质统一的经络结构表达，人类科学最终判断所得到的结论还是会回归落实到纯自然主客观互动的、日晷观察成就的太极图上，于是人们的认识会因此而殊途同归，在 21 世纪融合前科学和科学、东方和西方、传统和现代的智慧精华实现一个认识自然本质的、新的升华。

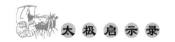

# 道与科学

**形而上者谓之道，形而下者谓之器。**

按语：此文是应夏冰的命题而作，所以用《给夏冰的信》作按语。

夏冰：你好！文章主要是表格。从表格来看，从自然实体即自在之物通到科学的途径有好多条，每一条都有自己的特点和内在的关联区别，但是道家与科学的关系应该是整个表格的内容都包括在内才算完整。这就是人类的认识论和知识体系。发给你这篇东西显得有些粗糙，但信息量很大，真要全部成文那就写不完了，这就是结构定位概念的特殊作用，不同组合、不同路径的思考是有区别的。这也是庄子"为是而有畛"和王冰"标格亦资于诂训"的多重含义。先发给你看一下，请批评指正。

太极图（**数学机械化**处理）使自然属性延伸到主观范畴和自然真实在主观思维中结构性的延伸持续"为是而有畛"。与"实践是检验真理的唯一标准"有区别，"道"只有完整覆盖，对于"创新"和"自信"的局限也有所矫正。中医道家只有"反朴归真""保此道者，不欲盈。夫唯不盈，故能蔽不新成"，没有"创新"一说；只有"真精信"的叠套，而没有"自信"一说，这样就没有"自信""创新"的主观干扰。自然过程与认识过程同步（自然生成、"同谓之玄，玄之又玄，众妙之门""吾以是观其复"）使主观思维超越感觉的瞬时短暂，得到符合客观的主客观互动的展开、延长和持续，使得主观认识过程与客观过程的不同步的矛盾得到克服，使得主观意识的确定性前移至与自然真实的元始可以同步（道家归元的意识和处理），减少了主观思维对于认识自然本质的干扰。使人对事物认识和自然本质的开端源头进入"万物生之于有，有生于无"的"无为而治"的层面，将认识论的一阶感觉实现和保留形式逻辑与自然生成逻辑洽接重叠。这是道家思想理论的文化基础作用的特征和功用。

要是没有中医的实证和实用的性质，中国的大道，即表5中左侧部分永远可以被人类搁置不用，但是人类最基本的生存就是**吃饱**和**不得病**，为了生存不可能没有医生，于是中医就成了"开启中华文明宝库的钥匙"，成为不可回避、不可僭越、不能搁置的最基本的生存要素，即"无之以为用"和"为无为则无不治"。

客观实体（自在之物）一开始就存在（表5中第一个**实**），不以人的主观意志为转移，即"太初有始"，主观感觉的主观实在是随后出现的（表5中第二个**实**），即"太初有无"，这个随后出现的实在的自然属性确定性（被多重感觉重叠证实）需要过程和过程承载描述（时间对应）所填充实现主客观的同步调整，于是过程的认知就出现了。全世界的与"神"（功能作用）和时间对应的思考，这个对于"神"和时间过程同步调整思考是主客观互动的对应互通，是形而上学的中心内容。中国人强调同、通，用太极图（阴阳五行）加以结构性的承载表达，用钱学森的话来讲："中医的理论完全是宏观的，整体的理论，它没有分析，没有深入到人体的结构、各部位、细胞和细胞以下，所以它的优点是整体观，但它的缺点也是因为它仅仅有整体，就整体论整体。"（太极图的作用使钱先生讲的缺点变成优点）西方和印度则用语言加上艺术形式加以承载表达，形而上与形而下之间缺失了几何形式不证自明又能够对应过程真实的有效媒介，形成主客观前后相随不能同步的由表 5 中间粗线割裂分离的二元结构。

**表5　　　"为是而有畛"认识论概念（"标格"）结构关系表**

| 形而上者谓之道<br>前科学（面南之术）<br>Metaphysics（元物理学，即形而上学） | | | 形而下者谓之器<br>科学（面北之术）<br>Physics（物理学） | | | |
|---|---|---|---|---|---|---|
| 自然<br>客观 | 能量实在<br>非物质绝对（色） | 运动、作用<br>反应、对待 | 物质、信息 | 自然生成<br>逻辑深入 | 自然属性确定性 | 西方语境 |
| 主观感觉 | 可感、虚空、无、<br>气 | 生<br>覆冒阴阳之道 | 有、形、实 | 逻辑一阶<br>（受） | 真、精、信<br>（可分） | 宗教 |
| 主观感受 | 不可名<br>不可致诘 | 变化 易<br>(become werden) | 真精信<br>（叠套） | | 是<br>(be sein) | |
| 思想方法 | 故混为一<br>抽象为一<br>点线方圆<br>几何形式 | 前后相随<br>同谓之玄<br>象也者，像也<br>强为之容 | 图形构造<br>象帝之先 | 逻辑二阶<br>（想） | 名<br>概念<br>数符 | 哲学 |
| 主观认识 | 形成、大、<br>封闭完整 | 完整过程<br>一阴一阳之谓道、<br>五行 | 结构关系<br>（形而上向形而下的<br>过渡） | 逻辑三阶<br>（行） | 术，数学机械化，<br>（推）理、曼衍 | 科学<br>数学+实验 |
| | 常无欲以观其妙<br>生成律、周期律 | | 常有欲以观其徼<br>因果律、概率 | | | |
| 俗、伪<br>（人为） | 尊道贵德太极始判<br>无为而无不为 | 通于一万事毕<br>无心得鬼神服 | 德<br>朴 | 深度逻辑<br>（识） | 朴散则为器，圣人<br>用之则为官长 | 知识、主义<br>复杂多元 |
| 神、太极，无之以为用<br>圣人境界、中医经旨和实践：<br>言天者求之本，言地者求之位，<br>言人者求之气交（不得病） | | | 万物，有之以为利<br>俗人思维、西方模式：<br>原子论，物质第一性思维回归能量作用真实<br>的困难、局限性、误差和悖论效果（不饿） | | | |

　　表中括号内"色、受、想、行、识"是佛教的思想过程和思想追求的路线，是一条"径"，既不真实也不科学，无法展开，也不解决问题，狭窄得很。表格（"标格"）从上到下、从左到右为顺，反之为逆，科学有返回到自然真实的愿望，但是只能是虚线的思维跨越的途径，是"**部分之和小于整体或不可能是完整整体**"的还原论虚拟，只有大道是真实的顺行的实实在在的"**覆冒阴阳之道**"的全覆盖的发展包容，"**顺之者昌，逆之者亡**"。表5中间粗线与虚线所夹内容为中国独有，是中国特色。

　　《道德经》："圣人执左契而不责于人""君子居则贵左，用兵则贵右，兵者不祥之器，非君子之器。"显然道家有以上结构性的思维和相应的定位思考规则。老子还说："使我介然有知行于大道，大道甚夷，唯施是畏，而民好径。"将这句话结合表5可以有以下意思和理解：全景是"大道"，点与点之间直接连接是"径"，有道家思想和中医实践支持的上表左边的经纬完整部分的范畴是高层次的圣人思维，是"使我介然有知行于大道，大道甚夷"，没有或者脱离左边形而上部分完整经纬构成的思维，可以分成很多的路"径"，是"唯施是畏，而民好径"，是不完整、有问题的、急功近利的短见思维，是没有文化的、道德低下的世俗习惯。总体由《尚书》论述来加以总结："人心惟危（'危'为表中的左半部分内容），道心惟微（'微'即过程），惟精惟一

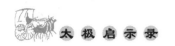

（'精'即自然结构中的自然要素，'一'为整体结构），允执厥中（'言多数穷，不如守中'）。"

现在的中国社会实际在右下角范围的文化状态充满着"有之以为利"的问题，需要向传统文化的舒展和回归，才能够活得自在和真实，才能够长治久安。

## 道与科学的分与合

"形而上者谓之道"，"道"属于形而上的范畴，而"科学"是人类在"形而上"范畴思考得到规范明晰之后的后续思想产物，所以"科学"是脱离不了形而上思考规范而独立存在的。然而，爱因斯坦就犯了将形而上与形而下做出割裂加以对待的错误，成了 20 世纪形而上与科学割裂社会现象的一个典型实例。爱因斯坦认为"西方科学的基础与古代中国无缘"，他在论述自己的观点时这样写道："西方科学的发展，是以两个伟大的成就为基础的：希腊哲学家发明形式逻辑体系（在欧几里得几何学中），以及（在文艺复兴时期）发现通过系统的实验可能找出因果关系。在我看来，中国的贤哲没有走上这两步，那是用不着惊奇的，做出这样发现是令人惊奇的。"事实上，爱因斯坦承认了古希腊形而上思想成果规范的基础作用，也就是欧几里得几何学成果的基础作用，但只是强调了其形式逻辑的后续作用而割断了本来应该前后联系起来的思考，这体现了 20 世纪科学脱离形而上，过于强调形式逻辑的思维割裂和偏激，也就是脱离了本文《"为是而有畛"认识论概念结构关系表》中结构完整，导致形而上与科学形成对立二元论结构的典型表现。这使得人类科学发展在一定程度上受到爱因斯坦的这种理念的影响，从而出现了非常严重的问题。而同样是 20 世纪后半叶的钱学森在中国文化的影响下，在个人取得巨大科学成就之后，却得出了与爱因斯坦截然不同的结论："**中医理论是前科学，不是现代意义上的科学。中医还不能用物理学、化学等现代科学体系中的东西来阐明，中医自成体系，是前科学，不是现代科学体系中的现代科学……中医将决定将来科学的发展。**"自此恢复了表 5 结构与内容的有机完整。

为了进一步证实形而上范畴思考成果，也就是中国的"道"，对于科学的、上游的、不可或缺的先决作用，所以有必然引出以下的思考和进一步的文字处理，以便读者能够在现代语境条件下受到系统思考和论述启发安然回到本文表 5 的结构上，形成完整的世界观和科学观。下边的短文主要引自《百度百科·形而上学》，主要是解决基本概念的权威性和清晰统一的问题，因为只有概念具有权威性的清晰统一，后续的思维才能够实现有效和可信的深化，为了适应本文内容的贯通和结构的完整，笔者做了微小的适当改动。

当哲学在古希腊成为知识形式以后，由于所形成的对**存在之为存在的形式化**的研究不断深入，尽管柏拉图曾告诫应注意理念的形而上的作用，亚里士多德还是**主观地把存在归结于形式**，但是又没有像中国人作出太极图以及定义"形而上者谓之道"，"万物生之于有，有生于无"那样的确实的形式表达和规范，这就使得西方的思想体系**在进入抽象思维的元始阶段就已经留下了表达和规范的真空和缺陷，导致后续的思维失去具有自然属性确定性的结构规范表达形式，从而导致依靠语言文字表达形而上自然存在和自然确定性时总会出现"道可道，非常道"的主观解释的不确定性，于是人们为了填补这个语言文字表达没有最终确定性的缺憾和减少或消除主观解释的随意性的不良后果，又要去找新的多种多样的承载表达形式，做各种各样可以证明证伪的假**

设和实验，结果造成缺失形而上应有自然确定性规范的思维表达的多元化，其中最大的分支就是科学与哲学，哲学中唯心唯物的分立，进而也导致了科学（集中表现为物理学、数学）的多学科的独立发展和发达。

亚里士多德把物理学和哲学分开的方法，导致了形而上学（metaphysics）与物理学（physics）脱离，也就是表5的结构的左右断裂，也使形而上学不断接受来自于物理学的批判。亚里士多德的有意和无意的形而上与物理学脱离的思想，使得人类原有的一元化的思维结构在脱离结构之后无法复原而形成西方的意识形态的二元分离，当然也为文艺复兴以后的形式逻辑基础上的物理学有了超长的发展提供了历史条件。中国因为有太极图构造体系对形

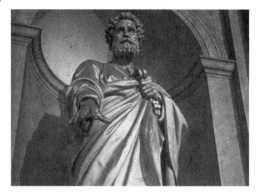

**亚里士多德（公元前384—前322）**

而上思维具有自然确定性的保持，始终维持了形而上与形而下"无之以为用，有之以为利"的、"大一统"的一元结构化的意识形态。表面上来看，中国的一元结构化的意识形态因为形而上的发达会影响和限制中国形式逻辑思维基础上的科学发展，但认真分析就会发现，中国形式逻辑基础上科学发展缓慢和落后于西方的原因不是形而上的过于发达完整，而是政治凌驾于形而上思想文化的体制所致，因为形式逻辑的思维都用在了政治统治上（比如"普天之下莫非王土，率土之滨莫归王臣""奉天承运，皇帝诏曰""指鹿为马"的形式逻辑）而不是用到了科学发展上，所以中国政治中的形式逻辑非常发达，而科学研究中的形式逻辑思维远远落后于形而上思想成果的水平。

当西方文艺复兴产生了实证哲学以后，形而上学作为区别科学的哲学形式开始广泛使用。从此，哲学从古希腊的百科全书式的哲学中分离出来而成为形而上学，**物理学**也从这一百科全书式的哲学中分离出来而成为**自然科学**。形成表5粗实线分割开来的左右两个部分。

由于自然科学的不断进步，以至当自然科学以牛顿物理学体系的成功并在之后把物理实验的技术手段转化为社会生产力时，科学理性的思想被激发。一方面，崇尚理性和证据的科学价值观，对形而上学的形式无法规范的"不可靠"的思维方式产生批判；另一方面，本体论的缺陷使形而上学受到疑难。哲学史上不断发生的拒斥形而上学的思潮，导致了形而上学的衰落。

自然科学不断的完善对存在的亚里士多德原子论基础上的形式化和对形式的自恰的逻辑证明（数学的不断完善加剧了形式化的过程），以寻求形式化的极限为己任。当形而上学把对形式化的证明这一任务交给科学以后，科学就完全取代了形而上学。由此，西方哲学从近现代开始据斥形而上学，而且出于对科学对存在的形式化的成就的羡慕，哲学界开始充当科学的辩护士。结果出现新的问题是，近两百年科学的发展找出了许多的形式化的表达，不仅没有做到最终统一的形式化的表达，相反陷入了越来越破碎的复杂性和日益明显的悖论之中而不能自拔。

形而上学（metaphysics）的核心是本体论（ontology）。"ontology"针对的是"be-

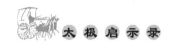

ing"（"是论"）的问题。"ontology"在中国大陆长期以来译为"本体论"，港台通常译为"存有论"。根据西方哲学传统的主流，尤其巴门尼德、柏拉图以来的理解，由于"being"超越于变动不居且虚幻不实的感官经验世界，不在具体的时空之中，因此也不是具体的而是抽象的，不是"多"而是"一"。在这个意义上，也可以说"being"是静止的。

19世纪下半叶的最重要的思想家马克思认为，西方形而上学由于缺乏客观性和可靠性，由唯物辩证法取代已经是事实。在哲学通向现实的人的生活世界的途中，马克思主义哲学**批判了西方抽象、思辨的形而上学哲学**，把**现实的人**作为哲学研究的出发点，把现实的人的生存境遇与发展命运作为哲学研究的主题，把人的解放、人的能力的充分发挥和每个人自由而全面发展作为追寻的价值目标。形成了一个继续割裂形而上与科学完整性的思想体系。中国的政治斗争因为形式逻辑的共鸣，深受马克思主义的影响而走到了革命的极端。于是在当代中国的哲学环境中，为形而上学正名不但显得不合时宜，而且显得困难重重。这主要是由于从近代哲学开始的对形而上学的据斥和科学主义的滥觞所形成的对形而上学问题理解的混乱。虽然形而上学在历史上多次受到批判，但是从来也没有像当代这样对待形而上学——无论中外哲学都对形而上学形成了严厉的批判和据斥。

可以说，形而上学被康德在他的古典阶段证明了是一种科学的形式而后被黑格尔完善为古典形式的形而上学大成以后，形而上学的哲学前途被人类的意志取消了，形而上学的前途被科学的前途所取代。但是，正像我们看到的科学在当代所经历的那样，当科学本身的形而上学本质逐渐暴露出来，对科学的本体论反思发现它的形而上学的特征以后，以至它的发展需要形而上学的哲学支持时，**形而上学的哲学复兴将是一种历史的和理性的必然。**

之所以形而上学在哲学中有着持久的生命力，那是因为在哲学中，**"存在"是一切哲学都必须回答的问题**，因为它是所有哲学都在回答却始终存在的问题。随着理性的进步，应该认为"存在"问题是哲学应回答的最大的科学问题。"存在"究竟怎样存在，或者说应当怎样存在是我们的当代哲学和科学首先要回答的。人类的知性能否认识"存在"，以及认识的存在是否就是"存在"的自在，对这些问题回答的过程构成也可以说是回归元始的形而上学的问题。**我们所熟悉的西方哲学的语言文字和繁多科学公式模型形式化的形而上学在证明着"存在"的形式化，以（语言文字为主的）形式作为把握"存在"的方法——从存在到存在形式的思维形式构成的西方形而上学的哲学方法不能引导我们继续深入地研究"存在"之为存在的问题时——当"存在"的形式出现了（语言文字＋科学和数学公式模型）形式化的困难之后，当代的哲学必须首先对存在何以为"存在"的问题给予回答。**

我们在回答存在问题之前，首先要考查主体自身的存在，这一作为人的主体性存在的形式问题，由于人类对自己的存在——形式的自在从来都没有被怀疑过，这就引起我们的怀疑。这一问题就是：人怎样证明自身的存在。研究发现，西方哲学除了把人的存在作出（以语言文字和物质性解剖学为主的）形式化的证明之外，即人具备的时空形式和人以自身的时空形式所进行的思维以外，没有对存在和存在的形式化给出更为可靠的证明。由此，我们提出的进一步的问题就是，人类怎样证明他所存在的时空形式的本质和所据有的本体论关系和他所运用于思考的时空形式的自在性，这构成我们全部的形而上学思考，而中医就是对这个问题的最好的人类解答。

我们已经看到西方哲学——（语言文字）形式化的形而上学的对存在的结论，这种哲学的所有证明，都是所有存在的形式——必然的由主体的形式化**过程**，存在的形式化一旦随着主体的形式化的时空限定性所出现的困难，存在的存在形式也必然被时空所限定，时空的形式化受到主体的时空限定性所呈现的时空方式化，存在的存在形式被存在的时空关系所呈现出非确定性，存在形式的本体论关系理应受到怀疑，存在的存在形式的主体性使存在的本体论关系理应使我们的哲学重新受到考查。然而，正如我们看到的那样，西方哲学或者完全排除存在的可能性，或者力图证明存在形式的科学化，以此寻求存在的本质，使哲学始终追寻的本体论问题由于形式化的方法和具体的公式模型形式没有最终的自然属性的确定性而导致西方哲学的困境。西方哲学的近代和当代的哲学史表明，**据斥形而上学使西方哲学在最大的形而上学家黑格尔哲学之后没落了**。中国哲学的反形而上学的结果也同样形成与西方哲学相同的结果。

附件：《中医温熵太极的思考与实践》课件选页说明中国形而上思想成果的完整和领先，印证钱学森先生"**中医将决定将来科学的发展**"的高屋建瓴。

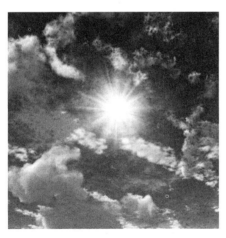

## 人类面对的自然存在只有一个，但是对于这个同一自然的解读有所不同

佛教（《金刚经》）：
"色即是空，空即是色"，然后直接进入"识"的主观思考深入。

道家（《道德经》）：
"吾不知其名曰道，强名之曰大，大曰逝，逝曰远，远曰反"然后直接进入"象帝之先""抱一以为天下式"的依托结构的结构性思维。

天主教（《圣经》）：
"神说'要有光'就有了光，神看光是好的，就把光暗分开了，神称光为昼，称暗为夜，有晚上，有早晨，这是头一日"，然后将"神"作人形化处理。

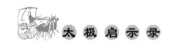

# 形而上者谓之道

形而上—道—大—容（结构）—象（几何形
式、太极图）—（自然）生—朴（成）—
化（变）—常久

（有一虚一实和主客观互动的转换，一元化）

# 形而下者谓之器

形而下—物—形—实—名（文字、概念）—
（人）为—器（朴散）—毁—短暂

（无法实现一虚一实和主客观互动的转换，二元论）

---

- 元始所著《灵宝经·上部·金诰书》：大道本无体，寓于气也，其大无外，无物可容。大道本无用，运于物也，其深莫测，无理可究。以体言道，道始有外内之辨。以用言道，道始有观见之基。观乎内而不观乎外，外无不究而内得明矣。观乎神而不观乎形，形无不备而神得见矣。

- 中医是解决自然生化过程确定性问题的认识和表述，是自然生成逻辑的思维体系。科学是解决是非确定性问题的认识和表述，是是非形式逻辑思维体系。中医有宗教信仰的自然本质内涵，也同时具有宗教信仰和科学的功能作用，中医从来就不是、也没有迷信，而且是可以通过几何形式太极图构造体系证明证伪的人类数学机械化的认识论体系，是源于自然、回归自然的解决人类形而上问题的数学模型和数学机械化的路径，"中医是开启中华文明宝库的钥匙""中医是前科学""中医将决定将来科学的发展"。

# 为什么说 "中医是开启中华文明宝库的钥匙"

**宋朝以后无华夏，明朝以后无中国。**

宋朝学者的文化成果在中国文化发展史上有着举足轻重的地位。其文化研究成果一方面说明了直到宋朝中国仍然存在着先秦以前最重要文化内容，另一方面也说明了宋代文化出现了一个新时期的震荡和迷茫，其中最典型和最为纠结的内容就集中在古代太极图图法文化体系的敬重和困扰上。仔细分析宋代文人对于中国传统图法文化的敬重和困扰，我们确实能够发现和认识到为什么说 **"中医是开启中华文明宝库的钥匙"** 的重要问题。

## 一、宋代文化对于中国太极图法文化体系的敬重

从三维结构来看，敬重和传承属于历史进程时间**纵**向的属性表达，时代社会关系属于 **"横行"**，历史传承与社会的时代展开共同构成经纬纵横的整体文化关系。

宋代关于文化传承对于古代太极图法的敬重，可以从《鹖冠子·宋陆佃解》一文窥见一斑。《鹖冠子》是战国时期的一篇关于中国道家图法的名著，宋代文人对于战国时期名著的注解，表面看来属于宋朝人研究战国时期的文化成果，但实际上反映了从战国到宋朝的一种对于中国图法文化探讨的连贯。《鹖冠子·宋陆佃解》其中开头和结尾的两段内容一方面很清晰地证明了中国春秋前存在完整的太极图法文化体系和春秋战国时代对于这个太极图法文化体系的坚持是非常自觉的，直到秦朝统一六国之前，这种自觉坚持图法的体系仍是中华文化不可或缺的重要主导内容；另一方面也反映了宋代高级知识分子对于春秋战国时期图法文化的敬重、呼应和传承的自觉和高水平。而两个时代同一种文化集中在下面两段引文论述的内容之中，使我们能够通过围绕着这两段文字而深入展开的解读，以达到 "用管窥天，用锥指地" 的 "解剖麻雀" 的集中深入思考效果【注71】。为了不使古人思想有任何失真，本文采取尽量与经典原文互动的方式，将推理渲染减至最低，实现与古人直接对话的思考和表述。

第一段引文为《鹖冠子·宋陆佃解》的开头：**"圣王**者，有听微决疑之道，能屏谗，权实，逆淫辞，绝流语，去无用，杜绝**朋党**之门，嫉妒之人，不得着明，非君子**术数**之士莫得当前。故邪弗能奸，祸不能中。<u>彼天地之以无极者，以守度量，而不可滥</u>，日不逾辰，月宿其□，当名服事，星守弗去，弦望晦朔，终始相巡，逾年累岁，用不缦缦，此天之所柄以临斗者也。中参成位，四气为政，前张后极，左角右钺，九文循理，以省官众，小大毕举。先无怨雠之患，后无毁名败行之咎。故其威上际下交，其泽四被而不禹。<u>天之不违，以不离一，天若离一，反还为物。</u>不创不作，与天地合德，节玺相信，<u>如月应日</u>。<u>此**圣人**之所以宜世也。</u>"

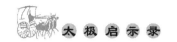

　　这段引文前半段说的是政治的内容，以"非君子术数之士莫得当前"作为结论并转入后半段说的自然规律和自然文化主导解决人类社会政治问题的指导准则，把看上去本来毫不相关的两方面的事情做出一个和谐的恰接，进而得出"此圣人之所以宜世也"的结论。前后两段论述强调"君子术数之士"和"圣人"的作用，无疑突出了政治无法自然而然解决自身积弊，需要"天之不违，以不离一，天若离一，反还为物。不创不作，与天地合德，节玺相信，如月应日"自然文化加以指导干预的中国传统的社会治理的基本思想。这就是老子《道德经》"圣人执左契而不责于人"的理政传统的宋代表达。

　　"天之不违，以不离一，天若离一，反还为物"说到底是中国道家的基本理念和理论体系，陆佃的说法完全符合和保持了庄子的"无心得而鬼神服，通于一而万事毕"和老子的"昔之得一者，天得一以清，地得一以宁，神得一以灵，谷得一以盈，万物得一以生，侯王得一以为天下正""抱一以为天下式"的系统完整和至尊地位。说明了，这个道家思想文化高级别高水平的核心内容到宋朝已经传承历时了1500年而并没有任何的改变。

　　关于陆佃的"君子术数之士"和"圣人之所以宜世也"的思考也是非常重要的。有道家思想体系，自然就有懂得道家思想体系的知识分子阶层和团队存在，也就有这些"圣人"社会地位和地位的确认。中国历史传统和传统历史的事实也确实是如此，存有大量的可靠证据和有益经验。从古到今中国确实自觉不自觉地存在着一个"圣人执左契而不责于人"和君王执右契而责于人的、"左为上，右为下"的、客观的管理结构体系。换句话说，在中国历史上凡是成功治理社会的上层社会结构都符合"圣人执左契而不责于人"和君王执右契而责于人的、"左为上，右为下""内圣外王"的结构关系。而在宋朝之前的历史中，这个"圣人执左契"的管理体制中的圣人是有具体内容和标准的，圣人是现实中学习修炼有成的自然天道文化传承者，是实实在在的，也就是《道德经》"是以圣人抱一以为天下式"和《素问·上古天真论》中所指的"上古之人，其知道者，法于阴阳，和于术数，食饮有节，起居有常，不妄作劳，故能形与神俱，而尽终其天年，度百岁乃去""夫上古圣人之教下也，皆谓之虚邪贼风，避之有时，恬惔虚无，真气从之，精神内守，病安从来。""其次有圣人者，处天地之和，从八风之理，适嗜欲于世俗之间，无恚嗔之心，行不欲离于世，被服章，举不欲观于俗，外不劳形于事，内无思想之患，以恬愉为务，以自得为功，形体不敝，精神不散，亦可以百数。其次有贤人者，法则天地，象似日月，辨列星辰，逆从阴阳，分别四时，将从上古合同于道，亦可使益寿而有极时"的圣贤之人【注72】。

　　【注71】成语出自《庄子·秋水》："是直用管窥天，用锥指地也，不亦小乎？"在这里不是取成玄英疏"譬犹以管窥天，讵知天之阔狭"的理解，而是取沈括《梦溪笔谈·象数一》"以玑衡求'极星'，初夜在窥管中，少时复出，不能容'极星'游转。乃稍展窥管候之，凡历三月，'极星'方游于窥管之内，常见不隐"的细致、精准、深入的内涵。

　　【注72】《上古天真论》的原文还有"黄帝曰：余闻上古有真人者，提挈天地，把握阴阳，呼吸精气，独立守神，肌肉若一，故能寿敝天地，无有终时，此其道生。中古之时，有至人者，淳德全道，和于阴阳，调于四时，去世离俗，积精全神，游行天地之间，视听八远之外，此盖益其寿命而强者也，亦归于真人"的前边部分。这些关于真人、至人、圣人和贤人的论述都是出自真实的自然关系的认识和把握，没有任何的虚构和臆造，是一个长期实践基础上真实完整世界观、方法论和实际效

果方面的"形而上者谓之道""此其道生"的内容,既是道家存在的由低级到高级的"真至圣贤"四个认识过程、文化形式和思想层面,又是切实可行的健康的生活内容。笔者和读者都不可能用一般简单的文字描述对这个完整的体系进行一蹴而就的解读和理解,因为所有换了与原文不同的其他形式的文字解读都会显得苍白无力和不着边际,也不可能比古人的文字记录更加完整真实,甚至还会用现代的宣传的理念得出古人做"封建迷信"说教的误解和扭曲。事实上,在古人的论述中存在和充满着"外不劳形于事,内无思想之患,以恬愉为务,以自得为功,形体不敝,精神不散,亦可以百数",形而上与形而下、内外、虚实、动静、主客观互动共存的自然的结构关系,体现了古代智者"法于阴阳,和于术数"的完全与三维自然时空玄同的太极图构造基础及其实际效果。因为至人、圣人、贤人都"亦归于真人",既是真实的个人,又是经过修炼提升了认识自然和具有能够与自然真实实现良性沟通能力和很高自觉程度的个人,所以中国传统文化并没有,也不可能超越圣贤去制造虚幻的宗教偶像,进而形成中国本土的宗教。这些关于真人、至人、圣人、贤人的论述和对于《鹖冠子·宋陆佃解》内容中概念和疑问的权威解答就是对于中国为什么没有本土宗教的有力证据。而整个系统又出于中医基础理论的《黄帝内经》,雄辩地证明了离开中医的思想体系和思想理论就无法得到中国文化和中华文明完整清晰的认知。显然,道家强调"真"比"信"更为重要。

第二段引文是《鹖冠子·宋陆佃解》的结尾,也是《鹖冠子》的原文。庞子曰:"何若滑正之智?"鹖冠子曰:"法度无以□意为摸,圣人按数循法尚有不全,是故人不百其法者,不能为天下主。今无数而自因,无法而自备,循无上圣之检而断于己明,人事虽备,将尚何以复百己之身乎。主知不明,以贵为道,以意为法,牵时诳世,逼下蔽上,使事两乖,养非长失,以静为扰,以安为危,百姓家困,人怨祸孰大焉。若此者,北走之日,后知命亡。"庞子曰:"以人事百法奈何?"鹖冠子曰:"苍颉作法,书从甲子,成史李官,苍颉不道,然非苍颉文墨不起,纵法之载于图者,其于以喻心达意扬道之所谓,乃才居曼之十分一耳。故知百法者桀雄也,若隔无形,将然未有者知万人也。无万人之智者,智不能栖世学之上。"庞子曰:"得奉严教,受业有闲矣,退师谋言,弟子愈恐。"

在汉代流行的河上公版《道德经》关于"绝圣弃智,民利百倍"的河上公注解中写到:"绝圣制作反初守元、五帝书象、仓颉作书、不如三皇结绳无文而治也。弃智惠反无为。"与鹖冠子关于仓颉的论述以及陆佃选择性引用鹖冠子论述作为自己解读传统思想专著的结语无疑也形成一个持续1500年以上的思想认识的传承连贯。

仓颉是中国造字的鼻祖,仓颉造了字却不如没有文字的时代,于是"仓颉造字不如三皇结绳无文而治也"是一个现代流行观念根本接受不了的理念,"苍颉不道,然非苍颉文墨不起,纵法之载于图者,其于以喻心达意扬道之所谓,乃才居曼之十分一耳"也就成为现代人无法理解的文化现象。按照现代人的基本教育和基本习惯,人们已经坚定地认为人类文字是人类文化的基础,也是人类文明最高的成就,现代人根本不可能承认和接受比创造文字更加伟大的人类发明创造,于是现代人也就不会去寻找自己比文字能够更好地解读自然宇宙的历史传统的事实,更不愿意、不希望恢复出超越文字解读自然的完整体系。但在中国宋代以前,将现代人关于文字和文明的基本理念反复被告诫是一种对文化严重的误解和误读,说明中国的文化传统中确实存在一个高于文字的"吾不知其谁之子,象帝之先""古之善为道者,微妙玄通,深不可识。夫不唯不可识,故强为之容;豫兮若冬涉川;犹兮若畏四邻;俨兮其若客;涣兮其若凌释;

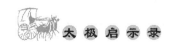

敦兮其若朴；旷兮其若谷；混兮其若浊；孰能浊以静之徐清？孰能安以静之徐生？保此道者，不欲盈。夫唯不盈，故能蔽而新成""<u>纵法之载于图者，其于以喻心达意扬道之所谓</u>""有一而有气，有气而有意，有意而有图，有图而有名，有名而有形"更加全面真实的道家惟象思维文化体系。

对于这个道家惟象思维文化体系，直到宋代以前的古人坚信不疑，奉若神明，这个体系从夏商周直到南宋一直都是被统治者和所有人认为是绝对不可或缺的，"<i>感而遂通天下之故</i>""<i>不谋而遐迩一同，勿约而幽明斯契，稽其言有徵，验之事不忒，诚可谓至道之宗、奉生之始矣</i>"的认识论和思想文化体系，那就是中国的天道、天学、太一、图法。天道具有相当于西方的天主教的地位，但因为有图法，没有人为设定的偶像和虚幻的说教，本身并不是宗教，也没有特定的礼规仪式，但又是君王和个人必须遵循的、不可僭越的、高于政治的自然道德伦理。然而，经过周武王灭商之后的 2500 年中国遭受几次重大的历史变故，中国的圣人的构成格局和社会治理格局都发生了很大的变化。面对道家思想从居庙堂之高沦落到居江湖之远，圣人从中国政治格局的主导变成"旁门左道"，从稳居于中央执左契的领导地位被挤到边缘角落，传统医学（经方、方术）从上医治国变成下医治病，从全面的社会政治文化变成仅仅是治病救人的杏林医术，传统圣人从上九流的王公贵族、太史、太傅退化成养家糊口的江湖郎中和算命先生，随着城市化和现代化的发展，传统的神圣已经变成了社会发展的不堪，我们做出《中国文化进程既文化政治关系表》。从表格中我们看到了中国自然文化由盛致衰的过程和宋朝处于拯救文化危亡的关键时期和承上启下、起死回生历史作用以及宋代知识精英像《鹖冠子·宋陆佃解》这样保持中国传统文化1500 年不变连贯思考的重要价值，更明白了我们复兴中华优秀传统文化、拨乱反正的关键核心点和关键核心内容之所在。

当同一个事件和意思被人类在数千年的历史中反复认识而没有疑虑地被加以承认和接受，当人们违背了这个认识会遭到惩罚，遵循它又会受益，不管信与不信，那它就是亘古不变的真理和规范，当同一句话被传颂数千年仍然没有变化，那它就是已经成为人类优秀的文化，而且会永久地继续传承下去。"仓颉不道"和"仓颉造字不如三皇结绳无文而治也"的千年重复告诉人们，（二维）文字的伟大不如古人（二维以上）象思维的完整和真实，仓颉造字之前的太极图构造体系为"图法"基础的，以《道德经》强调的"象帝之先"的，《黄帝内经》所强调的"然其要一也"和"不以数推，以象之谓也"的及《周易》中强调的"易有圣人之道四焉"的惟象思维结构体系，要比文字表达更加符合自然的真实。这是一个通过观察自然天象与历法关联的不证自明的自然文化体系，是中国古代祖先长期观察、实践总结出来的"执古之道以御今之有，能知古始是谓道纪"的**前科学体系【注73】**。其图形为太极图、河图洛书和卦象，其文字经典是《道德经》《周易》和《黄帝内经》（含《玄珠密语》《元和纪用经》），其基本成就是沿用至今的中国历法和（以运气学说为核心的）中医，其实践体系是中国的农业和中国的养生之道，是人类生存的基本保证，是民族生存繁衍的根基。

**【注73】**《鹖冠子》确实也是一个在中国古代图（象）学、图法基础之上的完整的思想理论体系的经典表达。在《鹖冠子》一书中有集中系统的关于古代图法的详细论述，也有图法思考渗透于全文各个内容角落的有机具体表达，可以说是中国关于古代正统文化关于图法的经典之作。遗憾的

是《鹖冠子》只是用文字来加以描述解读,图形功课没有更多更详细地直接展开(这在当时和现在也都是不可能在一篇著作中完成的事情),致使整个著作被人们无法理解而产生了长期历史性的误读和误解。只看到文字的人们以为《鹖冠子》是一本异想天开的的书,甚至是一部"伪书"而为其争论不休。直至越来越多的考古发现证明《鹖冠子》不仅不是"伪书",而是中国正宗传统文化的经典之作,人们还是无法彻底理解《鹖冠子》其中图法的完整真实内容及其真理性的自然文化和社会文化的巨大价值。在这里笔者节选一下《鹖冠子》中关于图法的集中表述并加以简单释译,以加强本文和本书的关于太极图构造体系的史料支持。

《夜行第三》:"天文也,地理也,月刑也,日德也,四时检也,度数节也,阴阳气也。五行业也,五政道也,五音调也,五声故也,五味事也,赏罚约也。此皆有验,有所以然者,随而不见其后,迎而不见其首。成功遂事,莫知其状。<u>图弗能载,名弗能举</u>。强为之说曰:芴乎芒乎,中有象乎,芒乎芴乎,中有物乎,窅乎冥乎,中有精乎。致信究情,复反无貌,鬼见,不能为人业。故圣人贵夜行。"这是鹖冠子在成熟图法基础上向形而上自然真实的回顾,用古代系统的图法内容说明即使有成熟的图法,人们也只是用图法去解决对于自然和主观思维形而上问题的一个桥梁工具的问题而已。

表6　　　　　　　　　中国文化进程暨文化政治关系表

| 时代 | 社会政治成果 | 天道中医发展进化成果 | 特征 |
|---|---|---|---|
| 良渚凌家滩玉石文化时期<br>即三皇时期<br>(前5000—前2000) | 天圆地方　阴阳五行<br>九宫八风　天人合一<br>著之玉版　无文而治 | | 『上古之时』,自然天道文化(自然生成和自然生成逻辑思维)从兴起、繁荣致衰落的过程 |
| 夏朝<br>即五帝时期<br>(前2000—前1600) | 神农尝百草　仓颉造字<br>夏历<br>王位禅让　允执厥中 | | |
| 《吕氏春秋·先识》:"夏太史终古见桀迷惑,载其图法奔商。" | | | |
| 商(汤)朝<br>(前1600—前1046) | 伊尹汤液经天干地支<br>标志中医成熟<br>甲骨文　先天八卦 | | |
| 文王居羑里演周易《吕氏春秋·先识》:"商内史向挚见纣迷惑,载其图法奔周。" | | | |
| 周朝<br>(轴心时代)<br>(前1046年—前256) | 《周易》<br>后天八卦<br>及完善的卦象体系 | | |
| 其子向周武王教授《洪范九畴》后移居朝鲜半岛,从此殷商的五行文化让主导地位于《周易》文化,但五行与中医无法分割,中医成独立体系。《吕氏春秋·先识》:"晋太史屠黍见晋公骄无德义,以其图法归周。" | | | |
| 春秋(西周)<br>(前1046年—前771) | 百家争鸣<br>世俗文化兴起繁荣 | 维护圣人自然生成逻辑和传统道家文化的老子《道德经》<br>坚持弘扬形式逻辑世俗思维的秦朝商鞅变法 | 形式逻辑思维兴起繁荣过程 |
| 老子离开柱下史的位置西行中央文库失去有效系统管理知识碎裂,文献散落,图法依附个人流散民间,传统文化的中央主控主导格局就此终结。孔子收集文献重新整理形成缺失系统图法的文字历史文化格局——儒家文化 | | | |

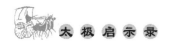

| 时代 | 社会政治成果 | 天道中医发展进化成果 | 特征 |
|---|---|---|---|
| 战国（东周）<br>（前771—前256） | 诸侯争霸<br>礼崩乐坏 | 文字文化盛行发达，"兵者诡道也"，实用主义不择手段，没有道德伦理，即《庄子》设立道家文化道德底线 | 「中古之时」，形式逻辑思维实用主义的世俗文化占据主导位置，自然文化处于边缘化地位的历史过程和时期 |
| 灭六国之秦朝<br>（前221—前207） | 军事政治统一<br>"大一统"双解文化 | 传统图法文化由贵族传承退居幕后仍然对社会政治起主导作用，《周髀算经》 | |
| 秦始皇焚书坑儒，保留医书，徐福耍弄秦皇东渡日本成就日本文化，"周道废，秦拨去古文，焚灭诗书，故明堂石室金匮玉版图籍散乱。"从此图法文化完全脱离独立于统治阶层，中医从文献到实践承载道家文化的完整 | | | |
| 汉朝<br>（前202—220） | 贵族武力争权，懂道家文化的高人参与政治 | 传统文化发达的楚国地区形成反秦力量并最终灭亡秦国并非偶然，显示出传统道德文化的优势和深厚力量 | |
| 西汉<br>（前202—8） | 汉初行黄老<br>传统文化全面回归 | 刘安《淮南子》、河上公章句《道德真经》、司马迁《史记》、刘向父子整理《汉书》 | |
| 王莽之乱将文化整理成果付之一炬而付诸东流，政治争斗的残酷使得朝廷无法做到优秀传统文化回归正统，只能在文字记录文化基础上"独尊儒术，废黜百家"，自然文化继续散乱在民间，道贬术尊，"有术无道止于术" | | | |
| 东汉<br>（8—220） | 刘秀靠图谶起家<br>用政治解读图法文化导致天下大乱 | 中医仍有独立于政治斗争之外的重要发展，张仲景在"余宿尚方术"的基础上完成《伤寒论》、皇普谧著《针灸甲乙经》 | |
| 魏晋南北朝<br>（220—589） | 曹操坚持优秀文化与政治结合，结束分裂<br>曹操自己不称王，导致国家政治制度不明确 | 王叔和整理《伤寒论》著述《脉经》"山中宰相"陶弘景整理《神农本草经》编著《本草经集注》<br>曹操封张天师创立道教，形成文化从属于政治的独立经营，在政治与文化双受益情况下，形成政治高于文化之稳定格局 | |
| 曹操之后的天下是个文化"无道有术"的格局，道家文化变成了道教，屈尊在政客之下惨淡经营，"圣人执左契而不责于人"的传统格局荡然无存，"谶纬"被官府查禁，图法扭曲变成非法，佛教盛行 | | | |
| 隋唐朝<br>（581—907） | 唐李尊老子为祖先<br>传统道家文化在术的层面有所回归<br>儒释道并重 | 贞观之治　大唐盛世<br>身为高官的王冰得民间道家高人玄珠子传授之图文并茂之古代文献真本，花毕生精力编著整理《重广补注黄帝内经素问》，由官方印刷出版，得官民强强联手取得之重要文化成果，从此传统文化之图法、渊源妙旨、以医书之形式，道术并存、回归国家民族正统文化之范畴，并得以冠冕堂皇之继承延续唐孙思邈的医学成就也得到了文化高度的理解和认可 | |
| 宋朝<br>（960—1279） | 宋太祖下令不杀文人<br>宋徽宗信奉道教<br>设立国家运气学考试 | 道君皇帝宋徽宗御书《圣济经》、周敦颐《太极图说》、邵康节《皇极经世》、朱熹《太极图说解》、秦九韶《九章算法》、陆佃《鹖冠子》陆九渊之心学，等等 | |
| 天道文化从医学领域扩展到整个世俗的政治思想领域，但是图法体系并没有恢复正常，导致文化繁荣与思想困惑并存，思想困惑一旦受到外族入侵的打击，所有的基础工作和半成品的成果就会因无法恢复而自行湮灭 | | | |

续表

| 时代 | 社会政治成果 | 天道中医发展进化成果 | 特征 |
|---|---|---|---|
| 元朝<br>(1271—1368) | 蒙族没有自身系统文化优势，依托本土道教文化进行社会治理 | 金元四大家呈自行恢复自成体系的零散状态<br>北方道教因丘处机得成吉思汗赏识，在形式上繁荣<br>艺术成就辉煌 | |
| 明太祖是和尚，但是依托道家高人刘伯温夺取天下。"圣人执左契而不责于人"回光返照 | | | |
| 明朝<br>(1368—1644) | 知道文化高于政治更深刻的基础作用，对道家文化重形式、觅能人，充满纠结 | 大建武当山工程　召张三丰而不见　徒有形式<br>李时珍《本草纲目》<br>王阳明心学<br>《道德经》《易经》<br>（中医药通过传教士传到西方） | |
| 清朝<br>(1644—1912) | 儒家文化加文字狱<br>有术无道止于术 | 中医发展停滞缓慢<br>严复、章太炎等成就东西方科学文化系统对接 | |
| 西方列强武力和经济征服中国，文化入侵冲突激烈，西学东渐，知识精英前仆后继，反思渐成渐深 | | | |
| 中华民国（台湾政府）<br>(1912—至今) | 救亡压倒文化复兴<br>台湾新儒家 | 中西医对比反差强烈，中医废存斗争激烈，章太炎等西学知识分子开始从文化上认识中医，形成中医发展的新认识和新基础，形成新的中医和中国文化精英团队 | |
| 中华人民共和国<br>(1949—至今) | 建国压倒文化复兴 | 前30年反复折腾，后30年探明方向，以"实践是检验真理的唯一标准"和钱学森"中医是前科学"为转折点，以光明中医大学为新尝试，以习近平"中医是开启中华文明宝库的钥匙"为起跑点，开创中医复兴的新局面 | |
| 21世纪 | 中国走向全面复兴和谐发展之路 | 屠呦呦获得诺贝尔奖<br>《中医启示录》实现传统中医理论的现代化，终结中医战略守势，开始中医的战略反攻，"中医将决定将来科学的发展" | 人类文化和谐发展 |

（右侧纵栏特征：世俗文化更加挤压自然生成的优秀传统文化的历史时期 / "暮世之时"，所有文化同时受到严重冲击之后出现文化荒芜）

　　《环流第五》："有一而有气，有气而有意，有意而有图，有图而有名，有名而有形，有形而有事，有事而有约。约决而时生，时立而物生"。《鹖冠子》论及道生万物的复杂认识论过程，可用直观图表述如下：一（道）→气→意→图→名→形→事→约→时→物。这段论述与老子《道德经》："象帝之先"的论述是完全一致的，说明了道家思想体系中"图象"是先决和不可或缺的。而图法的"法"只是认识论的桥梁："法之在此者谓之近，其出化彼谓之远。近而至故谓之神，远而反故谓之明。明者在此，其光照彼，其事形此，其功成彼。从此化彼者法也，生法者我也，成法者彼也。生法者，日在而不厌者也。生成在己，谓之圣人。惟圣人究道之情，唯道之法，公政以明。"

　　《道端第六》："是以明主之治世也，急于求人，弗独为也，与天与地，建立四维，以辅国政，钩绳相布，衔橛相制，参偶具备，立位乃固，经气有常理，以天地动，逆天时不祥，有祟事，不仕贤，无功必败，出究其道，入穷其变，张军卫外，祸反在内，所备甚远，贼在所爱。是以先王置士也，举贤用能，无阿于世。仁人居左，忠臣居前，义臣居右，圣人居后。左法仁，则春生殖，前法忠，则夏功立，右法义，则秋成熟，后法圣，则冬闭藏。先王用之，高而不坠，安而不亡，此万物之本□，天地之门户，道德之益也，此四大夫者，君之所取于外也。"这是用图法指导社会政治治理的基本思考，实际上成为社会科学的最基本的规则。在这里"圣人"的地位是"居"在君王之"后"，而"则冬闭藏"的。"则"是法则的意思，"冬闭藏"是一个社会的稳定基础，是国家的软实力所在。这与老子的"圣人执左契而不责于人"是相呼应的，但已经没有老子"圣人"与"君王"的平行地位的含义，说明战国时期，仁、义、功这些社会属性的行为已经越来越占据了显要的位置，对真正的自然文化形成了挤压之势。尽管如此，《鹖冠子》认为发挥持久作用的要素仍然是"圣人居后""后法圣，则冬闭藏"，是"大器晚成"。《鹖冠子》坚持图法的整体性和动态均衡的自然内涵得出了人的思想行为最终还是要遵循自然规律的社会政治治理的基本规则"（仁春生、忠夏功、义秋成、圣冬藏）此四大夫者，君之所取于外也"，所谓君王的政治所表现出的只是一种国家的均衡状态而已。

《泰鸿第十》："神圣践承翼之位，以与神皇合德，按图正端，以至无极，两治四致，闲以止息，归时离气，以成万业，一来一往，视衡俯仰，五官六府，分之有道，无钩无绳，浑沌不分，大象不成，事无经法，精神相薄，乃伤百族，偷炊相时，后功可立，先定其利，待物自至，素次以法，物至辄合。法者，天地之正器也，用法不正，元德不成，上圣者，与天地接，结六连而不解者也。是故有道南面执政以卫神明，左右前后静侍中央，开原流洋，精微往来，倾倾绳绳，内持以维，外纽以纲，行以鹖獭，纪以终始，同一殊职，立为明官，五范四时，各以类相从，昧元生色，音声相衒。"下划横线的文字表述就是本书图9的实际内容，只有长期做过这些功课深谙此道的人才会有如此深刻明晰的思想认识和文字论述，这样的论述不只是在《鹖冠子》一书中能够看到，而且在所有道家的经典著作中都会经常反复出现，以致成为中华文明的最重要的核心内容。鹖冠子所处的战国时代，图法已经严重受到挤压，鹖冠子对于图法仍然充满信心，能够运用自如，显示了图法具有无限的生命力。

## 二、宋代文化对于中国传统文化图法体系的困惑和纠结

从三维结构来看，探讨和探讨中的困惑属于一代人或几代人在世的思想行为。相对漫长的历史进程而言，诸多个人的思维探讨体现的是一个历史时期世俗社会文化**横**断面的属性表达。总结宋朝文化的历史**横**断面的状态和特征有非常明显的关于太极图的探讨和纠结，于是我们可以认为，对于太极图思想体系的研究和对于古代传统图法体系的正本清源是宋朝深层次思想文化的重要时代特征，也就是说在宋代的文化历史**横**断面不仅源自于唐代中医思想理论成果并且深受唐代中医思想理论影响和左右。

在王冰的《素问六气玄珠密语卷之一·五运元通纪篇》开头便写道："夫运者，司气也，故居中位也。在天之下，地之上，当气交之内万化之中，人物生化之间也。故运者，动也，转动也，即轮流运动往来不歇也。于是太极始判，横五运于中，轮流至今，终而复始。圣人望而详之。"而宋代从周敦颐【注74】的《太极图说》承前启后开始到朱熹【注75】的《太极图说解》无法收官的宋代思想脉路，明显说明了宋代高水平思想理论探讨受到了唐朝王冰在整理《重广补注黄帝内经素问》整个思想体系的源头影响，而这个宋代的思想文化研究在**纵横**的联系上早就超出了一般中医治病的范围，而是涉及整个人类社会的各个方面。

陆佃【注76】是著名南宋爱国诗人陆游的爷爷，是南宋时期的高官学者。他研究《鹖冠子》并写有专著在宋代并非偶然和孤立的文化现象，体现了当时文化研究学术环境氛围、知识横向关联，文献资源的历史横断面关系是相当丰富完整并且是融通和谐

的。结合宋徽宗赵佶【注77】作御书《圣济经》，以及民间学者周敦颐《太极图说》和邵雍【注78】的《易》学成就，以及同样是高官学者秦九韶【注79】《数书九章》的具世界级极高水平的数学成果，我们不仅可以看到身居主流文化地位的宋代皇家和高官学者对古代道家文化造诣很深厚，而且对古代中医理论认识深刻，总之，对于古代传统道家文化传承发扬的自觉是相当高的。加上江西樟树药都宋代的大规模兴起、繁荣以及国家开设运气学的教育和考试，包括南宋后期以陆九渊【注80】占上风的朱熹与陆九渊鹅湖之争，完全可以看到宋代文化发展所聚焦的正是春秋战国时期道家思想文化的内容，也可以看到在宋太宗赵匡胤"不杀文人"的政策下，整个宋朝时期不论是民间还是官方，道家正统文化传承的正规、系统、完整、扎实、强大和繁荣。

不幸的是，持续整个宋代的传统文化高水平的繁荣因外族入侵，国家灭亡而受到毁灭性打击。南宋之后，宋代的文化繁荣基本不复存在，汉唐宋以来的文化传统及其发展惯性受到严重破坏，以至有"南宋之后无华夏"的说法。换一句话说，中国最优秀的文化是在蒙元灭亡宋朝的过程中，因为人员的死亡和研究体系的被破坏而遭到了彻底的、难以修复的毁灭，中国从此进入了文化荒芜的历史时期，在文化荒芜中人们长期精心培育的文化因生态变化而失去应有的传统滋润，也是会难以存活的。

【注74】周敦颐（1017－1073），又名周元皓，原名周敦实，字茂叔，谥号元公，北宋道州营道楼田堡（今湖南省道县）人，因定居庐山时为纪念家乡而给住所旁的一条溪水命名为濂溪，并给自己的书屋命名为濂溪书堂并终老于庐山濂溪，所以世称濂溪先生。曾任江南东道南康军刑狱。文学家、哲学家，是宋朝儒家理学思想的开山鼻祖，著有《周元公集》《爱莲说》《太极图说》《通书》（后人整编进《周元公集》）。

【注75】朱熹（1130－1200），字元晦，又字仲晦，号晦庵，晚称晦翁，谥文，世称朱文公。祖籍徽州府婺源县（今江西省婺源），出生于南剑州尤溪（今属福建省尤溪县）。宋朝著名的理学家、思想家、哲学家、教育家、诗人，闽学派的代表人物，儒学集大成者，世尊称为朱子。朱熹是唯一非孔子亲传弟子而享祀孔庙，位列大成殿十二哲者中，受儒教祭祀。朱熹是"二程"（程颢、程颐）的三传弟子李侗的学生，与二程合称"程朱学派"。朱熹的理学思想对元、明、清三朝影响很大，成为三朝的官方哲学，是中国教育史上继孔子后的又一人。

朱熹十九岁考中进士，曾任江西南康、福建漳州知府、浙东巡抚，做官清正有为，振举书院建设。官拜焕章阁侍制兼侍讲，为宋宁宗皇帝讲学。

朱熹著述甚多，有《四书章句集注》《太极图说解》《通书解说》《周易读本》《楚辞集注》，后人辑有《朱子大全》《朱子集语象》等。其中《四书章句集注》成为钦定的教科书和科举考试的标准。

二程，即程颢和程颐，河南洛阳人，程颢字伯淳，又称明道先生。程颐字正叔，又称伊川先生，曾任国子监教授和崇政殿说书等职。二人都曾就学于周敦颐，并同为宋明理学的奠基者，世称二程。他们的学说也称为"洛学"，与同时代的张载所创的"关学"颇有渊源，二者理学思想对后世有较大影响，南宋朱熹正是继承和发展了他们的学说（引自《百度百科》）。

【注76】陆佃（1042－1102），字农师，号陶山，越州山阴人，南宋爱国诗人陆游的祖父。陆佃自幼家贫，夜晚无灯，映月苦读，少年曾师从王安石研习经学。宋熙宁三年（1070）进士甲科，授蔡州推官，召补国子监直讲。徽宗即位，召为礼部侍郎，命修《哲宗实录》。后迁吏部尚书，拜尚书右丞，转左丞。不久，罢为中大夫，出知亳州，卒于官。追复资政殿学士。事迹详《宋史》本传（引自《百度百科》）。

【注77】宋徽宗赵佶（1082－1135），宋神宗第十一子、宋哲宗之弟，宋朝第八位皇帝。先后被

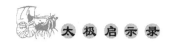

封为遂宁王、端王。哲宗于公元1100年正月病逝时无子，向太后于同月立他为帝。第二年改年号为"建中靖国"。

他自创一种书法字体被后人称之为"瘦金体"，他热爱画花鸟而自成"院体"，是古代少有的艺术天才与全才，被后世评为"宋徽宗诸事皆能，独不能为君耳！"编写《宋史》的史官也感慨地说如果当初章惇（反对太后立端王赵佶为宋徽宗皇帝的当时宰相）的意见被采纳，北宋也许是另一种结局，并说如"宋不立徽宗，金虽强，何衅以伐宋哉"。

宋徽宗即位之后启用新法，在位初期颇有明君之气，后经蔡京等大臣的诱导，政治情形一落千丈，后来金军兵临城下，受李纲之言，匆匆禅让给太子赵桓，在位25年（1100－1126），国亡被俘受折磨而死，终年54岁，葬于都城绍兴永佑陵（今浙江省绍兴市柯桥区东南35里处）。

宋徽宗尊信道教，大建宫观，自称教主道君皇帝，并经常请道士看相算命。他的生日是5月5日，道士认为不吉利，他就改称10月10日；他的生肖为狗，为此下令禁止汴京城内屠狗。他多次下诏搜访道书，设立经局，整理校勘道籍，政和年间编成的《政和万寿道藏》是我国第一部全部刊行的《道藏》。他下令编写的"道史"和"仙史"，也是我国历史上规模最大的道教史和道教神化人物传记。宋徽宗还亲自写作《御注道德经》《御注冲虚至德真经》和《南华真经逍遥游指归》等书，使我国道籍研究有了完备的资料。

俗语"十道九医"。黄老道家的著作《黄帝内经》既是传统医学四大经典著作之一，又使道家隐士与道家继承者通过道教的形式在相当长的时间内，扮演了地方医疗机构的角色。宋徽宗在地方上大建宫观，他的一个想法就是把当时先进的医疗送到基层，这也是他作为道君皇帝的惠政之一。

《宋史》记载："迹徽宗失国之由，非若晋惠之愚、孙皓之暴，亦非有曹、马之篡夺，特特其私智小慧，用心一偏，疏斥正士，狎近奸谀。于是蔡京以猥薄巧佞之资，济其骄奢淫佚之志。溺信虚无，崇饰游观，困竭民力。君臣逸豫，相为诞谩，怠弃国政，日行无稽。及童贯用事，又佳兵勤远，稔祸速乱。他日国破身辱，遂与石晋重贵同科，岂得逭诸数哉？昔西周新造之邦，召公犹告武王以不作无益害有益，不贵异物贱用物，况宣、政之为宋，承熙、丰、绍圣椓丧之馀，而徽宗又躬蹈二事之弊乎？自古人君玩物而丧志，纵欲而败度，鲜不亡者，徽宗甚焉，故特著以为戒。"（以上内容引自《百度百科》）

宋徽宗文化水平极高和政治失败极为惨重的矛盾现象是中国历史上文化与政治关系处理不易和处理不当的典型事例，对于中国的思想文化建设和政治建设都具有极为深刻的教训意义。从史料记载可以看出，文化上宋徽宗的造诣极高，成果辉煌，是历史上极少有的具有全方位作为的道家文化学者被称为"道君皇帝"，对中国道家文化的传承建设和中医的建设发展也是居功至伟，这本来是件非常好的事情。但受到历史局限，宋徽宗的传统道家思想文化教育以及他在位时的作为并没有明显的天道和图法内容的记载和表达，除了医学著作文字成就部分有所建树之外，总体的自然科学的内涵并不突出，图法与文字的经书之间并没有做到"文经图纬"的有机建构，反映了当时宋徽宗所接触和代表的宋代主流文化对于王冰思想理论体系一知半解并没有达到"然其要一也"和"不以数推，以象之谓也"的实际高度，整体社会治理也没有达到老子"侯王得一以为天下正""为无为而无不为"的境界。一方面显示出宋徽宗所受世俗道家思想教育和文化成就的形式主义和宗教成分过重，没有在实质上得到中国优秀传统文化的"经旨"和完整真传，另一方面也表现出宋徽宗文化修养的个人偏好和执拗。文化上的不够完整和彻底反映了整个宋代文化的时代特性，加上宋徽宗所处体制因素，必然也就形成不了"圣人执左契而不责于人"的用人格局和文化与政治各司其责的清晰合理格局。在这种情况下，文化越是神圣，政治和政策上的处理也会越是容易走极端，文化建设的力度越大，导致负面效应也会越大，导致整个社会的超常负荷与难以忍受的震荡。宋徽宗时期文化成果有辉煌的一面，但也表现出短时性急功近利、个人偏好的虚假繁荣的一面，其结果只能是文化建设重形式而轻实质内容，最终导致对于真正优秀传统的抑制和扭曲，这也增加了整体宋代思想文化的迷茫和纠结。宋徽宗时代重用蔡京反应了思想文化过于体现个人偏好影响和导致政治建设中投机之风盛行，文化和政治队伍建设出现投宋徽宗个人所好的唯利是图和不负责任或难以真正负责任的不良整合，上层官僚整体状况腐败昏庸，外交军事处理不合时宜，社会资源丰富而主观整合和运用不当，导致宋代经济实力居于当时世界首位而无法和谐均衡协调内外关系，在整体国力依然雄厚之际军事孱弱失误、国都被攻破个人被俘虏的极为严重的后果。宋徽宗的和宋代社会治理成功和失败的经验教训对于现代也是具有深刻启示性和借鉴性的，是需要认真研究总结的。应该结合真正的道家思想文化加强研究和做出现代形势下的分析总结，这对于复兴和强盛现代的中国具有十分重要的意义。

【注78】邵雍（1011－1077），字尧夫，北宋著名理学家、数学家、道士、诗人，生于林县上杆庄（今河南林州市刘家街村邵康村，一说生于范阳，即今河北涿州大邵村），与周敦颐、张载、程颢、程颐并称"北宋五子"。少有志，喜刻苦读书并游历天下，并悟到"道在是矣"，而后师从李之才学《河图》《洛书》与伏羲八卦，学有大成，并著有《皇极经世》《观物内外篇》《先天图》《渔樵问对》《伊川击壤集》《梅花诗》等。天圣四年（1026），邵雍16岁，随其父到共城苏门山，卜居于此地。宋仁宗康定元年（1040），邵雍30岁，游历河南，因将父母葬在伊水（河南境内南洛水支流）之上，遂而成为河南（今河南洛阳）人。宋仁宗皇祐元年（1049）定居洛阳，以教授为生。嘉祐七年（1062），移居洛阳天宫寺西天津桥南，自号安乐先生。出游时必坐一小车，由一人牵拉。宋仁宗嘉祐与宋神宗熙宁初，两度被举，均称疾不赴。熙宁十年（1077）病卒，终年67岁。宋哲宗元祐中赐谥康节（引自《百度百科》）。

【注79】秦九韶（1202－1261），字道古，南宋末年人，出生于鲁郡（今山东曲阜一带人）。早年曾从隐君子学数术，后因其父往四川做官，即随父迁徙，也认为是普州安岳（今四川安岳县）人。秦九韶与李冶、杨辉、朱世杰并称宋元数学四大家（引自《百度百科》）。真正的明白人是当时能够接触、继承和学习到古代真传的数学家，秦九韶就是其中幸运的精英人物。在这里引其作品加以表达。

秦九韶《数书九章·序》：周教六艺，数实成之。学士大夫，所从来尚矣。其用本太虚生一，而周流无穷，大则可以通神明，顺性命；小则可以经世务，类万物，讵容以浅近窥哉？昔者推策以迎日，定律而知气。觯矩浚川，土圭度晷。天地之大，囿焉而不能外，况其间总总者乎？爰自河图、洛书，闿发秘奥，八卦、九畴，错综精微；极推至于大衍、皇极之用。而人事之变无不该，鬼神之情莫能隐矣。圣人神之，言而遗其粗；常人昧之，由而莫之觉。要其归，则数与道非二本也。汉去古未远，有张苍、许商、乘马延年、耿寿昌、郑〔元〕、张衡、刘洪之伦，或明天道，而法传于后；或计功策，而效验于时。后世学者自高，鄙不之讲，此学殆绝，惟治历畴人，能为乘除，而弗通于开方衍变。若官府会事，则府史一二系之。算家位置，素所不识，上之人亦委而听焉。持算者惟若人，则鄙之也宜矣。呜呼！乐有制氏，仅记铿锵，而谓与天地同和者止于是，可乎？今数术之书，尚三十余家。天象历度，谓之缀术；太乙、壬、甲，谓之三式，皆曰内算，言其秘也。九章所载，即周官九数，系于方圆者为蒪术，皆曰外算，对内而言也。其用相通，不可岐二。独大衍法不载九章，未有能推之者，历家演法颇用之，以为方程者误也。且天下之事多矣，古之人先事而计，计定而行。仰观俯察，人谋鬼谋，无所不用其谨，是以不怨于成，载籍章章可覆也。后世兴事造始，鲜能考度，漫漫乎天纪人事者殳缺矣。可不求其故哉？九韶愚陋，不闲于艺。然早岁侍亲中都，因得访习于太史，又尝从隐君子受数学。际时狄患，历岁遽塞，不意全于矢石间。尝险雁忧，荏苒十祀，心槁气落，信知夫物莫不有数也。乃肆意其间，旁诹方能，探索杳渺，粗若有得焉。所谓通神明，顺性命，固肤末于见；若其小者，窃尝设为问答，以拟于用。积多而惜其弃，因取八十一题，厘为九类，立术具草，间以图发之。恐或可备博学多识君子之余观，曲艺可遂也。原进之于道，倘曰，艺成而下，是惟畴人府史流也，乌足尽天下之用，亦无嗜焉。

为了说明秦九韶的思想涉及完全的道家思想体系，在这里笔者将陆九渊的九首诗做了后天八卦九宫格的结构处理，以还原一下古代道学思想家的结构式思维和思维性结构的关系并得到一些新启发。

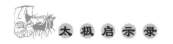
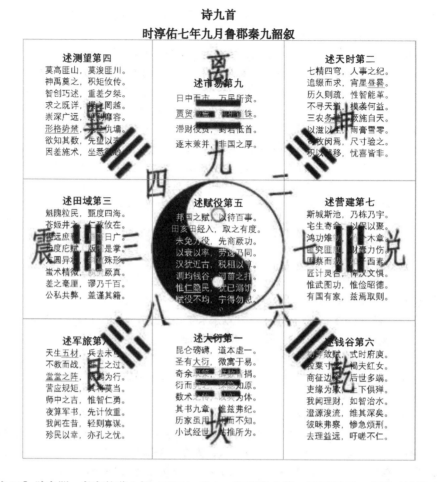

诗九首

时淳佑七年九月鲁郡秦九韶叙

### 述测望第四
莫高匪山，莫浚匪川。
神禹莫之，积矩攸传。
智创巧述，重差夕桀。
求之既洋，岂之罔越。
崇深广远，度则有容。
形格势禁，亦臼仇墉。
欲知其数，先望以表。
因差施术，坐悉弥渺。

### 述市易第九
日中而市，五民所资。
贾贸懋迁，其货惟铢。
滞财役贫，市贾低昂。
逐末兼并，非国之厚。

### 述天时第二
七精四弯，人事之纪。
追缀而求，宵星昼晷。
历久则疏，性智能革。
不寻天道，模袭何益。
三农务穑，饮施自天。
以滋以播，雨膏雪零。
奇祴闳焉，尺寸验之。
积久寖移，忧喜皆非。

### 述田域第三
魁隗粒民，甄度四海。
苍姬井之，仁政攸在。
恢远庶蕃，井赋日广。
度庇庸赋，版图是掌。
圆异袤殊，乃各殊形。
蚩术精微，赜莫厥真。
差之毫厘，谬�千百。
公私共弊，盖谨其籍。

### 述赋役第五
邦国之赋，以待百事。
田亥田经入，取之有度。
未免力役，先商厥功。
以衰以率，劳逸乃同。
汉犹近古，税租以筹。
调均钱谷，河菑之折。
惟仁隐民，犹已溺饥。
赋役不均，宁得勿怠。

### 述营建第七
斯城斯池，乃栋乃宇。
宅生寄命，以保以聚。
鸿功雉筑，本匠木章。
匪究匪度，财蠹力伤。
围泰而城，匪嗇子西易。
匠计灵谷，障义文慎。
惟武图功，惟俭昭德。
有国有家，兹焉取则。

### 述军旅第八
天生五材，兵去未可。
不教而战，惟上之过。
堂堂之阵，节制为行。
营应规矩，其将莫当。
师中之吉，惟智仁勇。
夜算军书，先计攸重。
我闻在昔，轻则寡谋。
殄民以幸，亦孔之忧。

### 述大衍第一
昆仑磅礴，道本虚一。
圣有大衍，微寓于易。
奇余取策，群数皆捐。
衍而究之，探隐知原。
数术之传，以实为体。
其书九章，惟兹弗纪。
历家虽用，用而不知。
小试经世，姑推所为。

### 述钱谷第六
圆宇敛赋，式时府庚。
竛粟寸丝，褐夫红女。
商征边籴，后世多端。
吏缘为欺，上下俱瘅。
我闻理财，如智治水。
澄源浚流，维其深矣。
彼昧弗察，惨急烦刑。
去理益远，吁嗟不仁。

【注80】陆九渊，孝宗乾道八年（1172）进士，调靖安主簿，历国子正。有感于靖康时事，便访勇士，商议恢复大略。曾上奏五事，遭给事中王信所驳，遂还乡讲学。绍熙二年（1191），知荆门军，创修军城，稳固边防，甚有政绩。绍熙三年十二月（1193）卒，享年54岁。谥文安。

陆九渊为宋明两代"心学"的开山之祖，与朱熹齐名，而见解多不合。主"心（我）即理"说，言"宇宙便是吾心，吾心即是宇宙"，"学苟知道，六经皆我注脚"。明王守仁继承发展其学，成为"陆王学派"，对后世影响极大。著有《象山先生全集》。

陆九渊的思想接近程颢，偏重在心性的修养，他认为朱熹的"格物致知"方法过于"支离破碎"。陆九渊是"心学"的创始人，其主张"吾心即是宇宙"，"明心见性"，"心即是理"，重视持敬的内省工夫。即是所谓的"尊德性"。朱熹言"理"，侧重于探讨宇宙自然的"所以然"，陆九渊言"理"，则更偏重于人生伦理，明代王阳明赞赏陆九渊的学说，使得陆九渊的"心学"得以发扬，因此学界称之为"陆王"学派，实际上王阳明是心学的集大成者（引自《百度百科》）。

为了再现和说明宋代思想文化的历史横断面特征，我们只要集中关注朱熹的《太极图说解》即能够得到窥一斑见全豹的结果。下面直接引用《太极图说解》全文并加以直接对应评述，试着解剖中国文化最为完整和最为重要，也是最典型的历史横断面，用以说明中医文化在中华文明中所处的核心地位和作用及其历史变迁。

### 《太极图说解》（宋·朱熹著）

全文由【解】、【辩】及【注后记】三部分组成。

【解】（应该从朱熹，即宋朝顶级文化学者、大思想家，选定形式逻辑思维起点来认识和解读朱熹的文章和思考，只有选定优秀的和真实可靠的形式逻辑思维起点，后续的形式逻辑思维才能够是正确的和站得住脚的，这是"信"的功能作用。显然朱熹整体的形式逻辑思维起点选定在了太极图的思想理论体系。）

无极而太极。（没有图形的支持，光靠文字表达就是一个语言的悖论关系，但是朱熹首先肯定周敦颐的这个说法，不管朱熹认识到与否，传递的内容也就只能是有图形支持的思考结果，懂得的人是可以理解的。）

上天之载，无声无臭，而实造化之枢纽，品汇之根柢也。故曰：「无极而太极。」非太极之外，复有无极也。

太极动而生阳，动极而静，静而生阴。静极复动。一动一静，互为其根；分阴分阳，两仪立焉。（依托太极图的思考具有能量的自然属性，天的自然能量属性和充满自然能量和能量作用导致人们的思维认识必须是动态的和能量第一性和阴阳结构性的。这段论述充满着动态和结构关系。）

太极之有动静，是天命之流行也，所谓「一阴一阳之谓道」。诚者，圣人之本，物之终始，而命之道也。其动也，诚之通也，继之者善，万物之所资以始也；其静也，诚之复也，成之者性，万物各正其性命也。动极而静，静极复动，一动一静，互为其根，命之所以流行而不已也；动而生阳，静而生阴，分阴分阳，两仪立焉，分之所以一定而不移也。盖太极者，本然之妙也；动静者，所乘之机也。太极，形而上之道也；阴阳，形而下之器也。是以自其著者而观之，则动静不同时，阴阳不同位，而太极无不在焉。自其微者而观之，则冲漠无朕，而动静阴阳之理，已悉具于其中矣。虽然，推之于前，而不见其始之合；引之于后，而不见其终之离也。故程子曰：「动静无端，阴阳无始。」非知道者，孰能识之。（朱熹在这段论述中谈到了太极图涉及对于主客观、形而上与形而下、自然能量与物体互动的感受，最后归结到"自其微者而观之，则冲漠无朕，而动静阴阳之理，已悉具于其中矣"的结论是符合太极图思维体系真谛和妙旨的。这句话的正确理解是将自己的主观思维跟随着太极图形承载的自然信息进行数学机械化的处理，即"则冲漠无朕"。这里的"则"有准则、遵循、因果和"却是"的多重含义，"冲"是主客观多层次思考的纠缠互动融合，"漠"的直接意思是空旷，在空旷的虚无中是"形而上者谓之道"的范畴，"冲漠"是"集道唯虚"，是形而上的构造性处理，在这种情况下主观思维是跟随自然关系的没有主观主义的臆断和执拗，主客观互动是主观服从客观的，也就是"无朕"，没有自以为是的状态，其虚心无主观执拗的结果就自然而然地成就"而动静阴阳之理，已悉具于其中矣"。在主客观互动中，太极图是思考的模板，能够解决主观思维服从客观规律的基本认识论规范问题。"非知道者，孰能识之？"不结合古代经典，不直接与古代经典做互动，是领会不了中国优秀文化的实质内容的。）

阳变阴合，而生水、火、木、金、土。五气顺布，四时行焉。（这是中华文明也是中医基础理论从古至今的亘古不变的真理，是中医之所以成为开启中华文明宝库钥匙的秘钥和妙旨。朱熹很完整地保持了传统道家思想文化和中医理论关系的统一，不愧为顶级学者和大思想家的思考。）

有太极，则一动一静而两仪分；有阴阳，则一变一合而五行具。然五行者，质具于地，而气行于天者也。以质而语其生之序，则曰水、火、木、金、土，而水、木阳也，火、金阴也。以气而语其行之序，则曰木、火、土、金、水，而木、火阳也，金、水阴也。又统而言之，则气阳而质阴也；又错而言之，则动阳而静阴也。盖五行之变，至于不可穷，然无适而非阴阳之道。至其所以为阴阳者，则又无适而非太极之本然也，夫岂有所亏欠闲隔哉！（朱熹尽量避免文字描述会割裂阴阳五行学说整体性的问题，文字把握得

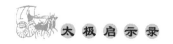

极其精到："至其所以为阴阳者，则又无适而非太极之本然也，夫岂有所亏欠闲隔哉！"这句论述是整体论和全息思考的写照。)

五行，一阴阳也；阴阳，一太极也；太极，本无极也。五行之生也，各一其性。

五行具，则造化发育之具无不备矣，故又即此而推本之，以明其浑然一体，莫非无极之妙；而无极之妙，亦未尝不各具于一物之中也。盖五行异质，四时异气，而皆不能外乎阴阳；阴阳异位，动静异时，而皆不能离乎太极。至于所以为太极者，又初无声臭之可言，是性之本体然也。天下岂有性外之物哉！然五行之生，随其气质而所禀不同，所谓「各一其性」也。各一其性，则浑然太极之全体，无不各具于一物之中，而性之无所不在，又可见矣。(这里再次强调五行的整体性，但是朱熹过于强调五行的性质而使"性"成为可以脱离中医的道和元气的初始作用的独立存在，成为主观形式逻辑思维的起点。"至于所以为太极者，又初无声臭之可言，是性之本体然也。天下岂有性外之物哉"这段话有很大的问题，其完全不符合甚至可以说违背老子"道生之，德畜之，物形之，势成之"和"人法地，地法天，天法道，道法自然"自然基础，使朱熹的后续思考过于依背"心性"无法做到"道法自然"和"反朴归真"，而是在确立了一个形式逻辑思维起点（"心性"）的基础上任由形式逻辑思维展开延伸，出现诸多悖论。形式逻辑思维是现代的概念，对应中国古代文化是"智"的概念，其实质内容也就是庄子低维度"彼是方生之说"的所指，即置身于主客观互动结构之外的线性推理的思维和说法，"智"本身的字面构成也是"矢""口""日"，"矢"是单方向直线式的运动，"口"是简单直觉语言表达，没有经过深思熟虑的表达，"日"是说，是留不下任何结果的虚幻行为方式，几个方面加在一起，"智"一点也没有、也不可能是代表自然真实的思想。在世俗生活范畴，人类总是在找到一个似是而非的形式逻辑起点就放弃"反朴归真"，作任凭语言文字表达进行推理展开的思维，走捷径、争利益，老子称之为"唯施是畏，而民好径"，是违背中医《黄帝内经》的"然其要一也""不以数推，以象之谓也"原则和警训的。朱熹和儒家设立一个"性"的节点替换"道"的元点，改变"一"的构造完整，还要坚持后续形式逻辑推理，只能导致道家优秀传统文化失真失传，这也就是朱熹与陆九渊辩论无法占据上风的根本原因，也是儒家学说的问题所在。不能说朱熹是有意而为之，但说明了朱熹掌握"图法"和道家思想理论的功力不够，离王冰和周敦颐的水平还差一大截。)

无极之真，二五之精，妙合而凝。「乾道成男，坤道成女」，二气交感，化生万物。万物生生，而变化无穷焉。(这是综合了多部经典的文字整合，说明朱熹阅读之丰富，学贯五车。)

夫天下无性外之物，而性无不在，此无极、二五所以混融而无闲者也，所谓「妙合」者也。「真」以理言，无妄之谓也；「精」以气言，不二之名也；「凝」者，聚也，气聚而成形也。盖性为之主，而阴阳五行为之经纬错综，又各以类凝聚而成形焉。阳而健者成男，则父之道也；阴而顺者成女，则母之道也。是人物之始，以气化而生者也。气聚成形，则形交气感，遂以形化，而人物生生，变化无穷矣。自男女而观之，则男女各一其性，而男女一太极也；自万物而观之，则万物各一其性，而万物一太极也。盖合而言之，万物统体一太极也；分而言之，一物各具一太极也。所谓天下无性外之物，而性无不在者，于此尤可以见其全矣。子思子曰：「君子语大，天下莫能载焉；语小，天下莫能破焉。」此之谓也。(这是在确定了"性"的形式逻辑起点之后最初的形式逻辑思维展开，语言文字上引进新概念和新解释，逻辑看上去是连贯的，没有什么明显破绽和漏洞，但是已经开始偏离中医和道家思想文化的经旨，转向了孔子儒家的论述。)

惟人也，得其秀而最灵。形既生矣，神发知矣，五性感动，而善恶分，万事出矣。

此言众人具动静之理，而常失之于动也。盖人物之生，莫不有太极之道焉。然阴

<u>阳五行</u>，气质交运，而人之所禀独得其秀，故其心为最灵，而有以不失其性之全，所谓天地之心，而人之极也。然形生于阴，神发于阳，五常之性，感物而动，而阳善、阴恶，又以类分，而五性之殊，散为万事。盖二气五行，化生万物，其在人者又如此。自非圣人全体太极有以定之，则欲动情胜，利害相攻，人极不立，而违禽兽不远矣。

圣人定之以中正仁义，而主静，立人极焉。故圣人与天地合其德，日月合其明，四时合其序，鬼神合其吉凶。（**因为以"性"为起点进行形式逻辑推理，朱熹"圣人"的自然科学属性转化成世俗社会科学属性的推衍就顺理成章，虽然文字看上去无懈可击，但是《黄帝内经》的"圣人"概念的自然科学属性已经完全被架空，"圣人"概念最后的落实点只是"圣人定之以中正仁义"，这不符合老子"失道而后德，失德而后仁，失仁而后义，失义而后礼。夫礼者，忠信之薄而乱之首"的道家顺序关系。**）

此言圣人全动静之德，而常本之于静也。<u>盖人禀阴阳五行之秀气以生</u>，而圣人之生，又得其秀之秀者。是以其行之也中，其处之也正，其发之也仁，其裁之也义。盖一动一静，莫不有以全夫太极之道，而无所亏焉，则向之所谓欲动情胜、利害相攻者，于此乎定矣。然静者诚之复，而性之真也。苟非此心寂然无欲而静，则又何以酬酢事物之变，而一天下之动哉！故圣人中正仁义，动静周流，而其动也必主乎静。此其所以成位乎中，而天地日月、四时鬼神，有所不能违也。盖必体立、而后用有以行，若程子论乾坤动静，而曰：「不专一则不能直遂，不翕聚则不能发散」，亦此意尔。（**这种展开已经失去结构顺序，与太极图一点关系都没有，这说明了形式逻辑思维借助语言文字可以行走得有多远，误差有多大，而且后边还在继续。**）

君子修之吉，小人悖之凶。

圣人太极之全体，一动一静，无适而非中正仁义之极，盖不假修为而自然也。未至此而修之，君子之所以吉也；不知此而悖之，小人之所以凶也。修之悖之，亦在乎敬肆之闲而已矣。敬则欲寡而理明，寡之又寡，以至于无，则静虚动直，而圣可学矣。

故曰立天之道，曰阴与阳；立地之道，曰柔与刚；立人之道，曰仁与义。又曰原始反终，故知死生之说。

<u>阴阳成象，天道之所以立也；刚柔成质</u>，地道之所以立也；仁义成德，人道之所以立也。道一而已，随事着见，故有三才之别，而于其中又各有体用之分焉，其实则一太极也。阳也，刚也，仁也，物之始也；阴也，柔也，义也，物之终也。能原其始，而知所以生，则反其终而知所以死矣。此天地之闲，纲纪造化，流行古今，不言之妙。圣人作易，其大意盖不出此，故引之以证其说。

大哉易也，斯其至矣！（**这些都属于形式逻辑思维的文字展开，离太极图的道家思维越走越远，可以说只是文字游戏而已。两条射线存在夹角，射线越长，射线末端的距离越大。**）

<u>易之为书，广大悉备，然语其至极，则此图尽之。其指岂不深哉！抑尝闻之，程子昆弟之学于周子也，周子手是图以授之。程子之言性与天道，多出于此。然卒未尝明以此图标人，是则必有微意焉。学者亦不可以不知也。</u>（**这段论述非常重要！朱熹发现自己走远了。实际上朱熹也感到和认识到了自己并没有得到图法真传，学术和思想文化不完整和不地道，至少是有严重缺陷的问题。朱熹在这里说的是大实话，也可以说是肺腑之言。这说明朱熹做学问还是认真的。也说明了朱熹等大学问家仅仅依托文字实在不懂《周易》"易有圣人之道四焉"的真实内涵和在传统文化研究时的无奈。宋代之后的统治者将朱熹定为春秋之后唯一的儒家"圣人"，实际上说明了受到朱熹思想的影响，道家思想文化原有圣人彻底改变成了社会属性的儒家"圣人"的历史事**

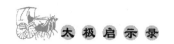 

实。儒家圣人并不是历史上《黄帝内经》定义的真正懂得太极图图法的圣人，而是只懂得依托文字展开形式逻辑思维的"有术无道止于术"文人墨客。儒家圣人只是没有图法功底，不懂自然文化的文人精英，是社会学的精英而不是真正意义上的自然科学家的圣人。所以在不同的历史时期又总是会有老子"绝圣弃智"，河上公"绝圣制作反初守元、五帝书象、仓颉作书、不如三皇结绳无文而治也。弃智惠反无为"和陆佃必须做出"仓颉不道"的敲打和告诫。）

【辨】（应该说，朱熹的分析表述了宋代思想文化历史横断面的整体情况。朱熹是当时的大文人学者，办学有方，学生无数，影响力超群，是有能力和有资格对整体社会思想文化形势做出全面分析的少数人之一。依据【辨】的论述，我们可以借助朱熹的困惑和纠结对于宋代历史横断面的分析得到很多历史信息的同时，也可以做出对于当下社会思想文化状态和形势的比较和判断。）

愚既为此说，读者病其分裂已甚，辨诘纷然，苦于酬应之不给也，故总而论之。大抵难者：或谓不当以继善成性分阴阳，或谓不当以太极阴阳分道器，或谓不当以仁义中正分体用，或谓不当言一物各具一太极。又有谓体用一源，不可言体立而后用行者；又有谓仁为统体，不可偏指为阳动者；又有谓仁义中正之分，不当反其类者。是数者之说，亦皆有理。然惜其于圣贤之意，皆得其一而遗其二也。夫道体之全，浑然一致，而精粗本末、内外宾主之分，粲然于其中，有不可以毫厘差者。此圣贤之言，所以或离或合，或异或同，而乃所以为道体之全也。今徒知所谓浑然者之为大而乐言之，而不知夫所谓粲然者之未始相离也。是以信同疑异，喜合恶离，其论每陷于一偏，卒为无星之称，无寸之尺而已。岂不误哉！（大师就是大师，朱熹的分析和总结非常精辟、全面、完整，对当下也是具有指导和启示作用的。）

夫善之与性，不可谓有二物，明矣！然继之者善，自其阴阳变化而言也；成之者性，自夫人物禀受而言也。阴阳变化，流行而未始有穷，阳之动也；人物禀受，一定而不可易，阴之静也。以此辨之，则亦安得无二者之分哉！然性善，形而上者也；阴阳，形而下者也。周子之意，亦岂直指善为阳而性为阴哉。但话其分，则以为当属之此耳。（朱熹这种基于"性"的思想体系既是主观唯心的，也是客观唯心的，总之是唯心的学说，"性"与"道"的不同在于"性"是需要主观认定的，人的性别是一种客观存在，但这种客观存在是有以人类存在为前提，"性"对于"人"而言，是自然生成人类的表征之一，不能够成为"人"的元始整体。"性"的表达阶段已经失去形而上之元，不是原发的动力源。朱熹"道"对应"人"和"性"对应"五行"的认识阶段还可以说得过去，但因此而做后续的类似延伸进行形式逻辑推理是有问题的。"然性善，形而上者也；阴阳，形而下者也"的认识和说法是不妥当的，可以说是完全错误的。只能是"形而上者谓之道，形而下者谓之器""一阴一阳之谓道"，不可以有任何更改。）

阴阳太极，不可谓有二理必矣。然太极无象，而阴阳有气，则亦安得而无上下之殊哉！此其所以为道器之别也。故程子曰：「形而上为道，形而下为器，须着如此说。然器，亦道也，道，亦器也。」得此意而推之，则庶乎其不偏矣。（这段话反映了朱熹图法功力不够的思想和表达的困惑，朱熹根本没有本书形而上形而下结构性依存和形而上向形而下转化，"留动而生物，物成生理，谓之形"的"无有入于无间"的连续贯通意识。有否结构意识是"其人"与"非其人"的区分标准。）

仁义中正，同乎一理者也。而析为体用，诚若有未安者。然仁者，善之长也；中者，嘉之会也；义者，利之宜也；正者，贞之体也。而元亨者，诚之通也；利贞者，诚之复也。是则安得为无体用之分哉！万物之生，同一太极者也。而谓其各具，则亦有可疑者。然一物之中，天理完具，不相假借，不相陵夺，此统之所以有宗，会之所以有元也。是则安得不曰各具一太极哉!(形式逻辑的推理深化,可以将认识自然的规律性知识转化成处理社会问题的伦理道德,但是也确实会导致虚伪的结果。)

若夫所谓体用一源者,程子之言盖已密矣。其曰「体用一源」者,以至微之理言之,则冲漠无朕,而万象昭然已具也。其曰「显微无闲」者,以至着之象言之,则即事即物,而此理无乎不在也。言理则先体而后用,盖举体而用之理已具,是所以为一源也。言事则先显而后微,盖即事而理之体可见,是所以为无闲也。然则所谓一源者,是岂漫无精粗先后之可言哉?况既曰体立而后用行,则亦不嫌于先有此而后有彼矣。(朱熹承认"程子之言盖已密矣"是对的,但不知道为什么,也不知道"密"在何处。这里有主客观互动必须遵守的数学机械化的原理和操作问题,即不能够在任何一次完整的主客观互动对应之间加进主观形式逻辑推理成分和步骤,必须严格做到老子的"同谓之玄,玄之又玄,众妙之门"才是真正的道家处理。这是需要受过严格训练之后才能够达到的思想和实际处理方法,显然朱熹没有受过这方面的训练。因这是一个完整的体系,受篇幅之限,不多赘述。)

所谓仁为统体者,则程子所谓专言之而包四者是也。然其言盖曰四德之元,犹五常之仁,偏言则一事,专言则包四者,则是仁之所以包夫四者,固未尝离夫偏言之一事,亦未有不识夫偏言之一事而可以骤语夫专言之统体者也。况此图以仁配义,而复以中正参焉。又与阴阳刚柔为类,则亦不得为专言之矣,安得遽以夫统体者言之,而昧夫阴阳动静之别哉。至于中之为用,则以无过不及者言之,而非指所谓未发之中也。仁不为体,则亦以偏言一事者言之,而非指所谓专言之仁也。对此而言,则正者所以为中之干,而义者所以为仁之质,又可知矣。其为体用,亦岂为无说哉?("**整体大于部分之和**",图形包容文字语言表述的所有内容,朱熹在做这方面的思考,但因为图法功力不够,语言表达捉襟见肘,有明显的力不从心的纠结。朱熹已经发现自己依托文字的思维总是无法达到周敦颐依托太极图思维的完整与和谐,并借鉴周敦颐的思考发现和批判或者说纠正了孔子儒家的基本观念,比如"仁"概念在有结构支持和失去结构支持的完整性差异。又比如,儒家"中庸"概念"至于中之为用,则以无过不及者言之,而非指所谓未发之中也"的解读偏颇。显然朱熹已经转向和进入太极图构造性思维并开始进行对于春秋之后孔子儒家思想体系的质疑、反思和调整。)

大抵周子之为是书,语意峻洁而混成,条理精密而疏畅。读者诚能虚心一意,反复潜玩,而毋以先入之说乱焉,则庶几其有得乎周子之心,而无疑于纷纷之说矣。(这是朱熹发现自己语言表达力不从心并与周敦颐《太极图说》简洁文字表述进行比较之后的感受和论述,很精辟也很精彩。虽然作为社会学"圣人"的朱熹还没有达到自然学家圣人周敦颐"易有圣人之道四焉"的高度,但朱熹已经信服"则庶几其有得乎周子之心,而无疑于纷纷之说矣"。朱熹与周敦颐的差距在于太极图功课和功力上,朱熹只能是信服周敦颐,但终究因为朱熹没有真正做过图法功课,在整体性思维领域无法真正做到"易有圣人之道四焉"的有机组成和有效互动。太极图功课和功力,需要有完整的"道"的能量意识,需要几何学作图和解图的训练才行,不是认字那样简单的事情,而且与看书多少并不直接相关,以至中国的文人有几个懂得几何学和数学?这也是中国宫廷文人无法真正理解中医理论的真实原因,也是"当官时是儒家,不当官时是道家"的原因之一。因为在三维中医面前,二维文字永远成不了主导,成不了老大。)

【注后记】(这是又一次涉及文字与图形的冷静思考的成果,当然就更有深意。)

熹既为此说,尝录以寄广汉张敬夫。敬夫以书来曰:「二先生所与门人讲论问答之言,见于书者详矣。其于西铭,盖屡言之,至此图,则未尝一言及也,谓其必有微意,是则固然。然所谓微意者,果何谓耶?」熹窃谓以为此图立象尽意,剖析幽微,周子盖不得已而作也。观其手授之意,盖以为惟程子为能当之。至程子而不言,则疑其未有能受之者尔。夫既未能默识于言意之表，则驰心空妙，入耳出口，其弊必有不胜言者。近年已觉颇有此弊矣。观其答张阆中论易传成书，深患无受之者，及东见录中论横渠清虚一大之说，使人向别处走，不若且只道敬，则其意亦可见矣。若西铭则推人以之天，即近以明远，于学者日用最为亲切，非若此书详于性命之原，而略于进为之目，有不可以骤而语者也。孔子雅言诗、书、执礼，而于易则鲜及焉。其意亦犹此耳。韩子曰：「尧舜之利民也大，禹之虑民也深。」熹于周子、程子亦云。既以复于敬夫，因记其说于此。干道癸巳四月既望，熹谨书。（张敬夫【注81】所说的"二先生所与门人讲论问答之言，见于书者详矣。其于西铭，盖屡言之，至此图，则未尝一言及也，谓其必有微意，是则固然。然所谓微意者，果何谓耶？"其中"二先生"应该指的是张载【注82】；"至此图，则未尝一言及也，谓其必有微意，是则固然"指的是太极图，说明张载对于周敦颐的《太极图说》是有不同意见的，即"谓其必有微意"。事实上，张载所著《西铭》一文已经非常文字世俗化了，而世俗的文字思考已经脱离了太极图构造纯自然文化、不证自明的原始思维，所以张载的思想会与周敦颐出现"微意"。朱熹在张敬夫文字提示基础上经过深入地思考认为，周敦颐写《太极图说》是一种"盖不得已而作也"，是一种对于太极图思想体系的有所偏离蜕化和对于"立象尽意，剖析幽微"的有所干扰，究其根本原因无非是出于对于人们世俗文字思考的迁就，也是出于教学传授的需要。从后来传授过于依赖文字的发展事实总结来看，这种依赖文字的教育传授结果是脱离"易有圣人之道四焉"的"夫既未能默识于言意之表，则驰心空妙，入耳出口，其弊必有不胜言者。近年已觉颇有此弊矣"。朱熹的总结实际上也体现了一种纠结，这种纠结的基础是已经认识到了脱离图法的基础上的纯粹依托文字思维并不是真的太极图思维，是不可能完整的，是有问题的，是"道可道，非常道"。此时，朱熹的整体思想在实际上又已经回到了"绝圣制作反初守元、五帝书象、仓颉作书、不如三皇结绳无文而治也。弃智惠反无为"的结论上来。具体的注解表述笔者不再赘述，读者可以自己做些功课与朱熹的思考直接互动、细细品味、作出判断，会非常有意思！）

关于朱熹《太极图说解》就到此为止，我们直接从宋朝大儒的思考中证明中国文化的正统是太极图构造体系，这是在笔者之前主流学界没有过的认识，又是符合历史真实的认识，这还是主流学界前人没有做过的功课和一个新的历史考证和发现。用宋朝大儒朱熹的纠结思考和文章直接作为宋朝以前历史的总结，用儒家圣人朱熹思想困惑之矛去攻专制统治正统的孔子儒家思想体系之盾，对于说明正统儒家思想体系的矛盾和荒唐以及其非正宗优秀传统文化之真实，对于拨乱反正，正本清源，回答为什么**"中医是开启中华文明宝库的钥匙"**的问题不仅至关重要，而且比任何时代考证的说服力都要更加雄辩。

【注81】张栻（1133—1180）字敬夫，后避讳改字钦夫，又字乐斋，号南轩，学者称南轩先生，谥曰宣，后世又称张宣公。南宋汉州绵竹（今四川绵竹市）人，右相张浚之子。南宋初期学者、教育家。南宋孝宗乾道元年（1165），主管岳麓书院教事，从学者达数千人，初步奠定了湖湘学派规模，成为一代学宗。南宋孝宗淳熙七年（1180）迁右文殿修撰，提举武夷山冲祐观。其学自成一派，与朱熹、吕祖谦齐名，时称"东南三贤"。孝宗淳熙七年（1180）去世，享年48岁。

南宋理宗淳祐初年（1241）从祀孔庙，后与李宽、韩愈、李士真、周敦颐、朱熹、黄干同祀石鼓书院七贤祠，世称石鼓七贤。（引自《百度百科》）

【注82】张载（1020—1077），字子厚，凤翔郿县（今陕西眉县）横渠镇人，北宋思想家、教育家、理学创始人之一。世称横渠先生，尊称张子，封先贤，奉祀孔庙西庑第38位。宋天禧四年（1020），张载出生于长安（今陕西西安），青年时喜论兵法，后求之于儒家"六经"，曾任著作佐郎、崇文院校书等职。后辞归，讲学关中，故其学派称为"关学"。宋神宗熙宁十年（1077），返家途中

病逝于临潼，年58岁。嘉祐二年（1057），38岁的张载赴汴京（今开封）应考，时值欧阳修主考，张载与苏轼、苏辙兄弟同登进士，在候诏待命之际，张载受宰相文彦博支持，在开封相国寺设虎皮椅讲《易》。期间遇到了程颢、程颐兄弟，张载是二程的表叔，但他虚心待人，静心听取二程对《易经》的见解，然后感到自己学得还不够。第二天，他对听讲的人说："易学之道，吾不如二程。可向他们请教。"二程由此在京中名声大震。然而在同二程论谈道学的要义后，他又很自信地认为自己已经求得道义，没有什么其他的事再值得追求，抛弃所有曾经研习过的学说，专心致志学道。表现了他在学术上积极开拓精神，其作《易说》就是在这个时期写成的。（摘引自《百度百科》）

## 三、宋代之后优秀中华传统文化整体优势惯性的终结

笔者种过柚木，在第一年的柚木发芽和生长时间里，如果不做人工的精心管理，柚木根本长不过灌木杂草。文化也是一样的，优良内容很容易被世俗陋习所压制。

元朝开始，关于太极图的后续思考的记录戛然而止，从此中国再也没有出现过宋代文化历史**纵**向和社会**横**向关联如此深远广泛，如此和谐，成果如此完整、如此系统深刻的全面繁荣。基本上也没有了像宋代学者类似的系统完整思考文献的出现和流传，宋朝思想文化的繁荣以及宋代那种民间与官府之间的思想文化沟通的和谐局面再也没有大规模的再现过——"**宋朝以后无华夏**"。中华文明思想文化的主线完全湮灭了，思想混乱，信仰缺失，道德沦丧，实用主义盛行，社会腐败滋生泛滥成为元朝的常态，中华传统文化持续发展的惯性虽然还有，但是文化发展的内在动力已经被外族侵略击得破碎分散，出现巨大的文化断代真空，思想文化的参天大树被砍倒摧毁，文化荒芜已经形成，擎天大木消失，繁衍能力被破坏，灌木杂草丛生，文化没有主干，没有主导，形不成一股完整的力量，世俗文化繁荣并取代主导文化。宋代以后中国文化仍然有很多的发展成果，有的水平也相当高，这些都是中华文化惯性和宋代研究基础雄厚的残留延续与个人能力和机缘作用相关，与整体文化的荒芜氛围条件并没有直接关联。因为文化惯性的破碎和分散，中国文化的整体优势不仅不复存在或者说得不到显现，相反的低俗文化和外来文化却喧宾夺主，大行其道。元朝之后的文化生态完全不是宋代以前的文化生态，优秀文化传统迷失，文化形式只能是在文化荒芜上的重新繁衍，艰难求生，人们不可能在荒芜文化生态中自然而然地得到擎天之木，只能自己在文化荒芜的生态条件下寻找已经消失了的传统基因种子重新培植，才能够逐渐恢复原有的生态获得擎天之木。我们现代面对的就是元朝以后繁衍的、缺失了主干文化主导的文化生态。这种失去汉唐宋文化主干主导的文化生态所导致的社会生活后果可以从关于元朝的历史介绍得到一定的答案。

《百度百科》关于元朝的简介如下：元朝（1271—1368）是蒙古族建立的王朝，定都大都（今北京），传五世十一帝，历时九十八年。

1260年忽必烈即汗位，建元"中统"。1271年，忽必烈取《易经》"大哉乾元"之意改国号为"大元"，次年迁都燕京，称大都。1279年（至元十六年），元军在崖山海战消灭南宋，结束了长期的战乱局面。之后元朝持续对外扩张，但在出海征伐日本和东南亚诸国时屡遭失利，如元日战争、元越战争、元缅战争、元爪战争等(**笔者注：因为日元战争失败，日本的汉唐文化存留延续在许多方面甚至比中国还要完整地道**)。元中期政变频繁，政治始终未上正轨。后期政治腐败，权臣干政，民族矛盾与阶级矛盾日益加剧，

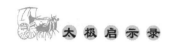

导致元末农民起义。1368 年，朱元璋称帝建立明朝，随后北伐驱逐元廷攻占北京，此后元廷退居漠北，史称北元。1402 年，元臣鬼力赤篡夺政权建立鞑靼，北元灭亡。

元朝在民族文化上则采用相对宽松的多元化政策，即尊重中国各个民族的文化和宗教，并鼓励中国国内各个民族进行文化交流和融合。元朝还包容和接纳欧洲文化，甚至能准许欧洲人在元朝做官，通婚等。欧洲著名历险家马可·波罗曾是元朝的重要官员。

元朝对中国传统文化的影响大过对社会经济的影响。不同于其他征服王朝为了提升本身文化而积极吸收中华文化，元朝同时采用西亚文化与中华文化，并且提倡蒙古至上主义。例如权力推崇藏传佛教，在政治上大量使用色目人，儒者的地位下降以及元代前期长时间没有举办科举等。由于士大夫文化式微，意味宋朝的传统社会秩序已经崩溃。这使得士大夫文化地位下降，属于中下层的庶民文化迅速抬头。这个现象在政治方面是重用胥吏，在艺术与文学方面则是发展以庶民为对象的戏剧与艺能，其中以元曲最为兴盛。

元朝的思想上也是兼收并用的，他们对各种思想几乎一视同仁，都加以承认与提倡，"三教九流，莫不崇奉"。早在1234 年赵复被俘到北方后，他就在燕京设立太极书院，讲授程朱理学，培养出一批理学家，使得理学得以北传元朝时，元帝尊重儒学，册封孔子为"大成至圣文宣王"，并且推崇理学为官学。元仁宗初年恢复科举，史称延祐复科，在《明经》《经疑》和《经义》的考试都规定用南宋儒者朱熹等人的注释，影响后来明朝的科举考试皆采用朱熹注释。**（笔者注：蒙古人只能捡现成并加以应用，传承和研究是不可能的，深化和发展更不可能。）**

理学在元朝还有一些变化，南宋时期即有调和程朱理学的朱熹与心学的陆九龄（陆九渊的哥哥）等两家学派的思想。到了元代，理学家大多舍弃两派其短而综汇所长，最后"合会朱陆"成为元代理学的重要特点。当代有名的理学家有黄震、许衡与刘因与调和朱陆学的吴澄、郑玉与赵偕，其中许衡、刘因与吴澄被誉称为元代理学三大家。朱学的后继者为了配合元帝的需求，更注重在程朱理学的伦理道德学说，其道德蒙昧主义的特征日趋明显。从而把注意力由学问思变的**道问学**转向对道德实践的尊德性的重视**（笔者注：这是思想走向浅薄，舍本求末的文化表现）**，这也促成朱、陆思想的合流。元代理学的发展，也为明朝朱学与阳明心学的崛起提供某些思想的开端。

由于元朝由蒙古人所统治，汉族士大夫基于异族统治的考量，在元朝初期大多分成合作派与抵抗派。合作一派是华北儒者如耶律楚材、杨奂、郝经与许衡等人。他们主张与蒙古统治者和平共存，认为华、夷并非固定不变，如果夷而进于中国，则中国之。如果蒙古统治者有德行，也可以完全入主中原。他们提倡安定社会，保护百姓，将中华的典章制度带进元朝，以教感化蒙古人。另一派是江南南宋遗民的儒者，如谢访、郑思肖、王应麟、胡三省、邓牧、马端临等人。他们缅怀南宋故国，坚持民族气节。为了消极抵抗元廷，采取隐遁乡里，终生不愿意出仕的方式。并且以著述书籍为业，将思想化为书中主旨。到元朝后期，由于元仁宗实行延祐复科，恢复科举，及第者都感谢天子的恩宠，纷纷愿意为元廷解忧。元朝后期国势大堕，政治腐败、财政困难，使得当时士大夫如赵天麟、郑介夫、张养皓与刘基等人纷纷提出各种政治主张，或从弊端中总结经验教训。他们大多提倡勤政爱民、廉洁公正、任用贤才等措施。元末民变的爆发使得南方有不少士大夫出于自身利益考虑，镇压农民起义。在明朝建立后，少数元朝遗老纷纷归隐不出。

从以上的这些专家整理的资料来看，元代思想文化根本不可与宋代同日而语，元代的思想文化与社会统治完全是两张皮，不仅没有思想文化的主线显示，也根本没有宋代思想文化与社会政治生活的良性和谐互动。将近 130 年的元朝统治使得唐宋形成的思想文化研究和教育根基受到了彻底的难以修复的毁灭性破坏。

明代以后统治者想恢复道家文化，但是面对的文化生态是文化荒芜，思想混乱，始终没有得到道家和中医的 "经旨"，也不懂太极图构造体系的传统 "图法"，只是凭着文字希望找到高人大师（张三丰）来振兴传统文化。实际上一直没有摆脱和超越宋代大儒们困惑和纠结状态，知识队伍经过宋元的战乱已经一盘散沙无法重新凝聚成一支完整的可以相对独立的士大夫社会力量，知识分子与统治者之间的交流以屈从权势为基础也不顺畅，文化荒芜的生态无法从根本上改变，导致和出现了中国历史上几百年传统优秀文化的真空。

## 四、中医承载中国传统图法文化体系并成为<br>图法文化体系的唯一完整传承

20 世纪 80 年代顶级科学家钱学森指出 **"中医是前科学" "中医将决定将来科学的发展"**，21 世纪习近平主席又提出 **"中医是开启中华文明宝库的钥匙"**，中国开始结束自宋代之后的文化迷茫、困惑和落后的时代，在荒芜的文化生态中开始感到和找到自己优秀传统文化擎天大木之基因种子，也就是老子所说的 "朴虽小，天下不敢臣也" 和 "道常无为而无不为。候王若能守之，万物将自化。化而欲作，吾将镇之以无名之朴，镇之以无名之朴，夫亦将不欲。不欲以静，天下将自定" 的实际思考。

事实上，如同边远雨林中始终存有擎天大木和在荒芜中始终存有参天大树种子基因一样，中医在远离官府的民间存有深厚底蕴，而且在文化荒芜还没有变成文化沙漠的条件下并没有完全消失，20 世纪 80 年代，通过光明中医大学的组成和传授，中医再次聚合、萌发、崛起，显示了中国文化擎天大木深厚资源和萌发力量，随后一大批学习现代科学的科学家在钱学森思想的影响下携深厚科学知识功底参与到中医兴起的浪潮之中，使中医在短短的 30 年时间里经历反复磨炼，形成了复兴中华的一支生力军。以致在 30 年之后涌现出了习近平主席 **"中医是开启中华文明宝库的钥匙"** 的一个新的恢复传统优秀文化的思考和战略。

在这个振兴中华的重要转折的历史时期，我们回顾唐朝王冰完整系统中医思想理论成果对于宋代思想文化繁荣的、关键而基础的影响作用，以及宋代文化繁荣和衰亡的历史，我们会对钱学森先生和习近平主席的论述有更加深刻全面的认识和体会，确实感到他们论述的真理性和历史时代性。

中华文明源远流长，中国文化博大精深、纷呈浩繁，在灌木杂草重生的文化荒芜中要找到真正的被埋没在地表之下或者被杂草灌木压制住生长的参天大树和擎天之材的种源和基因要素已经到了一个全新的时期，在这个全新的时期里，人们必须按照钱先生和习近平主席的指示方向【注83】摆脱元代之后文化生态，回到唐宋文化繁荣的历史脉路上来才能找到中华文化之 "朴"。而王冰、周敦颐、陆佃和朱熹就成了我们寻回

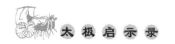

中华文明之"朴"的灯塔和路标，而对于他们思想文献的研究整理无疑就成为新文化复兴的基础和经验教训。

【注83】引钱学森先生的系统论述，说明太极图惟象思维对于中医现代化的作用和意义的唯一性和绝对性。"所谓惟象理论是指一门学问，它是根据大量的实践，概括出来的；它没有深入到事物的深层次结构去找事物的本源。中医不讲人体生理学、不讲细胞等，所以中医理论是惟象（现象）理论。"（1996年4月7日致钱文景——《钱学森书信选（下卷）》1134页）

"发展中医只有这一条路，要用强大的现代科学技术体系来使中医从古代的自然哲学式的、思辨式的论述中解脱出来。要换装，变成用现代科学语言表达的惟象中医理论。什么叫惟象理论呢？就是完全从现象来总结、概括，得出系统的理论。也就是说，只讲其当然，现在还讲不出其所以然。根据实践的经验，说明这是怎么回事，把它讲得有条有理，这就叫惟象中医学。"（《钱学森等论人体科学》299页）

"医易、阴阳等是中医对人体功能状态变化运动的思考方法，也是中医思维的表现。但我认为真正要建立惟象中医学，还有深入下去的工作，即通过运用中医思维学来以现代语言构筑人体这个开放的复杂巨系统的模型，由此进而讲清人体功能状态的变化运动规律，最后建立用现代科学语言表达的惟象中医学。"（1989年12月2日致邹伟俊——《钱学森书信选（上卷）》0480页）

"'泛化'思想来源于'象'即意象、形象，也是从整体上认识事物。这一思维方法的优点在于宏观，能避免微观方法的因小失大。我国的中医就是用这个方法，所以我们称之为'惟象中医学'。但用马克思主义哲学、辩证唯物主义来看问题，则'小'，微观认识不是可以不管的。也就是您还应该下点功夫学些西医学、生理学，使对人体的认识能落实到物质基础——细胞，以及细胞的内部物理与化学过程。然后把局部与整体、微观与宏观结合起来，即从定性到定量的综合集成。这是对人体这样的开放的复杂巨系统进行研究认识的方法。所以我几年前就向您宣传这个观点，惟象中医学是第一步，下面的任务是把惟象中医学与现代西医学辩证地统一起来，扬弃为更高级的医学，21世纪的医学。"（1995年11月19日致邹伟俊——《钱学森书信选（下卷）》1098页）

为了回到真实的优秀传统文化的基础上，用笔者与王冰【注84】《〈重广补注黄帝内经素问〉序》和《〈玄珠密语〉序》的对话互动作为承上启下、抛砖引玉的平台来结束本文和本书。

【注84】王冰，号启玄子，又作启元子。约生于唐景云元年（710），卒于贞元二十年（805），里居籍贯不详，唐宝应中（762~763）为太仆令，故称为王太仆。王冰一方面是历史上如同司马迁类似的系统懂的道家思想和中国传统历史文化的，集官职，圣人和仙人于一身的奇人，另一方面又是如同仓公、扁鹊那种从民间传承到正宗中医思想理论的"其人"。王冰寿命长达95岁，比文中所提及的宋朝名人都要长寿很多，这不是偶然的，这与王冰真正懂得中医，懂得中医的"上工"是分不开的。在王冰的著作中，没有任何的关于灵通和所谓"特异功能"的内容，特别是王冰关于"三坟"的定义和"于是太极始判，圣人望而详之"的系统论述，充满着现代仍然可以很容易就恢复和展现出的严谨的科学内容，证明了中国历史上以"三坟"为核心、基于太极图构造体系"言大道也"的传统道家惟象思维思想理论就是钱学森先生定义的"前科学"。

### 《重广补注黄帝内经素问》序

夫释缚脱艰，全真导气，拯黎元于仁寿，济羸劣以获安者，非三圣道则不能致之矣。孔安国序《尚书》曰："伏羲、神农、黄帝之书，谓之三坟，言大道也。"班固《汉书·艺文志》曰："《黄帝内经》十八卷。"《素问》即其经之九卷也，兼《灵枢》九卷，乃其数焉。虽复年移代革，而授学犹存，惧非其人，而时有所隐，故第七一卷，师氏藏之，今之奉行，惟八卷尔。然而其文简，其意博，其理奥，其趣深；天地之象分，阴阳之候列，变化之由表，死生之兆彰；不谋而遐迩自同，勿约而幽明斯契，稽其言有微，验之事不忒，诚可谓至道之宗、奉生之始矣。（①"释缚脱艰，全真导气"指的都是整体性的形而上范畴的内容，完全没有物质性问题的思考，也是与所有人息息相关的健康问题，可以说是一个"什么是中医"的简单概括。②王冰明确指出关于中医的历史文献就集中在了"谓之三坟，言大道也"的范围之内，不是一般的社会流传的文字书籍。注意：道家思想文化是有特定范围和所指的，即"形而上"范畴。③"虽复年移代革，而授学犹存，惧非其人，而时有所隐"，中医的传承到唐代都是完整的，没有中断过，但是传承方法是极为特殊的，传承的对象是经过严格选择训练的。一方面说明，中国人对于整体性形而上的研究和传承是有完整体系和系统传承的，不是一个子虚乌有的神话和虚构；另一方面说明，中医的形成和把握不是一件简单的事情。④"……诚可谓至道之宗、奉生之始矣"具体说明中医的思想理论体系是能够解决实际问题的。王冰的思考论述与司马迁完全一致。）

假若天机迅发，妙识玄通。藏谋虽属乎生知，标格亦资于诂训，未尝有行不由径、出不由户者也。然刻意研精，探微索隐，或识契真要，则目牛无全，故动则有成，犹鬼神幽赞，而命世奇杰，时时间出焉。则周有秦公，汉有淳于公，魏有张公、华公，皆得斯妙道者也。咸日新其用，大济蒸人，华叶递荣，声实相副，盖教之著矣，亦天之假也。（①形而上的"天机迅发，微妙玄通"是中医的核心。②其研究和表达方式在于"藏谋虽属乎生知，标格亦资于诂训"两个方面，缺一不可。一方面解决问题的方法属于坚持自然生成的实际经验范畴，是遵守自然生成逻辑限制形式逻辑推理的处理；另一方面要有规范的结构性思维来加以支持，"标格"就是结构性的基本规范。规律面前人人平等，无一例外。③这是一个特殊的人类思维层面和思想成就，不是一般世俗习惯所能够达到的高级思想文化境界，其精英佼佼者不可多得，就像紫檀木不是到处都有，也不会完全没有那样。在一定的时期和一定的文化环境下，就会造就出一定的大师级人物。④文化生态、文化氛围良好和教育发达，优秀人才的出现和推广的程度都会相应处于良好状态。）

冰弱龄慕道，夙好养生，幸遇真经，式为龟镜。而世本纰缪，篇目重叠，前后不伦，文义悬隔，施行不易，披会亦难，岁月既淹，袭以成弊。或一篇重出，而别立二名；或两论并吞，而都为一目；或问答未已，别树篇题；或脱简不书，而云世阙。重《经合》而冠《针服》；并《方宜》而为《咳篇》；隔《虚实》而为《逆从》；合《经络》而为《论要》；节《皮部》为《经络》，退《至教》以先《针》。诸如此流，不可胜数。且将升岱嶽，非径奚为？！欲诣扶桑，无舟莫适。乃精勤博访，而并有其人，历十二年，方臻理要，询谋得失，深遂夙心。时于先生郭子斋堂，受得先师张公秘本，文字昭晰，义理环周，一以参详，群疑冰释。恐散于末学，绝彼师资，因而撰註，用传不朽。兼旧藏之卷，合八十一篇二十四卷，勒成一部。冀乎究尾明首，寻註会经，开发童蒙，宣扬至理而已。（文化荒芜就是这种状态，鱼目混珠，良莠不齐，灌木杂草都是植物。"且将升岱嶽，非径奚为？！"这是道家思想非常重要的理念之一，所以王冰或者后人同时加了问号和惊叹号。庄子云"为是而有畛"与王冰的所指是同一个意思，就是强调过程，强调特殊的实践，没有过程，不做功课，不去攀登崎岖的山路，就永远也不可能达到顶峰。王冰将自己十二年的艰苦卓绝的经历做了总结和介绍。）

其中简脱文断，义不相接者，搜求经论所有，迁移以补其处。篇目坠缺、指事不明者，量其意趣，加字以昭其义。篇论吞并，义不相涉，阙漏名目者，区分事类，别目以冠篇首。君臣请问、礼仪乖失者，考校尊卑，增益以光其意。错简碎文、前后重叠者，详其指趣，削去繁杂，以存其要。辞理秘密、难粗论述者，别撰《玄珠》，以陈其道。凡所加字，皆朱书其文，使今古必分，字不杂糅。庶厥昭彰圣旨，敷畅玄言，有

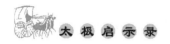 

如列宿高悬，奎张不乱，深泉净滢，鳞介咸分。君臣无夭柱之期，夷夏有延龄之望，俾工徒勿误，学者惟明，至道流行，徽音累属，千载之后，方知大圣之慈惠无穷。（王冰就具体工作做了进一步详细的整理和总结，其中最重要和已经被现代中医教育所忽视的《玄珠》部分不仅跃然在目，而且是重中之重。这说明了在整个中医、"三坟"思想理论体系中《玄珠》的图文构造及其操作演算体系是不可分割，不可或缺的。这就是宋代周敦颐《太极图说》和朱熹《太极图说解》以及陆佃《鹖冠子解》研究探讨的基础源头。）

时大唐宝应元年岁次壬寅序。

启玄子王冰撰

将仕郎守殿中丞孙兆重改误

朝奉郎守国子博士同校正医书骑都尉赐绯鱼袋高保衡

朝奉郎守尚书屯田郎中同校正医书骑都尉赐绯鱼袋孙琦

朝散大夫守光禄卿直秘阁判登闻检院上护林军林亿

> 说明王冰动用的是国家资源和团队合作来完成了这次重要的文化工程，是官民强强联手的历史杰作。体现了唐朝盛世的良好政治和文化生态。

### 《玄珠密语》序

余少精吾道，苦志文儒，三冬岂不倦于寒窗，九夏岂辞于炎暑，后因则天理位而乃退志休儒，继日优游，栖心至道，每思大数，忧短景以无依，欲究真荃，虑流年而不久。故乃专心问道，执志求贤，得遇玄珠，乃师事之尔。即数年间，未敢询其太玄妙之门，以渐穷渊源，乃言妙旨，授余曰：百年间可授一人也。不得其志者，勿妄泄矣。余即遇玄珠子，与我启萌，故自号启玄子也。谓启问于玄珠子也。今是直书五本，每本一十卷也。头尾篇类义同，其目曰：玄珠密语。乃玄珠子密而口授之言也。余于百年间，不逢志求之士，亦不敢隐没圣人之言，遂书五本，藏于五岳深洞中，先缮山神，后乃藏之。恐后人志求者，可以遇之。如得遇者，可以珍重之宝爱之，勿妄传之。不得奇人，不可轻授尔。此玄珠子授余之深诚也。此十卷书，可见天之令，运化之。地产之物，将来之灾害，可以预见之。《素问》中隐奥之言，可以直而申之。可以修养五内，资益群生，有罚强补弱之门，有祛邪全正之法。古圣人云：天生天杀，道之理也。能究其玄珠之义，见之天生，可以延生。见之天杀，可以逃杀。《阴符经》云：观天之道，执天之行尽矣。此者是人能顺天之五行六气者，可尽天年一百二十岁矣。其有夭亡，盖五行六气，近相罚夭，故祖师言五运六气之道，本天之机，其来可见，其往可追，可以法之玉版，藏之金柜，传之非人，殃堕九祖。（此文与司马迁《史记》的论述同出一辙。看上去，王冰的这段论述似乎具有神秘的，甚至是宗教的色彩，其实不然，王冰说的是事实，不是在故弄玄虚，而是再次强调中医形而上和整体性的基本特征。王冰通过介绍太极图构造体系《玄珠密语》的神奇来突出"图法"在整个中医理论体系中的自然基础地位和特殊作用。王冰用自己的个人经历说明和证明了道家学说比儒家学说更加高深的内涵和境界。这也是朱熹等宋代大儒们、所有道家高人和中医圣贤实际经历的思想历程——从"形而下者谓之器"上升到"形而上者谓之道"的思想境界，也给出了为什么宋代大儒们会陷于思想文化困惑和纠结以及中医很难在文化荒芜中冲出灌木杂草压制的一个答案。但是，王冰的这种表达和这样的写法还是留下巨大悬疑，不仅让人感到了一种迷信的色彩，也没有最终解决道家太极图构造体系的几何学实质内容的表达和彰显，体现了王冰和唐宋以前中医理论的历史局限。只有在《中医启示录》能量几何学的现代诠释出现之后，中医的传承和推广才会出现新的局面的根本原因。）

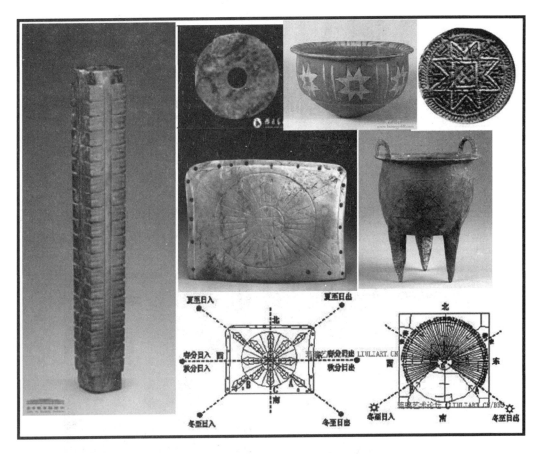

**中国文字前玉石惟象文化的考古证明（彩图7）**

　　这是一组三皇五帝文字前时期的重要文物，说明了在文字出现以前中国已经有了由玉石承载的非常发达成熟的立竿见影，阴阳五行，天圆地方的思想文化成果（玉石文化）。这些成果都是太极图的不同时期不同形式的表达，不仅具有考古的价值，而且现在仍然具有理论和实际应用价值。这些成果成为中华文明文化的基因核心，被古人认为是最有价值的思想文化部分也是 **"绝圣制作反初守元、五帝书象、仓颉作书、不如三皇结绳无文而治也。弃智惠反无为"** 的原始证据。

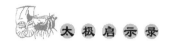

# 能量几何学（后记）

**因为自然生成，所以真实完美。因为自然生成，所以涌现无限。**

能量几何学是根据中医太极图构造原理确立的既传统又现代的原理理论体系。是形而上范畴以能量为第一性要素，对于能量作用有序过程展开成三维认识构造的几何形式的理论体系。

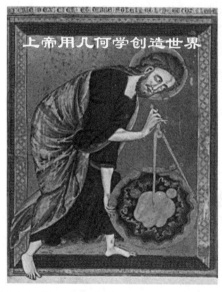

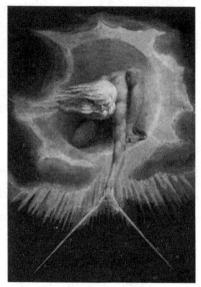

能量几何学，中国古代亦称为"天道""天学""天度"和"图法"，是人类最早的、源于自然、回归自然、认识自然本质和自然规律的系统成果，是白天以太阳光和夜间以星象为观察依据，"立端于始，表正于中，推余于终，而天度毕矣"的认识自然能量周期性本质作用的数学机械化操作、思想、认识、方法、理论体系，亦称"大一""太一"，是人类建立历法指导农耕的、最初的、"道法自然"的法规基础，所以也是整个人类的文明基础。

"天度"直接操作的成果是太极图，衍生的成就有卦象体系，涉及的现代科学知识有：①将所有物理学的自然要素抽象归结为能量，物质和信息三个原始自然属性，按照其基本属性作直角三角形关系"取象比类"进行清晰固定的属性对应投射承载。在直角三角形关系中，垂直边为自然要素能量属性的抽象投射承载表达，水平边为自然要素质量属性的抽象投射承载表达，斜边为自然要素信息属性的抽象投射承载表达，人和自然所有要素均按照同一规范加以承载表达实现"天人合一"的几何形式的和谐统一。②经过属性的三维坐标投射形成规范的几何学的思考用以解决关于自然本质的认识问题，即用形而上解读形而上，整体论解读整体论。③平面几何学，能量作用过程是线性和面积覆盖的双重表达暨"覆冒阴阳之道"，能量作用结果是柔性的、连续循环的圆形承载表达，物质质量作用结果是刚性的方形承载表达暨"天圆地方"和三阴三阳封闭坐标系，几何作图暨"不以数推，以象之谓也"。④仿射几何学，画法几何学，属性同一的多形式测量转成基础的经纬纵横三维融合承载，又从三维投影转成二维的连续降维处理暨"致虚极，守静笃""大道至简"，最终实现太极图二维平面几何学"法于阴阳，和于术数"的"于是太极始判，圣人望而详之"。⑤拓扑几何学同一拓扑性质的最基本理念的内容暨"然其要一也"，保持整体能量作用的一以贯通。

以上所涉及知识因能量作用和主观认识对于能量的认定做有机能动整合、转换和数学机械化处理（主客观互动）。也就是所有知识之间具有老子《道德经》："（属性认同的）同谓之玄，玄之又玄，众妙之门"和《易经》中"（属性变易的）生生之谓易"的相辅相成的能动转换机制及涌现性功能机制，其终极成果是太极图及其构造体系。所以，能量几何学，暨太极图构造体系是中国道家玄学的实际认识论和操作平台。

能量几何学具有以下特征：①属于形而上范畴，解决形而上的认识问题。②纯粹自然生成，不证自明，全部表述都属于几何学的正定理。③主客观互动，**"自然对心灵封闭""它既是直接描述事件本身，而又同事实相符合"**。④**"一个结构包括了三个特性：整体性、转换性、自身调整性"**，外加涌现性。⑤**"中医理论是前科学，不是现代意义的科学，中医还不能用物理化学等现代科学体系中的东西来阐明，中医自成体系，是前科学，不是现代科学体系中的现代科学。""这理论主要吸引人的地方在于逻辑上的完备性。从它推出的许多结论中，只要有一个被证明是错误的，它就必须被抛弃；要对它进行修改而不摧毁其整个结构，那似乎是不可能的。"**

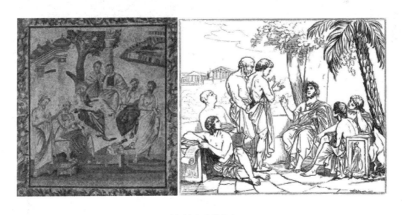

**柏拉图学园**

柏拉图（公元前 427 – 前 347，与老子同时期），古希腊文化最杰出的代表人物。苏格拉底的学生，亚里士多德的老师。他建立了以理念论为核心的客观唯心主义体系。约公元前 387 年，柏拉图在雅典开办了一所学园（Academy）。一边教学，一边著作，他的学园门口挂着一个牌子："不懂几何学者免进"。从中可知，没有几何学的知识，不能登上柏拉图的学术殿堂。这个学园成为古希腊重要的哲学研究机构，开设四门课程：数学、天文、音乐、哲学。他形象地说："划在沙子上的三角形可以抹去，可是，三角形的观念，不受时间、空间的限制而留存下来。"柏拉图深知学以致用的道理，在他的学园里按照他的政治哲学培养了各方面的从政人士。他的学园又被形象地称为"政治训练班"。

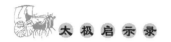
# 中医能量医学一百六十字诀

法天则地　本于阴阳　一气氤氲　一灵廓彻
形上形下　有生于无　反者道动　弱者道用

太极总统　运气周旋　然其要一　象之谓也
知逆与从　正行无问　知标本者　万举万当

谨候其时　气可与期　五行生克　温热凉寒
负阴抱阳　冲气为和　经络覆盖　经脉和同　（温熵时序）

鬼门开启　净府舍神　枢机命门　瞑眩厥阴
出入合宜　神机化生　升降有度　气立全安　（调升负反馈状态水平）

至柔驰骋　气血皆从　阴平阳秘　精神乃治
五脏盛胜　复归婴儿　性命双修　益寿延年

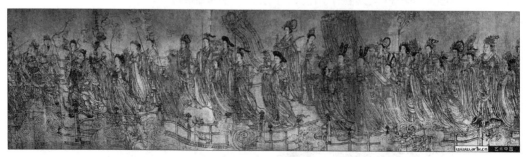

唐代画家吴道子《八十七神仙图》暨道家朝元图

"太初有无，无有无名。一之所起，有一而未形。"（《庄子·天地》）

"夫有形生于无形，乾坤安从生？故曰有太易，有太初，有太始，有太素也。太易者，未见气也；太初者，气之始也，太始者，形之始也，太素者，质之始也。气形质具而未离，故曰浑沦。浑沦者言万物相浑成而未相离。"（《易纬·乾凿度》）

一元能量　过程贯通　结构关系　经天纬地
东方包容　西方开放　千古之谜　一朝破解

# 朴虽小，天下不敢臣也，朴散则为器，圣人用之则为官长（跋）

**在真假面前，在过程结构标格定位下，是非会自然湮灭。**

中医是一个体系，是自成一体的自然（**前科学**）体系，也是一个传统的认识论体系，其中包括气功修炼和自然观天察地两个基本组成部分。在人类进化的关键过程中，人们认识和形成中医体系是一个与时俱进、一步一步深入的过程，在这个认识过程中练气功与自然观察是整体的核心内容，两者有机互动，相辅相成，至今仍未停止，还在继续。

气功修炼是最朴实无华、以人本内在感性为主的，也是中医文化最容易得道和脱离实践最难以说清的基本内容。不练气功和练气功，练气功得法和不得法之间的感觉和认识差异又是明显的。这就在历史上形成了诸多的气功门派和关于气功的不同认识和解读。但毕竟气功是一个历史悠久的实践经验过程，其能量属性的本质内涵并没有因为门派诸多而有所改变。相反，诸多门派最终认知的聚焦反而会显示出自然能量作用的自然规律和人类的基本认识论规律，比如认识和感觉的因果虚实转换，过程顺序和层次问题就是练气功的最经常和最基本的感受、体会和认知，这就是气功对于中医体系的基础作用。显然，气功实践对于中医研究和中医教育是不可或缺的。由于气功体系仍属于人本感性和实践经验的性质，其理论意义并不直接也不明显完善，印度的瑜伽和中国的气功都属于这种情况。

至于中医相对环境外在的观天察地的部分，其艰苦性和复杂性一点也不比练气功差，其理性特征决定了观天察地产生理论的特殊功能机制。观天察地、取象比类的认识和学习自然规律的认识论基础全世界都有，观天文察地理无疑是全人类共同的认识论进化的基础内容。与气功修炼一样，各个民族对于天文地理的总结归纳，诠释运用也是有所不同的，因此形成了人类文明的多样性，事实上，世界上存在着地中海、印度和古代中国的不同文明体系和思想文化体系，但在不同的文明和思想文化体系中，有一点又是共同的，那就是（能量性）形而上与（物质性）形而下的区分共存以及几何学、数学的形成和运用，以至几何学与数学的水平能够决定和代表一种文明水平的高低。中国的观天取象比类的思想体是世界上最早、最完善、至今仍然存活具有旺盛生命力的体系，也是一个通过视运动形成抽象思维并深入调动人的理性思维意识形成解决形而上范畴问题理论的过程体系，并能够结合气功实践产生和已经成就了与几何学和谐统一的人类最深刻完整的思想理论体系——太极图构造体系支持的能量几何学，具有了集东西方最优秀思想文化成果于一身的特点和能力。事实证明，在中国延续了数千年的整个认识自然的过程和成果完全能够直接与现代数学和物理学对接成为现代

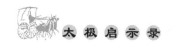

科学的、并"决定将来科学发展"的重要内容。

印度的瑜伽不仅有健身长寿的功能机制，还能够产生主观内敛、完全不顾物质存在的形而上的、哲理性深奥的主观唯心思维体系，印度宗教众多而没有主体的实际情况说明印度思想文化柔性有余而刚性不足；欧洲的科学本身就是在天文学和数学基础上建立发展起来的一个体系，外在而精准但缺乏整体内在融会贯通和自我变化的自组织调节功能机制，形成形式逻辑极为发达加上实验验证的科学体系，具有物质第一性的刚性有余而柔性不足，因为西方几何学没有自然能量的融入，也没有太极图构造体系的成果，因而缺乏莱布尼茨梦寐以求的"普遍文字"【注85】，西方文化体系不得不把与自然能量作用相关的形而上范畴认识论的内容留给了上帝，形成人形化宗教进而形成整体文化宗教（保持自然生成逻辑）与科学（发扬主观形式逻辑）两张皮的文化格局。中国有与印度的瑜伽体系相同相通的丹道体系，也有与西方几何学相同和相通的基础的观天察地的完整思考，在两者融合基础上形成既不同于印度文明又不同于西方形式逻辑科学体系的中医，避免了两者的缺陷，很好地解决了形而上范畴的认识论问题和形而上与形而下融会贯通的问题。与印度相比，中医有太极图对于形而上认识论的外在的承载表达，从不在自我主观感觉认知方面过度纠缠；与西方形式逻辑思维基础上的科学体系相比，中医太极图构造体系有"大方无隅""大制不割"的内化融合机制，没有整体割裂和形式逻辑导致认识碎裂和相悖的问题，也没有物质性刚性边界无法融通的复杂性问题，"天下之至柔驰骋于天下之至坚，无有入于无间"（《道德经·偏用第四十三》）。这样，以中医为代表的中国思想文化所具有很强贯通融合能力以及与印度文化和西方文化可以取长补短的优势一下子就会凸显出来，以至整个世界都感到了如果没有中国的思想文化，人类将处于一种极大的盲目和困惑之中，整个世界思想文化的完善将有赖于中国思想文化的清晰。

【注85】"普遍文字"也有被翻译成"元语言"（【注15】）。陈鹏《逻辑的计算进路——从莱布尼茨到图灵的逻辑发展》："到了17世纪，逻辑学发生了变化，莱布尼茨提出了逻辑学应该做些什么。莱布尼茨旨在为科学建立一种普遍语言，这种语言对科学是理想的、合适的，以便用语句形式反映实体的性质。莱布尼茨认为，所有科学的思想，能化归为较少的、简单的、不可分解的思想，利用它们能定义所有其它思想，通过分解和组合思想，新的发现将成为可能，如同数学中的演算过程。"

"在莱布尼茨的洞察中，蕴含着两个非常重要的概念，即'普遍文字'和'理性演算'"。

所谓'普遍文字'，不是化学或者天文学的符号，也不是汉字或者古埃及的象形文字，更不是我们的日常语言，我们的日常语言虽然能够用于推理，然而它过于模棱两可，不能用于演算。也就是说，日常语言不能通过语言中的词的形成和构造来探测推理中的错误。相比较而言，与'普遍文字'最为类似的是算术和代数符号，在算术和代数符号中，推理都存在于文字的应用中，思想的谬误等同于计算的错误。普遍文字是一种人类思想的字母，通过由它组成的联系和词的分析，可以发现和判断一切。

另一个关键概念是'理性演算'，其中演算不同于推理，它是一个计算或者操作，即根据某种预先设定规则，通过公式变换产生的关系，而公式是由一个或者多个文字组成。与演算概念密切相关的是'文字艺术'：'构成与排列文字的艺术，通过这样一种方式，它们表征思想，也就是说，使得文字之间具有了思维之间才具有的关系'。

为了实现这种'普遍文字'与'理性演算'，莱布尼茨试图建立对所有观念都适用的文字数字。然而，由于所有事物的奇妙的相互联系，使得明确地用公式阐述各个事物的文字数字极为困难。为此，莱布尼茨曾创制了一种精美的技巧，通过它使确凿的诸关系可以用数字加以表述和固定，然后又能在数字计算中进一步加以确定。"

"应该说，莱布尼茨关于普遍文字和理性演算的想法是非常'理想化的、乌托邦式的'，莱布尼茨自己仅仅只是提出这么个设想，虽然他有过一些尝试过，然而并没有完全实现。因此，不少的逻辑学家、哲学家将莱布尼茨的这种设想称之为'莱布尼茨之梦'，因为在此之后，希尔伯特、哥德尔的工作表明，不存在如此完美的语言与演算，基于此，不少学者断言莱布尼茨之梦已经破碎。"

事实是，中国人在三千年前就以"大一"和"无名之朴"的形式和中医体系解决了莱布尼茨的"普遍语言"的问题。

在全世界主要具有的气功和观天这两个属于最高层级的人类实践和研究体系中，中国确实成功地实现了人本内在和环境外在两个实践和认识论体系的有机融合、恰接、形成了一个完整独立的体系。其太极图图象的系统在三千年文字形成之前就已经十分完善，其后来的系统文字成果有《周易参同契》（当然也就包括了《易经》）和《黄帝内经》，其实践成果在于中国历法和中医的实践体系以及在历史上相对发达科学技术体系，这些成果不仅在古代发达领先，而且至今仍然以阴阳五行干支历法体系存在和"标格诘训"发挥永恒作用，成就了一个完整的人类解决形而上范畴认识论问题的核心成果。这就是钱学森先生所说的"**中医自成一体**"。

"**中医自成一体**"既是形而上完整深刻的，更是有抓手可以具体把握的，其抓手就是太极图构造体系对于"气"和时间的同时承载表达。中医在成熟以后就确定了一般练功层面，功力一般者属于"真人"，功力深厚者属于"至人"，功力超人而又理论造诣深厚、谙通天文地理者属于"圣人"，功夫功力不够、理论造诣超常、深谙天文地理者属于"贤人"的不同水平差异（《素问·上古天真论》）。也就是说，中国思想文化体系相比印度更加具有理论升华、深入、透彻的自觉和优势，而相对于古希腊思想文化基础上的西方思想文化体系而言，中医则具有明显的保存气功丹道"天人合一"基础的特征。所以中医能够取得古印度和古希腊都没有取得的辉煌成就，建立了一个"五日谓之候，三候谓之气，六气谓之时，四时谓之岁，而各从其主治焉。五运相袭而皆治之，终期之日，周而复始，时立气布，如环无端，候亦同法。故曰不知年之所加，气之盛衰，虚实之所起，不可以为工矣""谨候其时，气可与期"（《素问·六节藏象论》）的整体论和系统论以及可操作性强、综合完善的体系。

庄子云"通天下一气耳"（《庄子·知北游》）"通于一而万事毕，无心得而鬼神服"（《庄子·外篇·天地》）。实际上已经非常清楚地阐明了中国文化核心的内在机制——气与抽象自然构造或者说自然构造的抽象相结合形成太极图为基础的思维性构造和构造性思维文化的问题能够得到彻底的解决。庄子"通于一"的思想被命名为"大一"。所谓"大一"，其中的"大"是主观性质的对于自然整体的感受，其中包含了整体时空中能量、物质、信息的一气贯通的综合联动。"一"是结构，是客观存在而又可以抽象成几何要素的自然结构，其中包括纯客观日月星辰及其运行轨道天圆（认识论一阶），东南西北方向固定纯主观日晷的地方（认识论二阶）以及纯客观日月星辰（单一绝对性）与纯主观日晷观察（多元和相对性）之间主客观互动、天圆地方、天人合一形成绝对真理性太极图"大一"构造（认识论三阶）的，一维直线，二维方圆和三维经纬纵横整体（都与能量和温度相关）及其之间的符合几何学数学不变性规则的无限转换，同时也是一个定量定性参伍相合诠释自然本质的"道生一，一生二，二生三，三生万物"的万能模型和"**普遍语言**"。而"大"和"一"有机融合叠套成

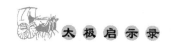

"大一"无疑又进一步在人类主观形式逻辑思维范畴，即**世界观**，实现了主客观、形而上与形而下之间的有机和谐互动与结构内化（结构内化可以实现形式逻辑对立概念的辩证法的自然转化，即"**生生之谓易**"），成为涵盖一切主客观自然要素、可以开阖自如、出入升降流畅的思维构造以最终实现"**一灵廓彻，圆同太虚，即资始之乾元也。一炁氤氲，主持万化，即资生之坤元也**"（《周易参同契》）的**中国道家整体论世界观（人天观）、文化观**以及中医操作体系和行为道德准则的建立和完善。所以说"大一"就是中国传统文化和中医的核心，是中国文化之"朴"，而且，"**朴虽小，天下不敢臣也**"。司马迁《史记·太史公自序》："**扁鹊言医，为方者宗，守数精明，后世循（修）序，弗能易也**"和张仲景《伤寒论自序》："**余宿尚方术，请事斯语**"的结论性论述实际上也明确表述了与庄子相同的两千年前中医体系的内容和评价标准。

对于中国思想文化核心根本，汉代古人概括总结下来就是《礼记·礼运》一句话："**是故夫礼，必本于大一，分而为天地，转而为阴阳，变而为四时，列而为鬼神。其降日命，其官于天也。**"这句话言简意赅，在汉代以前是整个文化阶层公认的思想文化之本，不仅为所有思想理论体系派别所公认，而且成为不言而喻的天下大同的中国思想文化的核心，正因为有这句话，我们可以认为当时诸侯林立的"中国"是一个文化的概念。但是到了今天，在一般世俗语境理解时，这句话内容含义却成为极为深奥难解的天书内容，以致人们甚至可以将这句话视为封建迷信的典型代表加以抵制批判。

如此大的反差，如此强的历史传统断裂，这是为什么？原因很简单，就是现代人缺失了古代人的气功修炼和观天实践，暨缺失了传统正宗的中医的结构和结构性思维，即惟象思维。没有了能量的内涵，没有了结构和结构性思维，人们没有办法解决认识自然形而上问题，整个思维会陷在形式逻辑的是非泥淖中难以自拔。而一旦人们重新进入气功和观天这两项人类最基本的实践活动，也就是一旦真正进入中医的结构之内，整个"大一"就会重现和充满活力，整个中国的传统文化就会蓬勃焕发，欣欣向荣。

20世纪80年代，钱学森先生在综合现代科学的基础上，以卓越科学家、思想家的敏锐和气魄，首先从气功入手解决中医问题，不仅体现了钱先生对科学和中医理解认识的深刻和到位，而且一步到位地取得了勾画出中医整体轮廓的突破性的成就，只是因为历史原因没能破解"大一"的结构性内容而取得最终成果。随后的30年里，中国又陆续出现了费伦教授选择经络物质与物理化学对接契入的研究成果，金日光教授依托化学和统计力学的系统知识与中医阴阳五行结构对接的研究成果，袁云娥教授人体热成像技术对于中医理论全面的温度诠释解读，吴奇教授从中国太极图出发对于西方医学进而对整体西方科学的顺行融合对接成果，王唯工教授和张长琳博士的用波对于生命进行诠释的研究成果，乃至吴文俊院士关于数学机械化的研究成果……在人类科学的最高层面的不同角度和领域形成了中医理论现代化研究以及中华传统文化正本清源、推陈出新的新一波浪潮，不仅开创了一个21世纪人类思想文化的新局面，而且在彰显中医思想文化优势的同时解决了诸多理论和实践的重要问题。这些具有理论意义的研究成果都要比诺贝尔奖那种带有一次性是非功过、盖棺定论式进行评价的研究成果要更深刻和更具有全局性和本质性意义。特别是钱先生晚年关于形象思维的思考，费伦教授经络诸多物质系统并进而转入气功太赫兹波能量综合的认识思考，金日光教授生命动力元素进入中医阴阳五行太极图直接具体对接思考，袁云娥教授的红外测量人体体表温度系统的市场化运作，吴奇教授直接在中医太极观主导下不断扩展的、令西方医学界望其项背的医学成果以及吴文俊院士数学成果的继续不断发酵和应用扩展又都以不同方式持续显示着自然科学家思维与中医的整体互动的自组织性、涌现性和普适性，有力体现了人类整体进化的自然规律和文化内涵，展示了中华文化软实力底蕴的无限生命力。

钱先生聚焦气功和定义**"中医是自成一体的前科学"**，对于传统中医的现代化是极其关键的。从钱学森关注和参与的那一刻起，中医就已经是和成为了与现代科学最高成就对接的极为高大上而严肃的问题，中医已经不再是随便什么人和随便什么思想理论都可以随意进行对接阐述的问题。钱学森及其之后的高级科学家用最先进的科学理论和最尖端的设备发现和证明的研究成果已经在实际上承认和肯定了中医体系的科学性和真理性，这使得传统中医开始跨越封闭自我、表述不清的历史阶段，进入到了**"前科学""将决定将来科学发展"**的全新历史时代而不可逆转。在新形势下，不仅中医继续在以往故步自封、抱残守缺的道路上已经无路可走，科学独立于中医之外继续碎裂的趋势也将得到彻底的扭转和改变。

一般地看上去，传统中医原始淳朴，粗陋渺小而微不足道，中医文字阐述也确实是厚积薄发，深入浅出，大道至简，但中医绝不浅薄轻浮，绝不狭隘局限，也绝不随意矫情。中医是属于形而上范畴能量第一性思考的人类思想成果，是无处不在的。"形而上者谓之道""道可道，非常道""道生之，德畜之，物形之，势成之"，形而上具有"天下之至柔驰骋于天下之至坚，无有入于无间"的能力和特征。中医追求的目标是"真"，中医的思想行为是"万变求其真，终始自相因"，中医思维和理论是构造性的和有过程、有顺序的。中医在整体的思维逻辑方面顺应自然生成过程、采用坚持自然生成逻辑和数学机械化处理方式而自觉排斥"是非对错与否"的主观形式逻辑思维（正因为中医是坚持自然生成逻辑的思想体系，所以爱因斯坦认为中国的思想文化与古希腊形成的形式逻辑无关）。

如同现代科学也有相应的概念和定义一样，古代中医完整的图象构造体系包含有：严格的"法往古，法星辰，法天地"的方法体系、"河出图，洛出书，圣人则之""为方者宗"的标准体系、通过极为审慎的图形文字和结构次序进行极为精准标格诂训的进行表述体系。这些都是不容随意注解和改变的准绳和规矩，人们只有正确理解，严格尊崇，只有在做到古今中外定义概念的内容符合"似乎存在着某种天然的内在联系，即本质上它们应当是相同性质的思维"的标准并经过一定验证之后方可有条件地加以互换应用（事实上，因为中国传统文化概念定义的完整准确，在文字表达上形象简单、标格诂训、寓意完整，在形而上范畴的承载表达中具有几乎是绝对的优势）。

从以上的这些内容特征我们可以看出，中医确实是一个人类进化过程中解决形而上范畴问题的最佳成果和人类思想文化的完整内核——道家的"无名之朴"，亦即"大一"。用老子的论述就是"道常无为而无不为。侯王若能守之，万物将自化。化而欲作，吾将镇之以无名之朴，镇之以无名之朴，夫将不欲。不欲以静，天下将自定"（《道德经·为政第三十七》）和"道常无名，朴虽小，天下不敢臣也。侯王若能守之，万物将自宾。天地相合以降甘露，民莫之令而自均。始制有名，名亦既有，天亦将知之，知之所以不殆。譬道之在天下犹川谷之与江海"（《道德经·圣德第三十二》）。

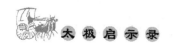

关于"朴"的认知问题，老子《道德经·反朴第二十八》中还有一段描述："知其雄，守其雌，为天下溪，为天下溪，常德不离，复归于婴儿。知其白，守其黑，为天下式，为天下式，常德不忒，复归于无极。知其荣，守其辱，为天下谷，为天下谷，常德乃足，复归于朴。朴散则为器，圣人用之，则为官长，故大制不割。"这三段话集中引用，说明对于全面认识和理解中医，对于调整和处理中医现代化过程中出现的问题有着十分重要的意义。

老子的这三段论著讲到了几个最基本的关键问题：①自然能量形而上客观存在的不可忽视和极端重要性；②自然能量在人类主观认识中第一性地位的绝对性和不可动摇性；③形而上自然能量作用的结构性和过程顺序性是解决人类与自然和谐相处的根本基础；④形而上向形而下的完整转换过程和转换过程的完整（状态叠套）才是自然客观的完整真实；⑤自然生成逻辑对形式逻辑的主导和修正将克服人类思维的主观偏执，"道常无为而无不为"。

正宗的传统中医和传统中医的正宗在三千年以前已经是一个完整成熟的自成一体的"**前科学**"体系，本身具有生命能力和涌现性功能机制（**自然生成**），也具有无限深厚的自然资源和民间土壤。尽管如此，也还需要研究和发展，既需要有代代师传身教，也需要五斗米教和"文革"赤脚医生式的纯中国传统式的自然生成和研究的发展，也需要纯西方形式逻辑思维方式科学发展的成果基础上的诸如屠呦呦式的研究发展。中医本身就扎根民间的深厚土壤和丰富的自然资源之中，这是中医的命地。老子实际上讲中医与其他事物的关系是"朴散则为器，圣人用之则为官长"，而不是"官长用之则为圣人"。也就是说，权力地位在文化软实力转换成实际硬实力的过程中，虽然可以发挥强有力的促进作用，但从根本上来讲并不是起关键决定作用的，"真正的中医在民间""人民，只有人民才是创造历史的真正动力"。同样的，现代科学的"**研究中医**"与中医的"**自然生成**"和自然生成的"**中医研究**"成为一种完全不同于人类两条腿走路，"一步一个脚印"的，而是如同蛇和中国传统的**龙腾有爪而不用**的前进方式，这种方式需要全身用力而没有外在分离的步伐，却有着一个问题（过程）内在先后的两个隐形方面的和谐互动。一方面中医具有资源彻底自发性质，另一方面科学与时俱进为中医设立不断前行的新标准，使粗陋的原始状态得到应有的筛选提高，而科学成果在丰厚的自然和民间资源中和谐融入无疑已经成为新时代对于传统中医的有益回归——形而上主导形而下，形而上向形而下连续完整转化和转化的完整，即"朴散则为器"的"通于一"和"道生之，德畜之，物形之，势成之"自然完整。

在一般世俗的形式逻辑思维体系中，只要形式逻辑的是非明确清晰，推理就能够持续，在整体构造中的标格定位以及过程顺序并不是，也成为不了一个问题。所以，在现代世俗的习惯思维和思维习惯中，标格和顺逆的问题乍一看上去似乎并不值得一提（正是这种主观习惯的"不值得一提"使得形式逻辑思维在形而上整体论思维面前总是失去结构、捉襟见肘，无法覆盖整体和过程的完整，导致科学的"碎裂开来"和主观是非形式逻辑思维和人类是非标准的不可能客观完整，也不可能真实）。但在中医体系中，在整体构造中的标格定位、顺逆和顺序问题是非常重要的、涉及"藏谋虽属乎生知，标格亦资于诂训"（王冰《〈重广补注黄帝内经素问〉序》）和"天下之道，浩浩荡荡，顺之者昌，逆之者亡"的根本问题。"**整体大于部分之和**"，五行生克，从无到有，从小到大，从形而上到形而下，从"朴"到"器""道生一，一生二，二生三，三生万物""太极生两仪，两仪生四象，四象生八卦，八卦生万物"……这些思考无不渗透着标格和顺序的作用和规范，是中医理论和中国文化根据客观完整过程总结出来的主客观相关互动的基本规律。"凡刺之方，必别阴阳，前后相应，逆从得施，标本相移，故曰有其在标而求之于标，有其在本而求之于本，有其在本而求之于标，有其在标而求之于本。故治有取标而得者，有取本而得者，有逆取而得者，有从取而得者，故知逆与从，正行无问，知标本者，万举万当，不知标本，是谓妄行。"（《素问·标本病传论》）。

诺贝尔奖得主普利高津说："在经典物理学中，基本的过程被认为是决定论的和可逆的。"今天，"我们发现我们自己处在一个可逆性和决定论只适用于有限的简单情况，而不可逆性和随机性却占统治地位的世界之中"。因此，"物理科学正在从决定论的可逆过程走向随机的和不可逆的过程"。自然过程只有"顺"，所谓的"顺逆问题"与人的认识和主观是非形式逻辑有关。中医思想文化认识到顺逆问题的重要，力争使主观"顺逆"与自然顺序相同，相对客观而且容易实现主观的辨别和判定符合客观实际的调整，致使中医的行为实践是具有柔性的。从中医自然生成过程的顺逆来看，将顺行者认定为**"中医研究"**，逆行者认定为**"研究中医"**（这里只是一个顺序方向的问题并没有对错好坏的问题）可以体现自然生成逻辑与主观是非形式逻辑的差异和作用，这样可以在自然生成逻辑与主观形式逻辑之间得到一种相对简单明了的对应理解。也就是说，自然生成逻辑具有"顺"的主导，是非形式逻辑思维可以有逆向的思维和处理，这种顺逆的明晰以及"只在中间颠倒颠"的思想方法和处理方法的完整，对于处理中西医，东西方思想文化和各自成果的融合运用是十分有利的。近代社会发展的实践证明，当人们主观是非形式逻辑思维忽视客观顺逆随意用主观思维打乱客观顺逆的习惯做法受到正统中医提示规范之后，**"中医研究"**和**"研究中医"**、民间中医和主流中医、中医和西医都会得到一种脱离主观"是非"标准归向于"终始自相因，万变求其真"融会贯通的调整，东西方的研究成果不仅不会产生对立，而且会形成互补而相得益彰。因为在自然之"真"的条件下，人类主观的"是非"会因为结构性过程的标格定位而自行湮灭，经过自然生成逻辑对于主观是非形式逻辑思维的调整之后，**"中医研究"**和**"研究中医"**都会结构性地"通于一"，提升成因为更加真实而变得更加高级的**中医状态和科学状态**，这是 21 世纪中医和科学的共同追求和共同目标，一旦达到这个目标就是一种新的"同"和"大制不割"的"朴散则为器，圣人用之则为官长"。所以，在"大制不割""同"的情况下，自然生成和主观设想两者之间原来一个问题的两个方面会成为一种"冲气以为和""通于一而万事毕"的和谐进步升华，有争议问题也就在自然过程中"大器晚成"地顺利解决。

关于"真"和"是"的思考和纠结，不仅是中国有，西方也有。但相比西方而言，中国文化在"真"和"是"的纠结要相对有弹性和不那么持久，这是因为中医存在"……复归于婴儿……复归于无极……复归于朴"的结构性认识基础上的功能机制。在几何学中有一个**正定理**与其**逆定理、否定理**和**逆否定理**真假判断的规则（注意：在这里只有真假，不存在是非对错的问题。**在真假面前，在过程结构标格定位下，是非会自然湮灭**）。"原命题真，它的逆命题和否命题未必真（逆命题和否命题都是符合是

151

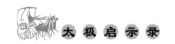

非形式逻辑思维的结果，必须合乎逻辑但可以不真）；原命题假，它的逆命题和否命题未必假。因此，一个定理的逆命题和否命题，必须通过自然过程真实证明才能判定其是否成立。若成立，则分别称为逆定理和否定理。互为逆否的两个命题，真则同真，假则同假。由此可以得出，要证明一个命题为真，如果直接证明有困难或太繁时，可以转而证其逆否命题为真。"这个几何学中的形式逻辑是非、是非形式逻辑判断与真假有所区分的关系和规律事实说明了形式逻辑思维结果需要受到顺逆真实和真实顺逆的检验。中医是自然生成的真理，中医坚持主观的逻辑思维符合自然生成的顺逆，采用的思维逻辑是自然生成逻辑，本身就天然具有**正定理**的地位和真实度（即公理的不证自明和不证自明的公理），撇开太极图不论（实际上中医是以太极图来定顺逆和标格的），单从《黄帝内经》等传统经典的文字论述来看，古代圣人采取的都是极为**正定理**的措辞和论述，整个文体基本没有出现**逆、否**和**逆否定理**的表述形式，即使有些论述看上去似乎并不完整，也不符合世俗的习惯逻辑，甚至不符合习惯句法规范，但在保持所论内容从元始上游对于形而下下游作用的真实的结构位势，保持住人们思考对于实际内容理解认识能够留有充分余地和能够超越一般的是非结论及价值判断，形成一种对人的思维不受价值判断必须回归图形和结构"标格诂训"、进而"复归于朴"深入返回到"生知"自然境界的倒逼机制和导引路径，这使得形式逻辑思维在传统中医经典的阅读和理解中受到根本性限制而无法展开，加上结构标格定位的严谨制约，在中医结构性理论体系中人的思维是一种由阴阳象数支持的**数学机械化**的形式（这与现代人工智能的研究思考有相通之处，但还需要加强研究）。如果人的思想成果不论是跨越了什么样的准入门槛，建立什么样的价值取向；是经过了什么样的迂回顺逆之后，还是与中医格格不入，都不能够进入到中医传统经典自然建构的结构关系之中，就说明其中必有一种形式逻辑思维的执拗在作祟，也可以说是利益纠葛对于自然生成的抗拒，具有很强的人为干扰。而一旦事物和研究成果顺利地进入形而上范畴的中医理论构造之中，就会与正统中医理论形成一种类似几何学**正定理**与**逆、否**和**逆否定理**的封闭关系状态。所有的命题都有自己存在的道理，也都符合是非形式逻辑的规范，但是又会与中医的**正定理**有一种依附和无法脱离的"大方无隅""方而不割"的标格相关而尘埃自然落定。具体地讲就是，民间自发的中医行为和科学研究都有其存在、发生的道理和原因（自然生成），也有其独到的个人因素、特殊条件和特殊环境，但是最终仍然是要回归到《黄帝内经》"谨候其时，气可与期"的基本结构和规则之中。而与民间中医"顺其自然"不同的另一方面的科学研究成果，从整个体系和思维逻辑上虽然在假设命题上具有非中医的特征区别，成果发生和成就鉴定也属于并非纯天然的实验室性质和现代条件决定的因素，表面上来看可以说根本与中医无关，但是一旦进入到中医的构造之中，或者进入几何正、**逆、否、逆否定理**的封闭关系之中，又会因此而涌现出新（层次）的理解和认知，"**研究中医**"的科学成果会很自然地从原来科学鉴定已经认定的"**正定理**"地位连同原有试验条件下的经历最终还是会变成中医的"**逆定理**"或者"**否定理**"或者"**逆否定理**"的相关，成为正统中医为"朴"，所有其他成果成为"朴散则为器"的一种自然生成的顺序关联。这样，**正统中医**和**中医正统**与其他事件的关系就不再成为一种"是"与"不是"和"是什么"与"不是什么"的对立不相容关系，而是在同一个整体结构中一目了然的两个点位和过程状态，也是顺逆不同方向的"冲气以为和"，最终会走到一起融合，成为一元的整体互动融合（即腾飞）。这种现象在系统论和控制论理论中也正是典型的系统负反馈现象和机制，也就是说中医的整体论本质上是包含着系统完整以及系统负反馈自组织机制的叠套综合，没有形成完整系统的完整自组织负反馈以及正反馈与负反馈的叠套综合就不是完整纯正的中医【注86】。整个思维和事件变化会完全脱离主观是非形式逻辑和"形而下者谓之器"的范畴，回归到结构性自然和谐过程之中"大方无隅"和"大器晚成"。现在盛行的人类世俗间无谓的是非争辩会在自然和谐道德观中变得十分无聊而失去意义（也是一种湮灭）。这也就是庄子所论述的"六合之外，圣人存而不论，六合之内，圣人论而不议，春秋经世先王之志，圣人议而不辩"（《庄子·齐物论》）真实内涵——当形式逻辑是非问题一旦进入中医"六合"结构之内，形而上"无为而治"的文化作用就会显示，整体结构会导致结构中原来事件的是非对立性质得到根本改变，所有事件及其相关问题在结构中不仅恢复自然真实的内涵，而且在世俗是非形式逻辑面前充满矛盾的状态也会成为"万物负阴而抱阳，冲气以为和"，互相依赖，互相关联，互动融合变化过程顺逆和定位的问题，对错消亡、是非湮灭、对立转化、"春秋经世先王之志，圣人议而不辩"，发展和谐顺利，社会公正向上……

几千年来中国文化不断扩展并且同化了所有外来强势入侵民族，使其成为中华民族中有机成员的历史事实告诉我们，只要我们自觉地保持与正统中医和中医正统的"大一统"互动，我们就会在所有的实践中保持一种超凡脱俗的睿智和高尚，"去小知而大知明，去善而自善"（《庄子·外物》）地进入一种世俗习惯、唯利是图无法达到的道德境界，"为方者宗""无为而治"收到"阴阳不测谓之神，神用无方谓之圣"的"万举万当"的和谐成果。写到这里，笔者和读者的耳边又会回响起古代圣人的话音"是故夫礼，必本于大一……"

【注86】中医结构封闭的顺逆问题直接涉及现代系统论和控制论的实质内容，现代系统论和控制论已经成为中医研究和研究中医的聚焦点、汇聚点和融合点。以往人们只能够说到中医很可能与系统论和控制论对接，但具体如何对接就讲不清楚了，现在我们已经认识到，控制论的正反馈和负反馈是分开来说的，但是中医的理念是正反馈和负反馈叠套综合论述的，即"覆冒阴阳之道""参伍相合""参伍以变"。有了中医"覆冒阴阳之道""参伍相合""参伍以变"的理念，中医和现代系统论和控制论的对接也就顺理成章，水到渠成。

"反馈又称回馈，是控制论的基本概念，指将系统的输出返回到输入端并以某种方式改变输入，进而影响系统功能的过程。反馈可分为负反馈（覆）和正反馈（冒）。前者使输出起到与输入相反的作用，使系统输出与系统目标的误差减小，系统趋于稳定；后者使输出起到与输入相似的作用，使系统偏差不断增大，使系统振荡，可以放大控制作用。对负反馈的研究是控制论的核心问题。"

科学建立在测量的基础上，科学做到了测量准确，但又过于依赖测量和测量导致的刚性因果作用，而测量精确的外在导致科学无法深入内部成为系统内部的和谐因素。在控制论理论体系中，已测量数据作为输入的处理方式一般属于正反馈范畴，其结果具有发散性特征，不能够最终解决复杂性问题，特别是生命问题。相反的，中医不测量，只封闭，对于外来的输入总是要在转化成内部要素，形成封闭内部的负反馈效应之后才加以作出最终的"大器晚成"的判断。中医不仅强调封闭结构，而且注重封闭系统外在正反馈属性因素引入系统引发系统内部自组织负反馈效用全过程的完整，明确正反馈信号的作用元点，即朝元，明确主客互动，明确系统内自组织负反馈作用过程，具有内在聚敛性特征。老子《道德经》："反者道之动，弱者道之用""知不知上，不知知病。夫唯病病，是以不病。圣人不病，以其病病。夫唯病病（这里的"病病"的重叠就是正负反馈的叠套互换思考和表达），是以不病"的论述就是关于正负反馈融为一元，以正反馈元激发负反馈并发挥负反馈作用，最终解决生命和疾病问题的、系统而典型的思考和论述。

正反馈与负反馈对应的是中医先后天的参伍相合关系，负反馈只能是后天的，正反馈是先天，功能机制不同状态也不同而又同处生命系统叠套发挥作用，这是现代语境无法表述的生命形态。在现代语境下，正负反馈是分别表述、分开说的两回事情，外在测量再准也不是负反馈机制，负反馈被测就不成其负反馈，这就是科学测量精准但不完整的问题所在（这是涉及量子力学测不准原理的思考内容）。这就需要和导致了"薛定谔猫"的思考加以矫正和调整，但"薛定谔猫"的解读又会和已经带来与真实生命有很大区别的矛盾［因为生命的真实是"时时可死，步步求生"（叶曼居士语）"方生方死，方死方生。方可方不可，方不可方可"（《庄子·齐物论》），死生共处，相互转化的］，至今"薛定谔猫"只能是一个物理学的概念而难为人们所理解和应用。中医认识到了"覆冒阴阳之道""万物负阴而抱阳，冲气以为和"的生命状态叠套的常态，用先后天、先天八卦与后天八卦以及河图洛书的叠套很好地解决了状态叠套的问题。中医的治疗和调理实践证明，中医就是通过正反馈引发负反馈，两者叠套状态重叠"方得始终"。"正反馈是激发体能、正气，负反馈是调平衡、稳定，平衡点由人体内小系统及体外自然环境大系统决定（天人合一）。"（王德嘉语）针灸、按摩、吃药、热疗都是这个道理。"药不瞑眩，厥疾弗瘳"这句话更是典型的正反馈与负反馈叠套的表述。同时，我们在全身热疗时也发现，人在热疗升高体温时，血象会出现明显负反馈的摆动变化，非常明显……

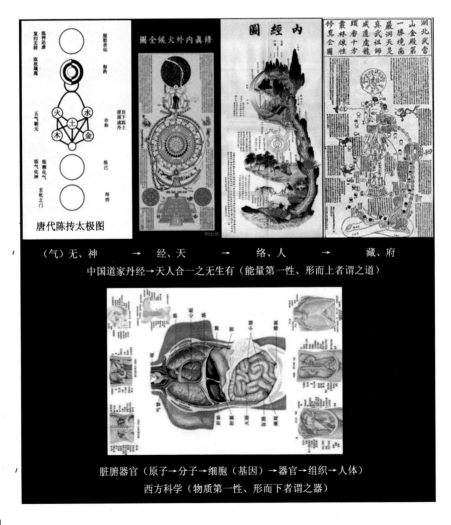

唐代陈抟太极图

（气）无、神 → 经、天 → 络、人 → 藏、府

中国道家丹经→天人合一之无生有（能量第一性、形而上者谓之道）

脏腑器官（原子→分子→细胞（基因）→器官→组织→人体）

西方科学（物质第一性、形而下者谓之器）

# 附彩图

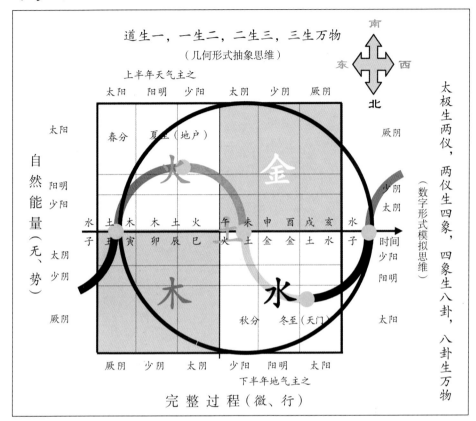

道生一，一生二，二生三，三生万物
（几何形式抽象思维）

南
东 西
北

太极生两仪，两仪生四象，四象生八卦，八卦生万物
（数字形式模拟思维）

上半年天气主之

太阳　阳明　少阳　　太阴　少阴　厥阴

太阳
春分　夏至（地户）　　　　　厥阴

自然能量（无、势）

阳明　少阳
火　　　　金
少阴　太阴

太阴　少阴

水　土　木　　木　土　火　　午　未　申　酉　戌　亥　　水　子

时间　少阳　阳明

子　丑　寅　卯　辰　巳　　火　土　金　金　土　水

太阴　少阴　厥阴
木　　　　水
秋分　冬至（天门）　　　太阳

厥阴　少阴　太阴　　少阳　阳明　太阳

下半年地气主之

完 整 过 程 （微、行）

**彩图 1　《黄帝内经》方圆模型**

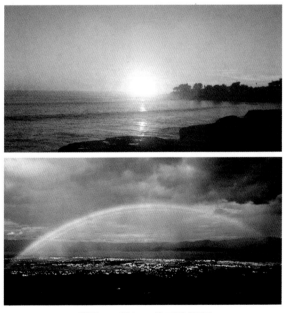

**彩图 2　彩虹一体两分视图**

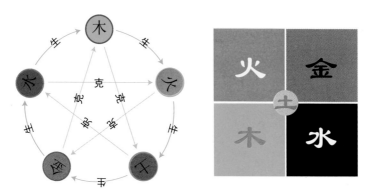

彩图3 五行五色术数方圆布局图

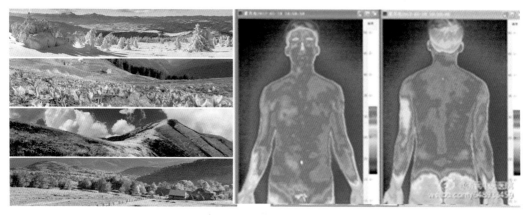

彩图4 "五色具见者，谓之寒热"图

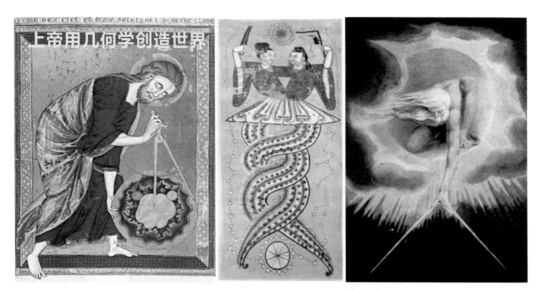

彩图5 上帝用几何学创造世界 – 中国伏羲女娲矩规图

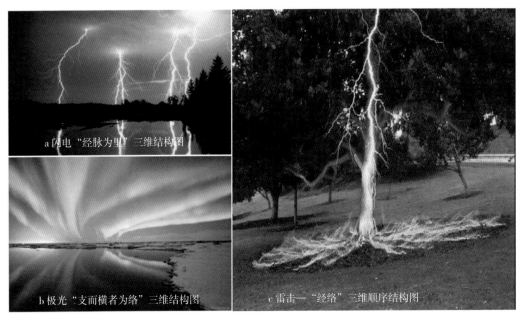

a 闪电"经脉为里"三维结构图

b 极光"支而横者为络"三维结构图

c 雷击—"经络"三维顺序结构图

**彩图 6　经络形而上顺序之瞬间**

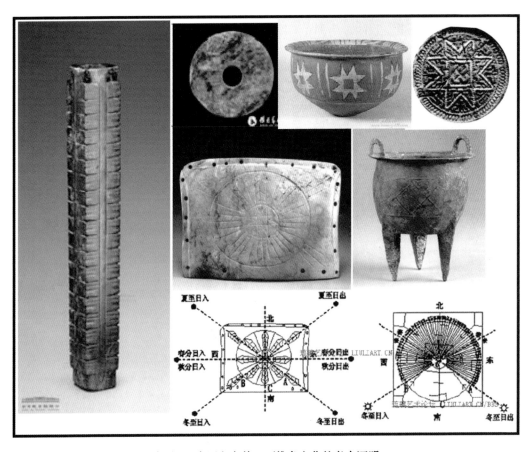

**彩图 7　中国文字前玉石惟象文化的考古证明**

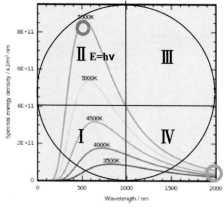

彩图8 黑体辐射温度与波形态的关连图

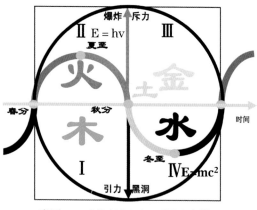

彩图9 《黄帝内经》天圆地方模型

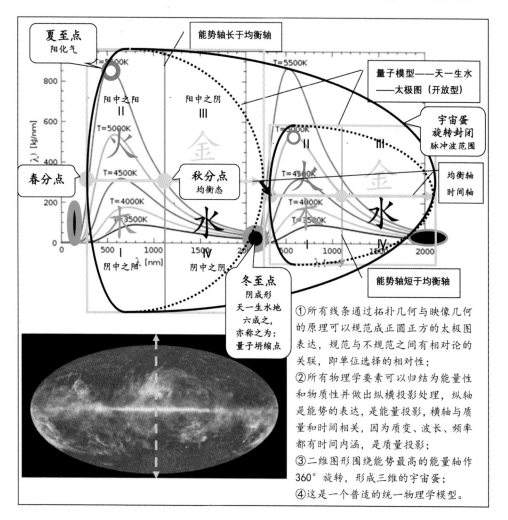

①所有线条通过拓扑几何与映像几何的原理可以规范成正圆正方的太极图表达，规范与不规范之间有相对论的关联，即单位选择的相对性；

②所有物理学要素可以归结为能量性和物质性并做出纵横投影处理，纵轴是能势的表达，是能量投影，横轴与质量和时间相关，因为质变、波长、频率都有时间内涵，是质量投影；

③二维图形围绕能势最高的能量轴作360°旋转，形成三维的宇宙蛋；

④这是一个普适的统一物理学模型。

彩图10 黑体辐射与太极过程叠套图

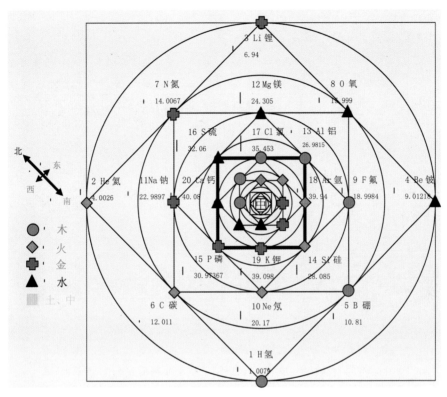

**彩图 11 太极图构造元素周期示意图（部分）**

**彩表 1 门捷列夫元素周期表**

| | | | | | | | | | | | | 1<br>氢 | | | | | 2<br>氦 |
|---|---|---|---|---|---|---|---|---|---|---|---|---|---|---|---|---|---|
| 3<br>锂 | 4<br>铍 | | | | | | | | | | | 5<br>硼 | 6<br>碳 | 7<br>氮 | 8<br>氧 | 9<br>氟 | 10<br>氖 |
| 11<br>钠 | 12<br>镁 | | | | | | | | | | | 13<br>铝 | 14<br>硅 | 15<br>磷 | 16<br>硫 | 17<br>氯 | 18<br>氩 |
| 19<br>钾 | 20<br>钙 | 21<br>钪 | 22<br>钛 | 23<br>钒 | 24<br>铬 | 25<br>锰 | 26<br>铁 | 27<br>钴 | 28<br>镍 | 29<br>铜 | 30<br>锌 | 31<br>镓 | 32<br>锗 | 33<br>砷 | 34<br>硒 | 35<br>溴 | 36<br>氪 |
| 37<br>铷 | 38<br>锶 | 39<br>钇 | 40<br>锆 | 41<br>铌 | 42<br>钼 | 43<br>锝 | 44<br>钌 | 45<br>铑 | 46<br>钯 | 47<br>银 | 48<br>镉 | 49<br>铟 | 50<br>锡 | 51<br>锑 | 52<br>碲 | 53<br>碘 | 54<br>氙 |
| 55<br>铯 | 56<br>钡 | 57-71<br>镧系 | 72<br>铪 | 73<br>钽 | 74<br>钨 | 75<br>铼 | 76<br>锇 | 77<br>铱 | 78<br>铂 | 79<br>金 | 80<br>汞 | 81<br>铊 | 82<br>铅 | 83<br>铋 | 84<br>钋 | 85<br>砹 | 86<br>氡 |
| 87<br>钫 | 88<br>镭 | 89-103<br>锕系 | 104 | 105 | 106 | 107 | 108 | 109 | | | | | | | | | |
| | | 57<br>镧 | 58<br>铈 | 59<br>镨 | 60<br>钕 | 61<br>钷 | 62<br>钐 | 63<br>铕 | 64<br>钆 | 65<br>铽 | 66<br>镝 | 67<br>钬 | 68<br>铒 | 69<br>铥 | 70<br>镱 | 71<br>镥 | |
| | | 89<br>锕 | 90<br>钍 | 91<br>镁 | 92<br>铀 | 93<br>镎 | 94<br>钚 | 95<br>镅 | 96<br>锔 | 97<br>锫 | 98<br>锎 | 99<br>锿 | 100<br>镄 | 101<br>钔 | 102<br>锘 | 103<br>铹 | |

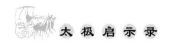

## 彩表2　包含能量层级关系的元素周期表

| 过程相态<br><br>能级层 | ●木（东） | ■火（南） | ◆金（西） | ▲水（北） | 与门捷列夫周期表对照 |
|---|---|---|---|---|---|
| 一 | 1 氢（南西） | 2 氦（西北） | 3 锂（北东） | 4 铍（东南） | 内外能量条件过渡阈值 |
| 二 | 5 硼（南） | 6 碳（西） | 7 氮（北） | 8 氧（东） | 四方顺位，生命条件 |
| 三 | 9 氟（东南） | 10 氖（南西） | 11 钠（西北） | 12 镁（北东） | |
| 四 | 13 铝（东） | 14 硅（南） | 15 磷（西） | 16 硫（北） | 木东当位，稳定 |
| 五 | 17 氯（北东） | 18 氩（东南） | 19 钾（南西） | 20 钙（西北） | |
| 六 | 21 钪（北、稀土） | 22 钛（东） | 23 钒（南） | 24 铬（西） | 四方错位 |
| 七 | 25 锰（西北） | 26 铁（北东） | 27 钴（东南） | 28 镍（南西） | |
| 八 | 29 铜（西） | 30 锌（北） | 31 镓（东） | 32 锗（南） | 四方反位（相克） |
| 九 * | 33 砷（南西） | 34 硒（西北） | 35 溴（北东） | 36 氪（东南） | 不当位导致反置 |
| 十 | 37 铷（南） | 38 锶（西） | 39 钇（北、稀土） | 40 锆（东） | 乱位 |
| 十一 | 41 铌（东南） | 42 钼（南西） | 43 锝（西北） | 44 钌（北东） | |
| 十二 | 45 铑（东） | 46 钯（南） | 47 银（西） | 48 镉（北） | 火南当位，稳定 |
| 十三 | 49 铟（北东） | 50 锡（东南） | 51 锑（南西） | 52 碲（西北） | |
| 十四 | 53 碘（北） | 54 氙（东） | 55 铯（南） | 56 钡（西） | |
| 十五 * | 57 镧（西北） | 58 铈（南西） | 59 镨（东南） | 60 钕（北东） | 稀土元素 |
| 十六 | 61 钷（西） | 62 钐（北） | 63 铕（东） | 64 钆（南） | 稀土元素 |
| 十七 | 65 铽（南西） | 66 镝（西北） | 67 钬（北东） | 68 铒（东南） | 稀土元素 |
| 十八 | 69 铥（南） | 70 镱（西） | 71 镥（北） | 72 铪（东） | 稀土元素趋稳边界 |
| 十九 * | 73 钽（东南） | 74 钨（南西） | 75 铼（西北） | 76 锇（北东） | |
| 二十 | 77 铱（东） | 78 铂（南） | 79 金（西） | 80 汞（北） | 金西当位，稳定 |
| 二十一 | 81 铊（北东） | 82 铅（东南） | 83 铋（南西） | 84 钋（西北） | |
| 二十二 | 85 砹（北） | 86 氡（东） | 87 钫（南） | 88 镭（西） | 放射性边界 |
| 二十三 * | 89 锕（西北） | 90 钍（北东） | 91 镤（东南） | 92 铀（南西） | 锕系元素 |
| 二十四 | 93 镎（西） | 94 钚（北） | 95 镅（东） | 96 锔（南） | 锕系元素 |
| 二十五 | 97 锫（南西） | 98 锎（西北） | 99 锿（北东） | 100 镄（东南） | 锕系元素 |
| 二十六 | 101 钔（南） | 102 锘（西） | 103 铹（北） | 104 𬬻（东） | |
| 二十七 | 105 𬭛（东南） | 106 𬭳（南西） | 107 𬭊（西北） | 108 𬭶（北东） | |
| 二十八 | 109 䥑 木东 | 110 鐽 火南 | 111 轮 金西 | 112 鎶 水北 | 水北当位，稳定，边界阈值 |

160